WIM LUIJPERS

Die Heilkraft des Gehens

D1854737

GOLDMANN
Lesen erleben

WIM LUIJPERS

DIE HEILKRAFT DES GEHENS

Gesunder Rücken
Bewegliche Gelenke
Starke Füße

GOLDMANN

Die in diesem Buch vorgestellten Informationen und Empfehlungen sind nach bestem Wissen und Gewissen geprüft. Dennoch übernehmen die Autoren und der Verlag keinerlei Haftung für Schäden irgendwelcher Art, die sich direkt oder indirekt aus dem Gebrauch der hier beschriebenen Anwendungen und Übungen ergeben.

MIX
Papier aus verantwortungsvollen Quellen
FSC® C084279

Verlagsgruppe Random House FSC® N001967
Das für dieses Buch verwendete FSC®-zertifizierte Papier *Profimatt* liefert Sappi, Ehingen.

5. Auflage
Originalausgabe Mai 2014
© 2014 Wilhelm Goldmann Verlag, München,
in der Verlagsgruppe Random House GmbH
Umschlaggestaltung: UNO Werbeagentur München
Umschlagmotiv: Moana Luijpers-Rochel
Lektorat: Annette Gillich-Beltz
al · Herstellung: cb
Satz: EDV-Fotosatz Huber/Verlagsservice G. Pfeifer, Germering
Druck und Bindung: Print Consult, München
Printed in Czech Republic
ISBN 978-3-442-22076-2

www.goldmann-verlag.de

Inhalt

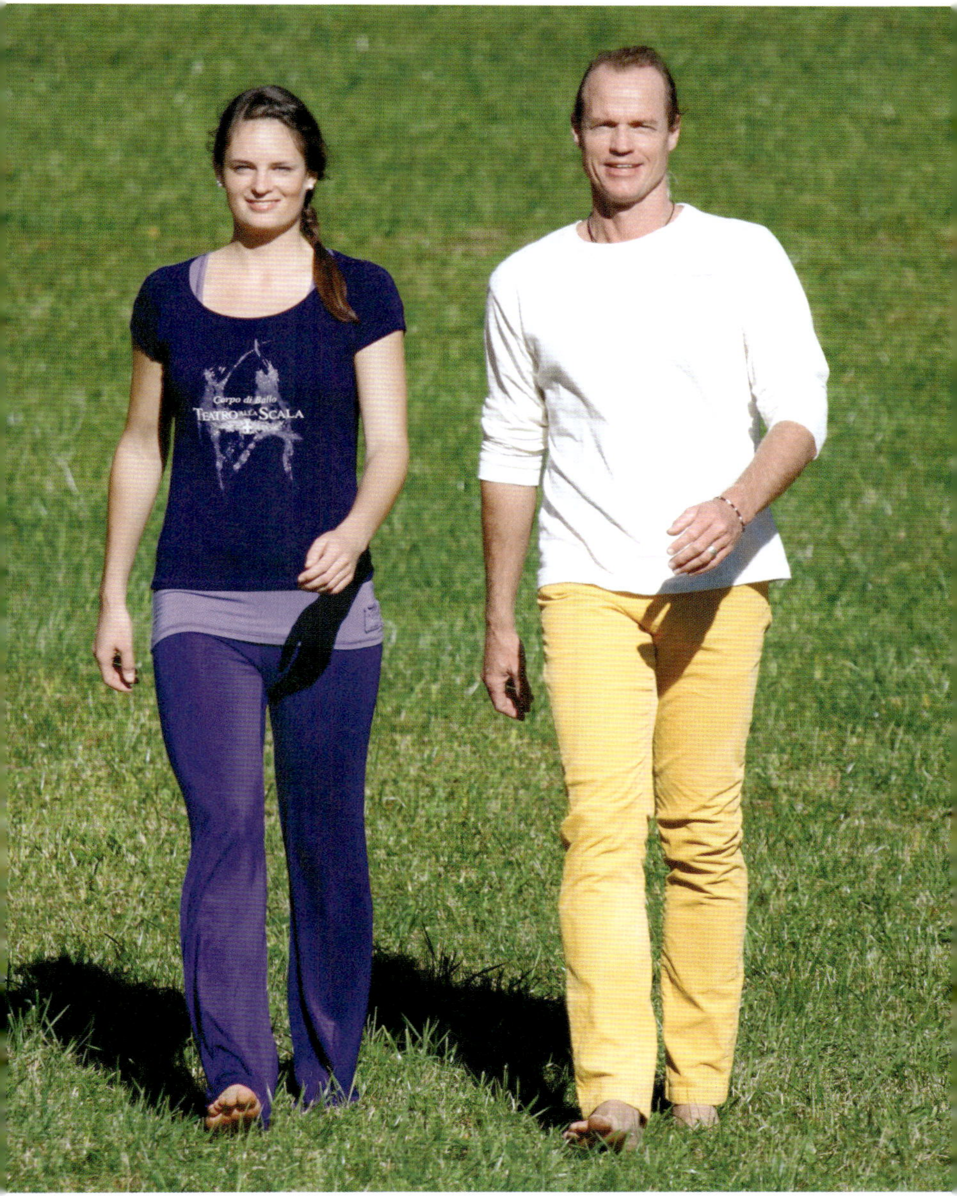
Corpo di Ballo
TEATRO ALLA SCALA

Leben ist Bewegung

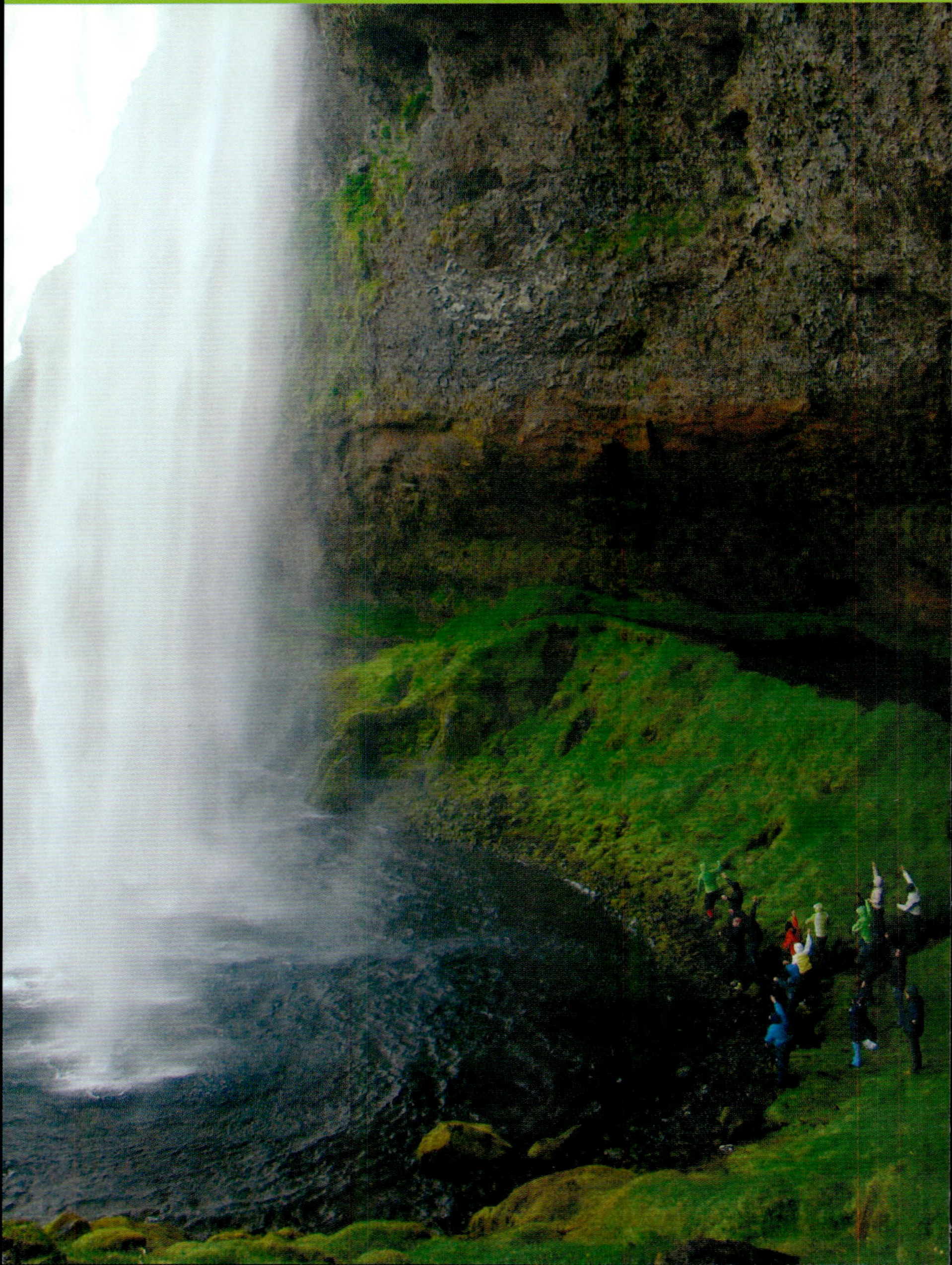

Wie geht's, wie steht's? Es läuft gut! – All diese Wendungen sind mit unserem »Bewegungsleben« verknüpft. Aber meinen wir tatsächlich unsere Muskeln, Bänder und Knochen, also unseren Bewegungsapparat, wenn wir solche Formulierungen verwenden? Wohl nicht direkt, aber irgendwie doch.

Unser »Bewegungsleben«

Die Sprache bedient sich nicht zufällig dieser »Bewegungsworte«. Sie weiß, dass die Art, wie wir uns bewegen, sehr viel mit unserer inneren Verfassung und mit unseren Gefühlen zu tun hat. Wir bewegen uns so, wie uns zumute ist. Ob wir uns großartig fühlen oder Angst haben, ob wir gern unter Menschen gehen oder eigenbrötlerisch sind, ob wir unser Tagwerk mit einer gewissen Gelassenheit erledigen oder vom Ehrgeiz getrieben werden, ob wir voll Hoffnung sind oder kein Land in Sicht ist: All das findet Ausdruck in unseren Bewegungen. Nicht umsonst können wir, wenn wir einen Bekannten treffen, in den ersten Sekunden an seinem Gesicht und an seiner Körperhaltung erkennen, wie es ihm geht.

Unsere Bewegungen spiegeln unseren Gemütszustand. Und es lässt sich auch umdrehen: Unser Gemütszustand, unsere Stimmung wird maßgeblich von unserem »Bewegungsleben« bestimmt. Wenn wir uns ausreichend und gut bewegen, geht es uns meist körperlich und psychisch besser; dann »läuft alles wie geschmiert«.

Je besser Sie gehen, desto besser geht es Ihnen

Dieses Buch soll Ihnen dabei helfen, Ihr »Bewegungsleben« zu verbessern, weil ich fest davon überzeugt bin, dass Sie sich dann vitaler fühlen und auch gesünder leben werden. Alle Übungen, die ich Ihnen vorstelle, beeinflussen nicht nur Ihren Körper, sondern auch Ihr Gemüt und Ihren Geist. Denn die Natur jedes Menschen ist es, sich zu bewegen. Einem natürlichen Instinkt zufolge bewegen wir uns immer auf irgendetwas hin oder von etwas weg. Zu diesem Zweck haben sich unsere beiden Beine entwickelt. Die Art und Weise, *wie* wir uns auf unseren zwei Beinen bewegen, ist entscheidend dafür, ob wir gesund bleiben oder erkranken.

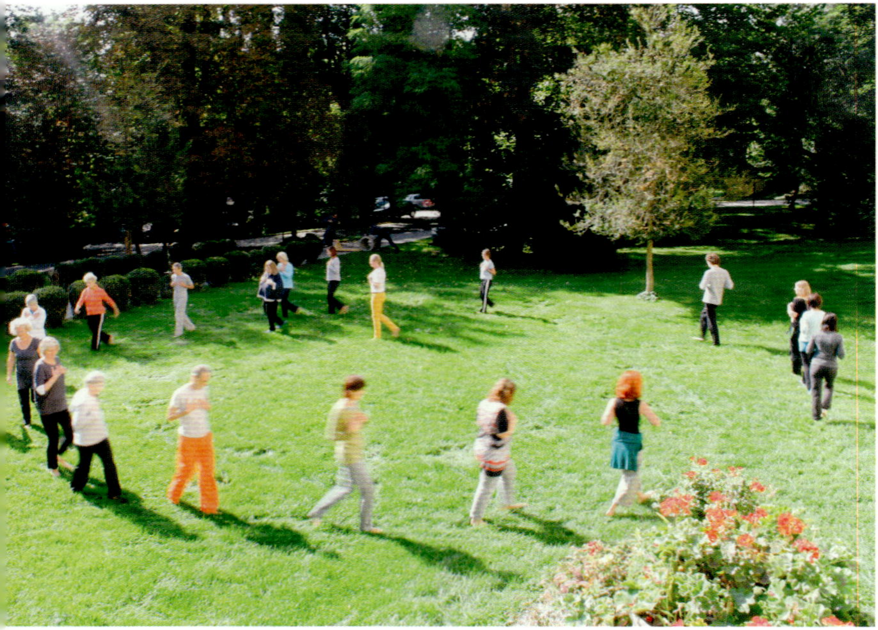

Unser »Bewegungsleben« läuft im Gegensatz zu anderen Bereichen des Lebens oft eher unbewusst und gedankenlos ab, ja sogar gefühllos. Wahrscheinlich überlegen Sie ziemlich genau, was Sie essen oder trinken möchten, und Sie genießen es, wenn es schmeckt. Auch die Entscheidung, welche Kleidung Sie kaufen und was Sie morgens anziehen, ist vermutlich wichtig für Sie. Aber machen Sie sich Gedanken über Ihre Bewegungen im Alltag?

Bewusstheit in der Bewegung ist die wichtigste Voraussetzung für Ihr Wohlbefinden.

Wir alle wissen inzwischen, dass wir uns der Gesundheit zuliebe mehr bewegen und mehr Sport treiben sollten. Dieses Wissen setze ich in diesem Buch daher voraus. Ich gehe einen Schritt weiter und frage: *Wie* gehen und laufen Sie? *Wie* treiben Sie Sport? Mit diesen Details setzt sich kaum jemand auseinander. Doch sie sind dafür verantwortlich, ob Gelenkbeschwerden oder andere Erkrankungen entstehen. Bewusstheit in der Bewegung ist die wichtigste Voraussetzung für Ihr Wohlbefinden. Sie steigert die Lebenslust und Kreativität, erhöht Ihre Ausstrahlung, Gesundheit und innere Zufriedenheit.

Bewusstheit kommt Schritt für Schritt

Gehen ist die natürlichste menschliche Fortbewegungsart, und doch fahren die meisten Menschen lieber mit dem Auto, als zu Fuß zu gehen. Wenn ich die Leute auf der Straße beobachte, dann ist mir auch klar, warum das so ist. Für den Großteil der erwachsenen Bevölkerung ist das Gehen anstrengend geworden. Der sitzende Krümmling hat im Laufe der modernen Zivilisation das Gehen verlernt. Jeder Mensch geht halt irgendwie, um möglichst rasch von A nach B zu kommen. Darüber, *wie* man geht, macht sich niemand Gedanken, zumindest nicht, solange noch nichts weh tut. Erst wenn die ersten Schmerzen am Knie, an der Hüfte oder im Lendenwirbelbereich spürbar werden, wird man vorsichtiger, achtsamer mit sich selbst und seinen Bewegungen.

Jeder Teilnehmer, der in eines meiner Seminare kommt, lernt gleich am ersten Tag einen neuen, effizienten Gang. Das ist die Basis für alle anderen Bewegungen, um leichter zu leben. Nach zwei Tagen möchte niemand in der Gruppe jemals wieder so gehen wie vor dem Seminar. Und nicht nur das, er kann es auch nicht mehr. Denn ist man sich seines Körpers einmal bewusst geworden, ist es unmöglich, diese neue Bewusstheit einfach wieder über Bord zu werfen.

Feldenkrais und »Die Heilkraft des Gehens«

Das Buch »Die Heilkraft des Gehens« unterstützt Sie dabei, sich Ihres Körpers und Ihrer Bewegungen bewusst zu werden. Es hilft Ihnen bewusster zu gehen und sich bewusster zu bewegen und fördert den achtsamen Umgang mit sich selbst und den Mitmenschen. Damit bringt es wieder kindliche Leichtigkeit in Ihr Leben.

Grundlage des Buches und der Übungen ist die Bewegungslehre von Dr. Moshé Feldenkrais. Viele Grundprinzipien seiner Methode werden in diesem Buch präsentiert, so war auch für ihn Bewegung Ausdruck der ganzen Person. Es ist allerdings kein herkömmliches Feldenkrais-Werk, in dem mehrere Möglichkeiten angeboten werden und es dann dem Leser überlassen wird, die bessere für sich selbst herauszufinden. Auch auf die sonst für Feldenkrais üblichen Fragestellungen, ob Sie eine Bewegung schwerer oder leich-

Grundlage des Buches und der Übungen ist die Bewegungslehre von Dr. Moshé Feldenkrais.

ter empfinden, wird größtenteils verzichtet. Dieses Buch ist mehr ein Hilfsmittel, mit dem Sie sich das Selbstverständlichste für den Menschen, das Gehen, bewusster machen können, und es lässt Sie neue Ansätze der Geh- und Laufbewegung entdecken.

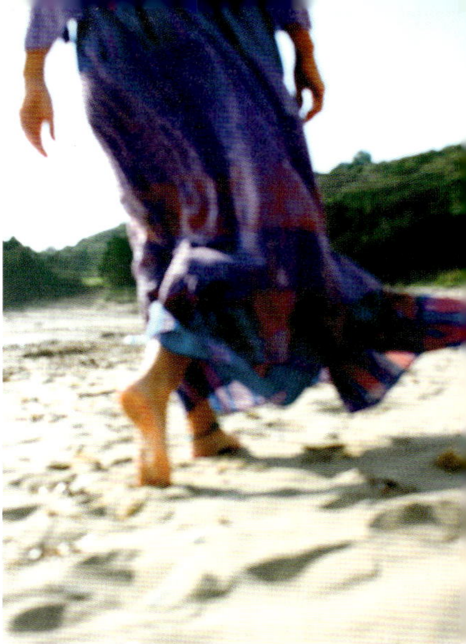

Alle Übungen und Ansätze, die in diesem Buch vorgestellt werden, wurden von mir in Seminaren, Ausbildungen und Einzelsitzungen über mehr als zwei Jahrzehnte erprobt und haben sich als äußerst sinnvoll und effizient erwiesen. Machen Sie sich mit mir auf den Weg zu einem leichten, beschwingten Gang.

Gehen Sie so sanft, als würden Ihre Füße die Erde küssen.

Wissenswertes rund ums Gehen

Gehen ist ein natürliches Bedürfnis

Zigtausende von Jahren gingen und liefen unsere Vorfahren, um zu leben und zu überleben. An die 40 Kilometer pro Tag mussten sie ihrer Nahrung hinterherlaufen. Ganze Kontinente haben sie erwandert, sie haben Wüsten durchquert und Berge bestiegen. Nur wer in Bewegung blieb, konnte überleben. Einige Nomadenvölker leben bis heute an wechselnden Weide- und Lagerplätzen. Fußprobleme, Herzinfarkt, Schlaganfall, Arthritis oder Diabetes sind bei diesen Völkern kaum bekannt.

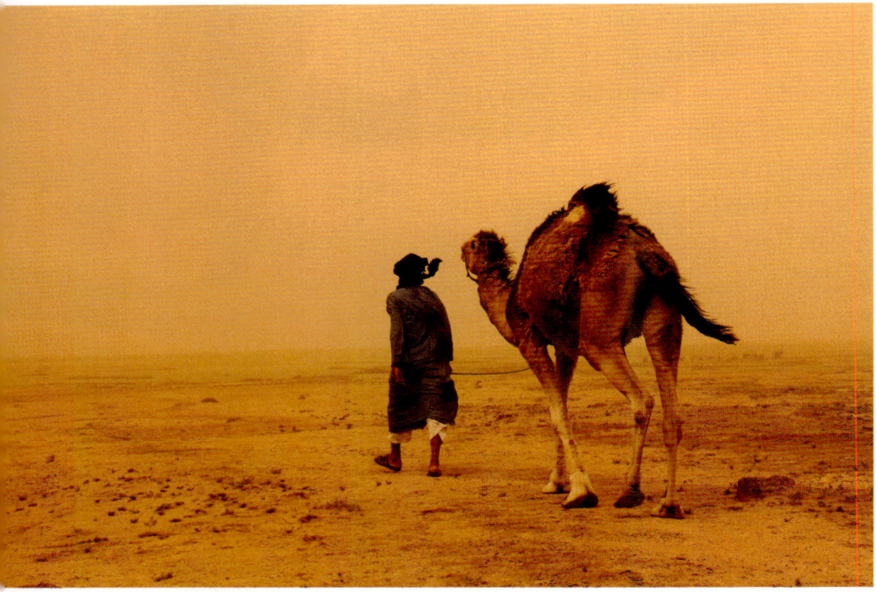

Der aufrechte Gang und wie es dazu kam

Die Wissenschaft ist sich über den genauen Zeitpunkt nicht ganz einig, doch als sicher gilt, dass sich in einem Zeitraum von 3 bis 6 Millionen Jahren vor unserer Zeit die ersten Affen in den Wäldern Afrikas aufrichteten und auf zwei Beinen zu gehen begannen. Durch extreme Klimaschwankungen und den Rückgang der Wälder waren sie gezwungen, die schützenden Bäume zu verlassen und sich in der freien Savanne zu behaupten. Diese Kreatur verfügte über große Vorteile in ihrem Körperbau: Die Beine waren länger und gerader, was das Gehen erleichterte, der Oberkörper ermöglichte aufgrund des Affenschultergürtels und der freien, starken Gelenke ein optimales Schwingen und Klettern in den Bäumen.

Vor rund 2 Millionen Jahren war es dann so weit: Der *Homo erectus* begann im aufrechten Gang die Welt zu erobern. Er war uns schon sehr ähnlich, lebte in kleinen Gruppen und Familienverbänden und stellte Werkzeuge wie Faustkeile her. Er wanderte von Afrika aus nach Asien und nach Europa.

Im weiteren Verlauf der Evolution wurde das Gehirn größer und entwickelte sich zu unserem flexiblen Gehirn mit der Fähigkeit, abstrakt zu denken. Die Beine verlängerten sich weiter, die Arme wurden kürzer, die Beckenknochen und Hüftgelenke entwickelten sich zu einem optimierten Geh- und Laufapparat. Die Wirbelsäule streckte sich nach oben, Kopf und Augen waren geradeaus gerichtet. Dies erweiterte das Gesichtsfeld und ermöglichte den freien Blick in alle Richtungen.

Zweibeinigkeit ist sehr ungewöhnlich in der Natur, und die Aufrichtung brachte eine enorme Energieersparnis. Schimpansen benötigen beim Gehen vier Mal mehr Muskelkraft als Menschen.

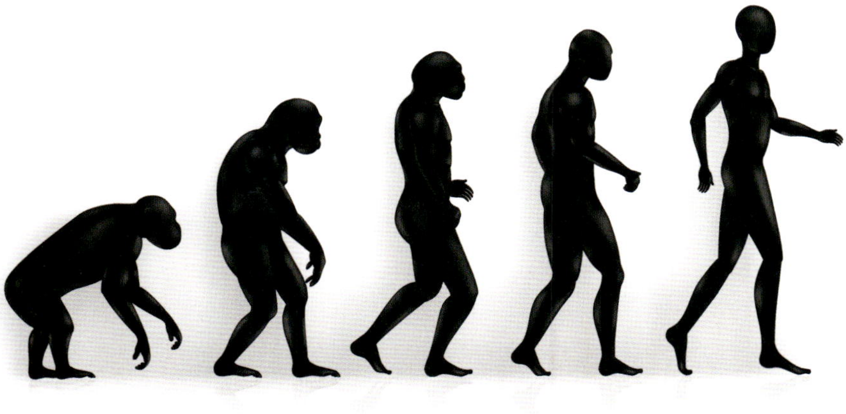

Nicht nur das effiziente Laufen, auch die Möglichkeit des Schwitzens durch den Verlust der Körperbehaarung ermöglichte es unseren Vorfahren, über weite Distanzen ihrer Beute hinterherzurennen. Raubtiere überhitzen nach 10 bis 15 Minuten. Der zweibeinige Mensch ist das einzige »Tier«, das in der Lage ist, über Stunden oder sogar Tage zu gehen oder zu laufen, selbst in der sengenden Mittagssonne Afrikas. Nur durch dieses effiziente Jagen in Gruppen konnte der Frühmensch überleben und seinem großen Gehirn genügend Energie in Form von tierischem Eiweiß zuführen. Wir alle haben diese Bewegungs-Gene noch in uns gespeichert.

Der heutige Mensch ist also nicht für Untätigkeit gebaut und schon gar nicht für das sitzende Leben der Zivilisation geeignet. Hundert Jahre Moderne sind viel zu kurz, um die Biologie zu verändern. Doch nach einer bewegungsreichen Kindheit werden wir mehr und mehr »sitzhaft«. Sich nach getaner Arbeit auszuruhen und zu regenerieren bedeutet für viele Menschen, gar nichts zu tun, außer vielleicht vor dem Fernseher auf der Couch zu lümmeln. Doch wahre Regeneration gelingt am besten, indem man sich im Sauerstoffüberschuss in freier Natur moderat bewegt, wie etwa beim Gehen.

Die großen Denker waren Geher

Viele berühmte Autoren und Philosophen sind der Meinung, Gehen sei der ideale Weg, um besser zu denken. Gehen lockert den gesamten Körper und regt dadurch den Gedankenfluss an. Verbindungen, die vorher im Gehirn blockiert waren, werden ermöglicht. Das Gehen fördert die Kreativität, effektiveres Denken und eröffnet neue Perspektiven.

- Johann Wolfgang von Goethe meinte, Gehen beflügele die Freiheit und die Kreativität. Im Thüringer Wald ist ein Wanderweg nach ihm benannt.
- Der große Philosoph Arthur Schopenhauer, der dem Westen fernöstliches Denken näherbrachte, ging täglich an die zwei Stunden. Wo immer er sich auf Reisen befand, ob in England, Deutschland oder Italien, er verzichtete nicht auf seine Spaziergänge, um in Gedanken zu schwelgen.
- Friedrich Nietzsche behauptete, dass jeder seiner Texte erlaufen sei: »Ich habe nicht nur mit den Händen, sondern auch mit den Füßen geschrieben.« Er misstraute sogar jedem Gedanken, der nicht im Gehen entstanden war.
- Einer der größten deutschen Autoren, Hermann Hesse, durchwanderte Indien, um seine Weltsicht zu vervollständigen. Das Wandern schenkte ihm die Ideen für seine weltberühmten und brillanten Romane.

Wandelnde Philosophen

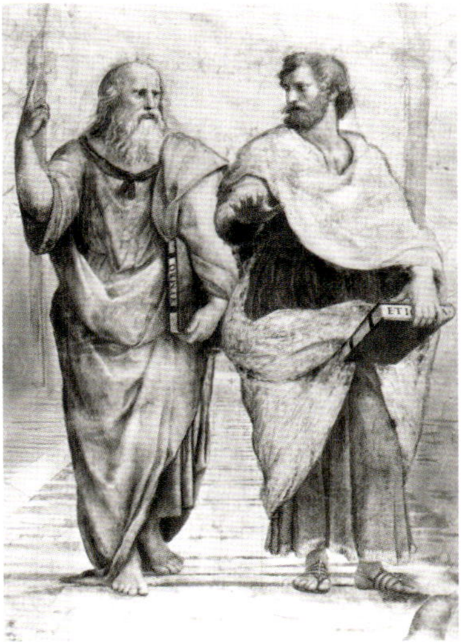

Im alten Griechenland, einer unserer wichtigsten ideellen Leitkulturen, gehörte die körperliche Bewegung ganz selbstverständlich zum Lebensstil. Sie war gleichrangig mit dem geistigen und dem musischen Leben. Die Gymnasien waren Wandelhallen, in denen Körper, Geist und Seele zu ihrem Recht kamen. Offenbar wussten damals die Lehrerphilosophen, dass der Mensch in Bewegung kreativer ist, als wenn er sitzt oder liegt.

Der griechische Philosoph Aristoteles trug seine Lehren gewöhnlich im Gehen vor, er wandelte mit seinen Schülern durch den »Peripatos« (auf Deutsch »Wandelhalle«) des Lykeions, an dem er lehrte. Die Angehörigen seiner Schule nennt man »Peripatetiker«, was den Zusammenhang zwischen Kreativität und Gehen aufzeigt.

»Solvitur ambulando«

»Es löst sich beim Gehen« lautet die Übersetzung des lateinischen Merksatzes »Solvitur ambulando«, an dessen Richtigkeit niemand mehr zweifelt. In der Praxis hat er sich wohl schon tausende Male bestätigt. Gehen tut uns also nicht nur körperlich Gutes, sondern beeinflusst uns auch geistig positiv. Ein täglicher Spaziergang lässt uns die Welt anders sehen und erleben, schon allein wegen der langsameren Geschwindigkeit. Wir können im Gehen viel mehr wahrnehmen, Dinge aus anderer Perspektive betrachten, alle Sinne sind geschärft. Vielleicht ist das auch der Grund, warum Menschen, die intensiv nachdenken, es kaum längere Zeit sitzend aushalten. Sie gehen im Raum auf und ab, als wäre das Gehen und Denken auf irgendeine wundervolle Weise miteinander verknüpft.

Glücksgefühle entstehen nicht durch den Rausch der Geschwindigkeit, wie es bei vielen Sportarten der Fall ist, sondern durch Ruhe und den gleichmäßigen Rhythmus in der Bewegung des eigenen Körpers. Gehen ohne Zeitdruck kann somit zu einer interessanten Entdeckungsreise zu sich selbst werden.

Gehen birgt kein Risiko

Viele Sportarten sind gefährlicher, als es den meisten Menschen bewusst ist. So passieren häufig Sportunfälle, weil Menschen dazu neigen, sich zu überfordern, und es sterben viel mehr Spitzensportler oder extreme Freizeitsportler an Herzversagen, als man erwarten würde.

Dagegen hat sich Gehen, Wandern und auch leichtes Laufen, und das 30 Minuten täglich, als optimales lebensverlängerndes Elixier herausgestellt. Denn anders als bei den meisten Sportarten steht hier die Bewegung selbst im Vordergrund. Es gibt keine Ziele, die in einer vorgegebenen Zeit zu erreichen sind.

Der Großteil der sportlichen Aktivitäten genügt sich nicht selbst, meist ist das Ziel, eine bestimmte Geschwindigkeit oder Distanz zu erreichen oder eine möglichst hohe Anzahl von Punkten zu erlangen. Das spiegelt den Ehrgeiz des typischen Abendländers wider. Aber müssen wir alle immer mehr leisten, um eine ständig steigende Erfolgskurve vorweisen zu können? Schon beruflich haben wir Konkurrenten, müssen täglich Leistung bringen, stehen unter enormem Druck. Daran haben wir uns über viele Jahre hinweg mehr oder weniger gewöhnt, und weil es kein Umdenken erfordert, verharren wir in diesen Mustern und suchen in unserer Freizeit genau dieselben Herausforderungen. Nur nennen wir es diesmal »gesunden Sport«. Von Regeneration und Entspannung kann hier keine Rede mehr sein.

Vielleicht sollten wir uns besser einer Bewegungsart zuwenden, in der mehr Ziellosigkeit geboten wird. Hier ist ein Umdenken zu beobachten, so hat zum Beispiel Yoga immer mehr Anhänger. Die Yoga-Übungen haben jenen inne-

Die Natur zu betrachten und sich in ihr gemächlich zu bewegen birgt sehr viel meditatives Potenzial.

ren Zustand zum Ziel, in dem die seelisch-geistigen Vorgänge zur Ruhe kommen. Beim längeren Gehen ist es genauso: Das Ziel ist es, den Gedanken und Gefühlen eine Chance zu geben, zur Ruhe zu kommen. Die Natur zu betrachten und sich in ihr gemächlich zu bewegen birgt sehr viel meditatives Potenzial.

Gehen ist praktisch

Das Gehen hat große Vorteile: Man braucht sich dafür nicht umzuziehen und muss danach nicht duschen. Es sind keine besonderen Geräte dafür nötig, sondern lediglich ein Paar bequeme Schuhe. Und weil das Gehen ganz ohne Vorbereitung und ohne Nachsorge auskommt, fällt der Entschluss, es zu tun, besonders leicht.

Gehen ist ideal für Menschen, die wenig Zeit haben und ihre ganze Kraft in einen langen Arbeitstag stecken. Die Mittagspause reicht schon für einen halbstündigen flotten Spaziergang. Ebenso günstig ist das Gehen für Menschen mit wenig Antriebskraft, die chronisch müde sind oder mitten in Konfliktsituationen oder in Lebenskrisen stecken. Und es ist optimal für alle, die aufgrund gesundheitlicher Probleme nicht laufen wollen oder können, etwa weil die Bandscheiben rebellieren, weil Gelenkarthrose sie plagt oder weil sie gerade von einem Infekt genesen sind.

Sie können das Gehen mit einer Besorgung verbinden und es auf mehrere kleine Bewegungssegmente am Tag aufteilen. Neuere Untersuchungen haben gezeigt, dass es dem Körper ziemlich egal ist, ob Sie Ihr Bewegungsprogramm von zum Beispiel einer halben Stunde auf einmal durchziehen oder ob Sie es auf zwei Viertelstunden aufteilen.

Der Weg ist das Ziel

Auch wenn der Satz »Der Weg ist das Ziel« heute fast inflationär gebraucht wird, haben wir seine wahre Bedeutung in unserer zielorientierten, schnelllebigen Gesellschaft vergessen. Denken Sie einmal in Ruhe darüber nach: Um ein Ziel erreichen zu können, benötigen Sie einen Weg, und die »Qualität« dieses Weges bestimmt, in welchem Zustand Sie am Ziel ankommen.

Wir meinen, wir müssten Gehen, Wandern oder Laufen nicht lernen, schließlich können wir es von klein auf. Dabei vergessen wir, dass durch jahrelange sitzende Tätigkeiten nicht mehr viel von unserem ursprünglichen Wissen, wie man effizient und ökonomisch geht, übrig geblieben ist. Wir kommen seltsamerweise auch nicht auf die Idee, dass Rücken- und Knieschmerzen, verspannte Schultern oder auch Kurzatmigkeit konkrete Hinweise darauf sind, dass es nicht richtig rund läuft in unseren Bewegungen. Allzu oft hört man, dass man diese Wehwehchen einfach in Kauf nehmen muss, schließlich hat doch fast jeder ein paar Beschwerden und sein »Kreuz zu tragen«. Schmerzen am Bewegungsapparat werden fatalerweise zum Normalzustand.

Dabei können wir einiges dafür tun, um diese Beschwerden loszuwerden. Allem voran können wir lernen, wieder richtig zu gehen.

Die Heilkraft des Gehens

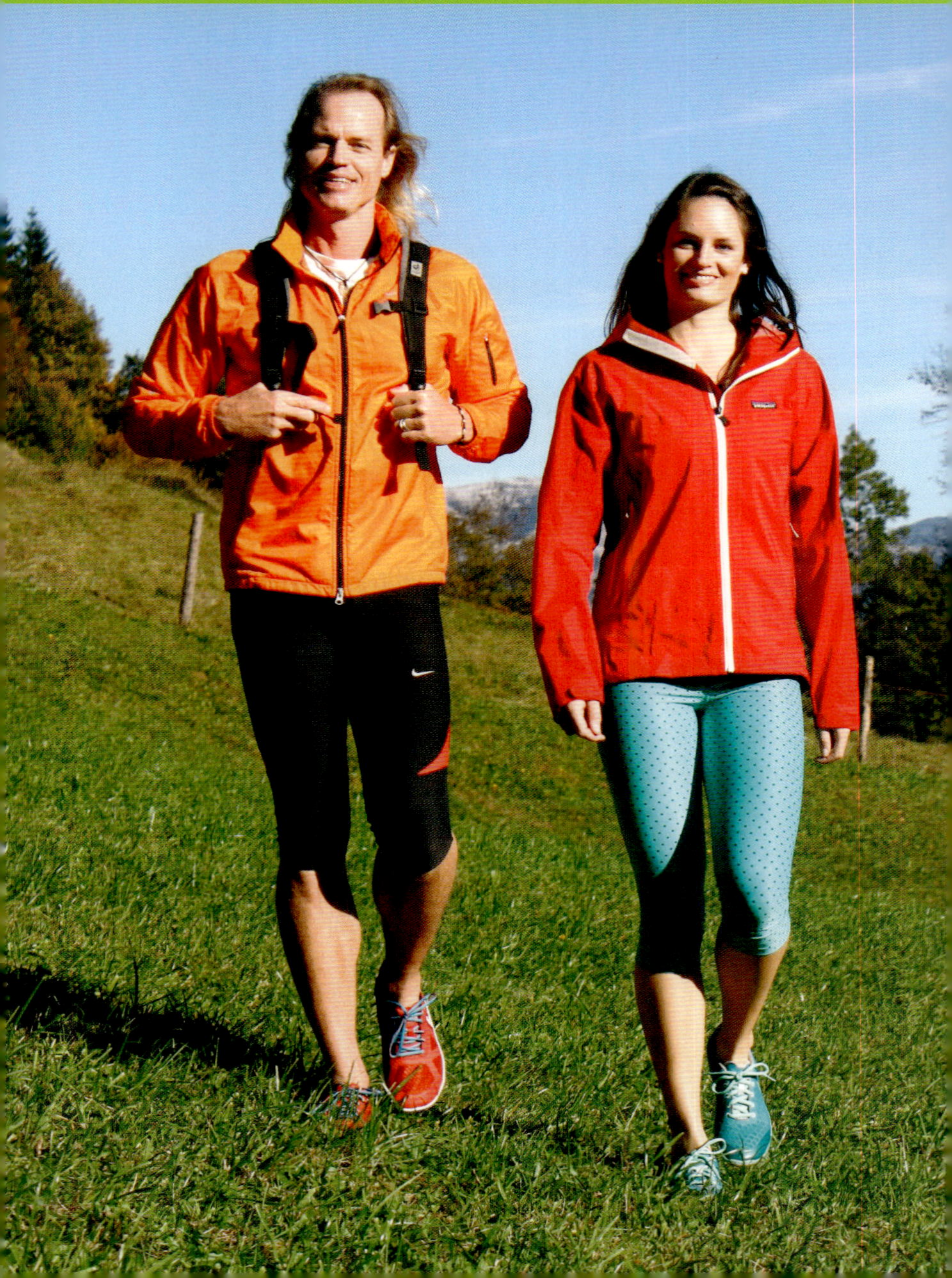

Laut Meinung der amerikanischen Evolutionsmediziner Randolph Nesse und George Williams ist Bewegung nicht einfach eine nützliche Zugabe, um die Gesundheit zu verbessern. Vielmehr ist sie die Voraussetzung für das normale Funktionieren des Menschen.

Status quo und seine Problematik

Ein bewegungsfauler Körper ist anfälliger für Krankheiten. Die biochemischen Kreisläufe stocken, dadurch ballen sich beispielsweise die Blutfette vermehrt zu Gallensteinen. Trägen Personen wird häufiger als dem Rest der Bevölkerung die Gallenblase entfernt. Weil im lahmen Leib die Verdauung schleppend abläuft, sind die Organe länger mit krebsauslösenden Stoffen aus der Nahrung in Kontakt. Inaktive Menschen haben ein um 50 Prozent erhöhtes Risiko, an Darmkrebs zu erkranken.

Auch andere Zahlen sind beeindruckend, und das nicht im Positiven:

- 90 Prozent aller Europäer leiden irgendwann unter Rückenschmerzen.
- 82 Prozent der Bevölkerung haben chronische Probleme mit dem Bewegungsapparat oder leiden unter entsprechenden Erkrankungen.
- 50 Prozent aller Frührenten werden aufgrund von Wirbelsäulenbeschwerden genehmigt.

Der moderne Mensch verbringt die meiste Zeit im Sitzen. Und wenn er gerade mal nicht sitzt, liegt er auf der Couch oder im Bett. Bewegt er sich, dann von seinem Stuhl oder der Couch zum Auto, vom Auto zum Aufzug, vom Aufzug zum nächsten

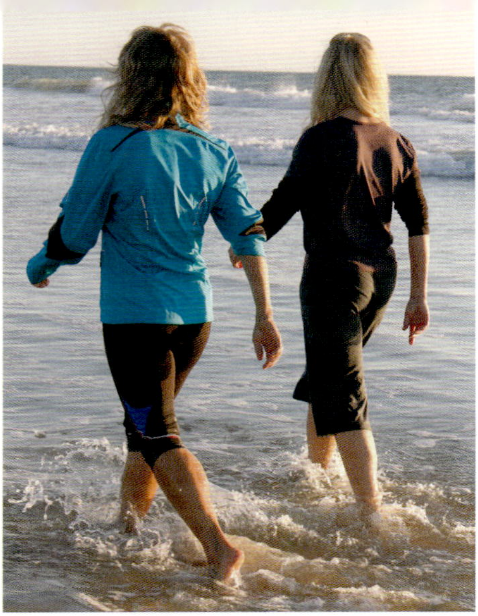

Stuhl und das Ganze acht Stunden später wieder retour. In der Freizeit sitzt er in Restaurants und Bars oder, wenn es kulturell sein soll, im Kino, Theater, Konzert. Das ist das tägliche Ritual – sitzen, sitzen und wieder sitzen.

Das Resultat: 67 Prozent der Männer und 50 Prozent der Frauen leiden unter Fettsucht, 80 Prozent aller erwachsenen Menschen klagen über Probleme am Bewegungsapparat wie Rückenschmerzen, Knie- und Hüftarthrosen. Sieben Millionen Deutsche sind von Osteoporose betroffen, und jeder Zweite stirbt an einem Herz-Kreislauf-Problem.

Der Bundes-Gesundheitssurvey, eine große Studie über den Gesundheitszustand der deutschen Bevölkerung, offenbarte: Etwa 65 Prozent der 50- bis 59-jährigen Frauen und 60 Prozent der Männer desselben Alters sind kaum mehr in der Lage, eine Treppe drei Stockwerke hochzugehen.

Im Körper eines jeden Menschen, der nicht täglich mindestens eine halbe Stunde lang geht, herrscht Ausnahmezustand.

Allein in Deutschland entstehen dadurch jährliche Kosten von über 25 Milliarden Euro. Die Belastung für Kranken- und Rentenversicherungen und der volkswirtschaftliche Schaden sind enorm, Tendenz steigend, denn die Menschen leben immer länger mit den Erkrankungen, und zusätzlich werden die Patienten immer jünger. Inzwischen sind sogar schon Jugendliche davon betroffen.

Im Körper eines jeden Menschen, der nicht täglich mindestens eine halbe Stunde lang geht, herrscht Ausnahmezustand.

In den Zellen und Geweben laufen permanent krankmachende Vorgänge ab, und es scheint nur eine Frage der Zeit, bis es zu Beschwerden kommt.

Heilsames Gehen

Schon die Bewegung im Allgemeinen, unabhängig von Art und Intensität, hat eine ganze Reihe positiver Effekte auf die Gesundheit. Gehen ist ein Allheilmittel, da sind sich die Forscher einig. Zum Beispiel genügt ein täglicher Spaziergang von 30 Minuten, um im Körper die Konzentration von Interleukin-6 um das Hundertfache ansteigen zu lassen. Interleukine sind sehr wichtig für die Regulation des Immunsystems und werden unter anderem bei Krebs eingesetzt. Die Lebenserwartung verlängert sich schon bei drei Spaziergängen pro Woche durchschnittlich um knapp zwei Jahre. Das hat eine Langzeitstudie mit mehr als 65 000 Testpersonen zwischen 21 und 92 Jahren ergeben. Aber kann das Geheimnis ewiger Jugend tatsächlich so einfach sein?

Eine halbe Stunde kann Ihr Leben verlängern

Die Medizin bestätigt die gesundheitlichen Effekte regelmäßigen Gehens, das tägliche Bewegen wirkt positiv auf Körper und Psyche. »Der menschliche Körper hat zwei Anti-Aging-Ärzte, sein rechtes und sein linkes Bein.« Sätze wie diese, die noch vor einiger Zeit als Unsinn abgetan wurden, hört man jetzt immer öfter in Mediziner- und Forscherkreisen. Auf den Rezepten der Patienten steht nicht selten »Sieben Mal pro Woche 30 Minuten spazieren gehen« statt einer Medikation.

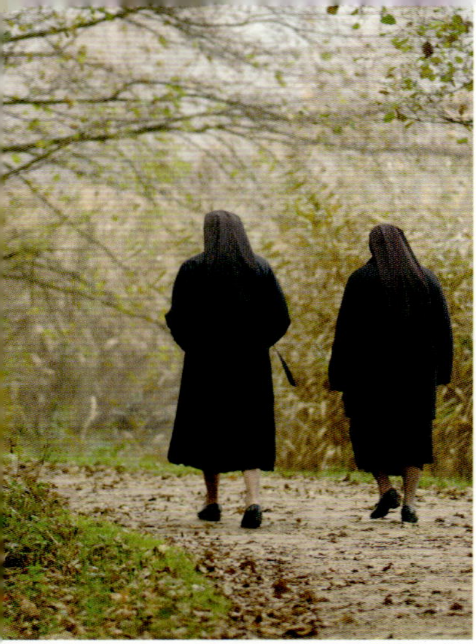

Um von Bewegung zu profitieren, müssen Sie nicht unbedingt Sport betreiben und schon gar keinen Leistungssport. Prof. Dr. Ingo Froböse von der Sporthochschule Köln sagt: »Lieber länger, aber langsam trainieren. Man muss sich immer ein bisschen unterfordert fühlen. Und man sollte mit dem Gefühl aufhören, noch ewig weitermachen zu können und wollen.« Dafür ist das Gehen und leichtes Laufen geradezu perfekt. Wichtig ist, kein Gefühl von Anstrengung zu erreichen und auch nicht in Atemnot zu geraten, dann ist es optimales Körpertraining.

Das Training ist optimal, wenn Sie nicht das Gefühl haben, sich anzustrengen und auch nicht in Atemnot zu geraten.

Eine halbe Stunde pro Tag können wir fast alle erübrigen. In der Mittagspause können Sie einen Spaziergang in den nächsten Park machen. Gehen Sie eine Runde um den Block, bevor Sie sich abends auf die Couch fallen lassen, oder stehen Sie morgens eine halbe Stunde früher auf und beginnen Sie Ihren Tag mit einem erfrischenden Morgenspaziergang. Nehmen Sie sich die Zeit, um sich etwas Gutes zu tun. Diese halbe Stunde kann Ihr Leben verlängern und Sie gesund erhalten – also nichts wie raus.

Gehen, die Medizin des 21. Jahrhunderts

Gehen ist die ursprünglichste und natürlichste Art der Fortbewegung. Bei keiner anderen Bewegungsart wird der gesamte Körper so gleichmäßig und gesund beansprucht. Der Organismus wird trainiert, die Sauerstoffversorgung um das Zehnfache gesteigert und das Herz-Kreislauf-System gestärkt. Die Durchblutung wird verbessert, die Lungenkapazität maximiert, der Stoffwechsel angeregt, das Immunsystem aktiviert und die Blutfettwerte werden gesenkt. Die Tiefenmuskulatur wird gestärkt, Wirbel und Bandscheiben haben dadurch besseren Halt.

Zählen Medizinwissenschaftler auf, in welchen Fällen Bewegung ebenso vorbeugend wie kurierend hilft, bleibt fast kein Krankheitsbild ungenannt.

Besser denken durch Gehen

Jede unserer 70 Billionen Zellen ist abhängig von Sauerstoff, das gilt ganz besonders für die Gehirnzellen. Nicht umsonst zählen Tabletten, die die Sauerstoffversorgung des Gehirns verbessern, zu den meistverkauften weltweit.

Forscher der Universität Bremen fanden bei einem Experiment heraus, dass alle Teilnehmer, die drei Mal pro Woche einen etwas längeren Spaziergang machten, nach einigen Wochen besser bei Intelligenztests abschnitten.

Ähnliche Erfahrungen machten Wissenschaftler der Universität von Illinois/USA mit Grundschülern. Der Notendurchschnitt von Kindern, die sich gerne bewegten, war um bis zu 0,8 besser als der von Stubenhockern.

Gehen beschleunigt zahlreiche Denkprozesse – vom mathematischen Können bis zum Leseverhalten –, und es hat eine besonders starke Wirkung auf Gehirne, die sich noch entwickeln. Aber auch das ältere Gehirn profitiert von der Bewegung, einfach weil bei jedem Schritt mehr Blut in die grauen Zellen gepumpt wird. Die Hirnzellen werden dadurch besser mit Sauerstoff versorgt.

Eine weitere Studie ergab, dass direkt nach einem 40-minütigen Spaziergang die Konzentrations- und Gedächtnisleistung um bis zu 60 Prozent zunimmt. Die Durchblutung in verschiedenen Gehirnregionen steigt um etwa ein Drittel an. Das vertreibt Müdigkeit, hilft beim Nachdenken und fördert die Konzentration. Der Kopf arbeitet um einiges schneller.

Beim Spazierengehen setzt das zentrale Nervensystem darüber hinaus vermehrt Botenstoffe frei, die für Lern- und Gedächtnisprozesse verantwortlich sind. Diese sogenannten Neurotransmitter helfen dabei, neue Informationen zu speichern und das Gedächtnis zu verbessern – und das in jedem Alter!

Beim Gehen werden Botenstoffe freigesetzt, die für Lern- und Gedächtnisprozesse verantwortlich sind.

Während eines flotten Spaziergangs setzen die Muskeln chemische Stoffe frei, darunter ein Protein namens IGF-1. Es gelangt über die Blutbahn ins Gehirn und wirkt wie ein Nährstoff. Nervenzellen können sich besser verzweigen und kommunizieren. Neue Studien belegen, dass durch regelmäßiges Gehen sogar neue Nervenzellen wachsen, was man bis vor kurzem für unmöglich hielt.

Das Krebsrisiko senken

Regelmäßige Bewegung senkt bei erfolgreich behandelten Karzinomen die Rückfallgefahr und erhöht die Überlebenschancen. »Gehen oder laufen Sie dem Krebs davon« – auf diese Formel bringen es manche Wissenschaftler. Besonders gilt das für Dickdarmkrebs sowie Brust- und Prostatakrebs.

»Gehen ist Therapie, Medikament und Vorbeugemaßnahme«, sagt Professor Klaus Schüle, Sportwissenschaftler an der Deutschen Sporthochschule Köln. »Wer regelmäßig geht, wird schneller gesund oder gar nicht erst krank.« Sechs Stunden spazieren gehen pro Woche senkt das Risiko, an Darmkrebs zu erkranken, um bis zu 70 Prozent. In einer großen Untersuchung der Universität von Paris stellte sich die sanfte Bewegung als effektiverer Schutzfaktor heraus als etwa gesunde Ernährung. »Eine bessere Vorbeugung kennen wir zum jetzigen Zeitpunkt nicht«, so Pierre Coteuille, Mitarbeiter der Langzeitstudie.

Mit jeder Stunde, die gegangen wird, sinkt das Risiko einer Brustkrebs-Erkrankung, so das Ergebnis einer Studie des Cancer Research Center im amerikanischen Seattle. Dabei ist vor allem die Regelmäßigkeit wichtig und nicht der Grad der Anstrengung.

Das Gehen hat sich in der Krebsmedizin also sowohl als Prophylaxe als auch als Heilmethode etabliert. Die moderate Bewegung verhindert die Bildung neuer Fettzellen, dadurch reduzieren sich Entzündungsbotenstoffe, und das wiederum verhindert die Zellentartung.

Dem Fett davonlaufen

Gehen bremst den Hunger, denn es verhindert, dass das appetitanregende Hormon Ghrelin vermehrt produziert wird. Gleichzeitig werden körpereigene Appetitzügler wie Serotonin und Endorphine ausgeschüttet. Auch der Entzündungshemmer Interleukin-6 wirkt wie ein Diätmittel, denn er steigert die Fettverbrennung und sorgt dafür, dass die Muskeln gut mit Nährstoffen versorgt werden. Probanden einer Studie aus Chile, die sich regelmäßig moderat bewegten, hatten schon dadurch weniger Appetit und nahmen täglich 300 Kilokalorien weniger zu sich.

So wirkt das Gehen auf den Organismus

- Über die **Lunge** wird mehr Kohlensäure abgeatmet, der Körper wird somit besser entsäuert. Die maximale Sauerstoffaufnahme erhöht sich, dies stärkt die Lunge. Das hilft gegen Asthma, Lungenkrankheiten und auch Lungenkrebs.
- Die Sauerstoffsättigung des Blutes nimmt zu, und alle Organe profitieren davon. Das macht sich subjektiv vor allem im **Gehirn** bemerkbar, steigert die Denkleistung und Kreativität. Die Gehirnfunktionen werden verbessert. Eine gesteigerte Durchblutung kommt auch dem Kurzzeitgedächtnis und der Problemlösungsfähigkeit zugute. Regelmäßiges Gehen wirkt vorbeugend gegen die gefürchteten Alterserkrankungen Parkinson, Alzheimer und Demenz.
- Der **Herzmuskel** wird gestärkt, er versorgt das Herz mit mehr sauerstoffreichem Blut und hat im Notfall mehr Reserven. Symptome von Arterienverkalkung werden gemildert, was einem Herzinfarkt vorbeugt.
- Das **Zwerchfell** und die **Bauchmuskulatur** unterstützen die Durchblutung und den Lymphfluss im Bauchraum. Sie werden beim Gehen aktiviert, so kann der Darm besser arbeiten, die Verdauung wird unterstützt, und Stoffwechselendprodukte werden besser ausgeschieden.
- Die **Lymphflüssigkeit** in allen Körperregionen wird besser abtransportiert, und entsprechende Ödeme werden vermieden. Da das Lymphsystem kein Herz als Pumpe hat, ist der Lymphfluss auf die Muskelaktivität angewiesen.
- Der **Blutrückstrom in den Venen** wird durch die Muskelarbeit verbessert, dies verringert Venenstauung und die Bildung von Krampfadern. Der Blutdruck sinkt, ebenso die Tendenz zur Bildung von Blutgerinnseln.
- **Zellulitis** kann nicht so leicht entstehen. Die Muskeln verbrennen mehr Fett, damit haben unnötige Fettpolster weniger Chancen.

- Durch sauerstoffanreichernde Bewegung altert die **Haut** langsamer. Neben Nichtrauchen und Sonnenschutz ist Ausdauerbewegung die beste Anti-Aging-Maßnahme für die Haut.
- Tägliches Gehen sorgt für gesunde, feste Knochen, es bremst den Muskelschwund im Alter. Durch den regelmäßigen Zug der Muskeln wird das innere Knochenwachstum angeregt und die Knochendichte erhöht, womit Osteoporose entgegengesteuert wird.
- Gehen schützt die **Gelenke** vor Verschleiß und Entzündungen. Besonders Knöchel, Kniegelenke und Hüftgelenk werden gut durchblutet und ausreichend mit Nährstoffen versorgt. Die Gelenkknorpel bleiben geschmeidig, die Gelenke nutzen nicht so schnell ab, Entzündungen treten seltener auf. Vorausgesetzt, Sie gehen richtig und effizient.
- Jeder Schritt wirkt wie eine Massage für **Rücken und Bandscheiben**. Die Bandscheiben bleiben länger erhalten und gesund. Sie bestehen aus Knorpelgewebe und werden daher vom umliegenden Gewebe mit Nährflüssigkeit versorgt, und das funktioniert nur bei Bewegung, also Be- und Entlastung der Bandscheiben. Ohne Bewegung vertrocknen sie, werden spröde und anfällig.
- Das **Immunsystem** wird gestärkt, die Anzahl der Killerzellen im Blut erhöht sich. Dies senkt das Risiko von Grippeerkrankungen und Erkältungen. Bei einer Studie klagten die aktiven Teilnehmer dreimal seltener über Infekte als die untätigen.
- Die Insulinproduktion der Bauchspeicheldrüse wird gedrosselt, der Insulinhaushalt im Körper normalisiert sich. Dies beugt **Diabetes** vor und verbessert die Blutzuckerwerte bei einem vorhandenen Diabetes.
- Gehen hilft die **Blutfettwerte** zu normalisieren. Durch die regelmäßige Bewegung steigt zum Beispiel das »gute« Cholesterin HDL, das »böse« LDL und der Triglyzeridspiegel sinken.
- Der **Hormonhaushalt** wird besser reguliert, und es werden mehr Sexualhormone ausgeschüttet. In den Hoden steigt der Testosteronspie-

gel, die Erektionsfähigkeit des Mannes wird verbessert und das Prostatakrebs-Risiko gesenkt.

- Neueste Studien bringen die Erkenntnis, dass durch Bewegung vermehrt Stammzellen aus dem Knochenmark freigesetzt werden. Diese Stammzellen sind so ziemlich zu allem fähig und können zu allen möglichen spezialisierten Zellen mutieren. Dadurch können sie **Organschäden** reparieren, zum Beispiel Herzmuskelzellen und Hirngewebe erneuern.
- Bewegung hebt die Stimmung durch die Ausschüttung des Wohlfühlhormons Serotonin. Die seelische Balance wird gestärkt, und dem **Burn-out-Syndrom** wie auch **Depressionen** kann präventiv entgegengewirkt werden. Stress-Situationen werden leichter bewältigt, Depressionen werden Schritt für Schritt gelindert. Wenn wir uns bewegen, werden zudem vermehrt die Hormone Testosteron und Adrenalin ausgeschüttet, die uns aktiver und wacher machen und somit ebenfalls stimmungsaufhellend wirken.
- Die Muskelkraft wird verbessert und eine ruhebedingte Muskelatrophie verhindert. **Muskeln**, **Sehnen** und das **Bindegewebe**, die Faszien werden gestärkt. Die kleinen Blutgefäße in den Muskeln werden besser versorgt, ebenso erhöht sich die Zahl der Mitochondrien, der Kraftwerke unseres Körpers, die innerhalb der Muskelzellen für Energiezufuhr sorgen. Die Körperwahrnehmung wird verbessert und damit auch die Körperhaltung.
- Eine türkische **Migräne**-Studie bewies, dass die beste Vorbeugung gegen Kopfschmerzen sanfte, gleichmäßige Bewegung ist, zum Beispiel wandern, gehen und schwimmen. Die Teilnehmer der Studie verzichteten sechs Wochen lang auf Schmerzmittel und bewegten sich täglich 30 Minuten an der frischen Luft. Dadurch halbierte sich die Anzahl der Migräneattacken, die Schmerzintensität ging um ein Drittel zurück. Bewegung unterstützt offenbar die Produktion körpereigener schmerzlindernder Stoffe.

Mehr Luft, weniger Allergien

Wandern in der Natur ist der beste Schutz für die Lunge und wirkt gegen Asthma oder andere Atemwegsallergien. Bei normaler Atmung gelangen pro Atemzug etwa 0,5 Liter Luft in die Lunge. Wenn Sie drei Mal pro Woche 45 Minuten marschieren, dann gelangen nach acht Wochen bis zu 2,5 Liter Luft in die Lunge. Die Lunge wird nun optimal belüftet, verengte Gefäße weiten sich. Bei Asthmatikern nehmen die Anfälle um bis zu 60 Prozent ab.

Prinzipiell ist Gehen Power für Ihr Immunsystem. Bei der Bewegung entstehen in den Muskeln kleine Reiz- und Entzündungsherde, die die Abwehr aktivieren. Die Signalstoffe, die der Körper dabei produziert, erhöhen die Leistungskraft des Immunsystems.

Ihr persönlicher Herzschutz

Eine Studie der Uni Leipzig belegt, dass regelmäßiges Gehen die Herzkranzgefäße besser offen hält als eingesetzte Stahlröhrchen, sogenannte Stents. Für die Studie wurden ein Jahr lang Patienten mit verengten Herzkranzgefäßen beobachtet. Nach einem Jahr waren in der Wandergruppe, in der die Patienten regelmäßig flotte Spaziergänge von 45 Minuten absolvierten, 88 Prozent der Teilnehmer ohne Beschwerden im Vergleich zu 70 Prozent in der Patientengruppe mit Stents.

Regelmäßige Bewegung wirkt bei zahlreichen Beschwerden und Krankheiten sowohl vorbeugend als auch heilend.

Tägliches Gehen entlastet also Herz und Kreislauf und fördert das Muskelwachstum. Es schont das Herz, was wiederum den Ruhepuls senkt. Langsam schlagende Her-

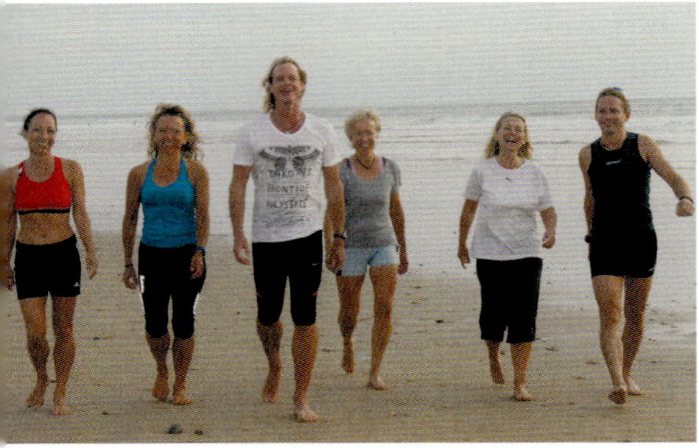

zen haben eine 10 bis 20 Prozent höhere Lebenserwartung. Darüber hinaus bringt regelmäßiges Gehen unser Herz dazu, neue Gefäße zu bilden. Wer 30 Minuten am Tag geht, verringert damit sein Infarkt-Risiko um 40 Prozent.

Anti-Stress-Therapie

Menschen, die in Gegenden mit viel grüner Landschaft leben, haben nachweislich weniger Cortisol im Blut als Stadtmenschen. Cortisol gehört wie Adrenalin zu den Stresshormonen, die bei Gefahr ausgeschüttet werden, um uns die rasche Flucht zu ermöglichen. Verbleiben sie jedoch zu lange im Körper, ohne abgebaut zu werden, schwächen sie das Immunsystem, blockieren das Denken und schädigen den gesamten Organismus.

Bei Alltagsstress wie Ärger über den rücksichtslosen Nachbarn, zu viel Druck im Beruf oder privaten Sorgen können wir in der Regel nicht einfach weglaufen. So tummeln sich die Stresshormone im Körper, machen die Gefäßinnenwände porös, Fett und Kalk lagern sich an, was schließlich zu Arteriosklerose, Schlaganfall und Herzinfarkt führen kann. Machen Sie daher täglich einen Spaziergang im Grünen, so werden Sie alle Stresshormone, die in Ihrem Blut zirkulieren, los. Oder gehen Sie hin und wieder wandern. Durch eine Wanderung von zwei bis drei Stunden, errechneten US-Forscher, wird so viel vom Stresshormon Cortisol im Körper abgebaut wie nach vier Tagen Urlaub.

Mit Stress gehen sehr häufig auch Schlafstörungen einher, ein inzwischen weit verbreitetes Leiden, Tendenz steigend. Schlafstörungen gefährden die körperliche und seelische Gesundheit, sie belasten den gesamten Organismus und sind ein großer Risikofaktor für Depression. Auch hier hilft Bewegung: In einer Studie in Japan wurde gezeigt, dass eine zweistündige Waldwanderung am Nachmittag den betroffenen Menschen zu einem tiefen, erholsamen Schlaf verhalf.

Gesund alt werden

Bei verschiedensten Krankheiten wird von medizinischer Seite noch immer körperliche Schonung empfohlen oder von jeglicher körperlicher Aktivität abgeraten. Doch gerade bei Stoffwechselerkrankungen und Gelenkverschleiß ist Nichtstun meist der falsche Rat und verschlechtert sogar die Lebensqualität.

Was oft als normaler Alterungsvorgang verstanden wird, ist in hohem Maße das Resultat von Inaktivität. Wir altern nicht chronologisch, sondern biologisch. Wenn Sie die Körperfunktionen erhalten und pflegen, ist es möglich, den biologischen Alterungsprozess einige Jahre zu überwinden bzw. hinauszuzögern.

Eine große Zahl weltweiter epidemiologischer Studien hat eindeutig ergeben: Tägliche Bewegung ist verbunden mit einem verringerten Risiko für Herz-Kreislauf-Erkrankungen, Schlaganfall, Gedächtnisschwund, Depression, Brust- und Darmkrebs, Diabetes und Fettleibigkeit. Und sie verlängert das Leben.

GASTAUTOR

Dr. med. Christoph Michlmayr

Facharzt für Orthopädie und Chiropraktiker, Rohrbach, Österreich
www.michlmayr.info

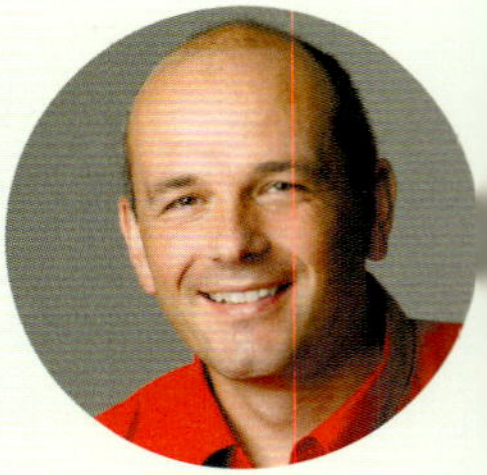

Probleme mit dem Bewegungsapparat aus Sicht des Orthopäden

Erkrankungen des Stütz- und Bewegungsapparates gehören zu den häufigsten Ursachen für medizinische Eingriffe. Gerade das Thema der Abnutzung – auch als Verschleiß oder Degeneration bezeichnet – ist hierbei ein zentraler Punkt.

Fehlbelastung ist die häufigste Ursache für Gelenkprobleme

Was jedoch oft untergeht, ist die Frage nach der Ursache dieser Veränderungen. Man weiß heute, dass nur etwa 10 Prozent der Erkrankungen des Stütz- und Bewegungsapparates eine direkte körperliche Verletzung, wie zum Beispiel einen schlecht verheilten Knochenbruch, als Ursache haben. Der Großteil ist auf langanhaltende Fehlbelastung zurückzuführen: auf einseitige, falsche Belastung oder auf fast gar keine bzw. zu starke Belastung.

Meist leicht zu erkennen ist die Überlastung bei sportlich aktiven Patienten, die ihrem Bewegungsapparat einfach zu viel zumuten, ihn also überlasten. Zu häufige Trainingsreize führen vor allem bei Vernachlässigung der notwendigen Regenerationszeiten zu Problemen. Hier genügt oft schon eine kleine Korrektur der Belastungshäufigkeiten, um die Beschwerden zu bessern.

Auch falsch gesetzte Bewegungsreize bei einem chronisch fehlbelasteten Bewegungsapparat rufen eine Überlastung hervor. Dies ist vor allem bei professionell motivierten Freizeitsportlern der Fall, die amateurhaft trainiert sind und sich daher falsch bewegen.

Weiterhin gibt es diejenigen, die ihren Bewegungsapparat eigentlich gar nicht belasten. Hier scheint das Verständnis für das Wort »Bewegungsapparat« völlig verlorengegangen zu sein.

Am schwierigsten sind jene Menschen zu behandeln, die einen Beruf ausüben, der sie körperlich sehr stark belastet. Die jahrelange starke Belastung führt irgendwann fast unausweichlich zu den Problemen mit dem Bewegungsapparat.

»Nichtbelastung« macht krank

Ganz klar kann gesagt werden, dass die »Nichtbelastung« wahrscheinlich die größte Sünde an unserem Bewegungsapparat darstellt. Wir sitzen jeden Tag lange im Auto, vor dem Computer oder dem Fernseher. Dies führt häufig zu Fehlhaltungen, dadurch belasten wir unseren Körper falsch und bestimmte Bereiche überhaupt nicht. Diese »Nichtbelastung« hat Veränderungen in unserem Organismus zur Folge. Denn aus der Sicht des Körpers ist die Ökonomie eines der wichtigsten Regulationsprinzipien. Lange oder längerfristig nicht verwendete körperliche Leistungen werden einfach eliminiert. Dies setzt unser Organismus konsequent und kompromisslos um, Funktionen, die lange Zeit nicht gebraucht werden, werden »eingespart« und verlernt. Das kann eingeschränkte Beweglichkeit oder ein Verlust an Muskelfunktion sein, aber auch innere Organe wie Herz oder Lunge können von diesen »Einsparungen« betroffen sein.

So sind zum Beispiel bereits nach wenigen Wochen Ruhigstellung durch einen Gipsverband die darunterliegenden Muskeln fühl- und sichtbar zurückgegangen. Es dauert dann wesentlich länger als ein paar Wochen, diese Muskeln wieder aufzubauen, also die verlorengegangene Leistung wiederzuerlangen.

»Nichtbelastung« stellt wahrscheinlich die größte Sünde an unserem Bewegungsapparat dar.

Ein schleichender Verlust wird oft nicht wahrgenommen. Die Erinnerung an die frühere Leistungsfähigkeit bleibt besser in der Erinnerung. Wer sich dann mit dem Gedanken »Das konnte ich doch früher mal …« zu viel zumutet, kann seinen Körper schnell überlasten.

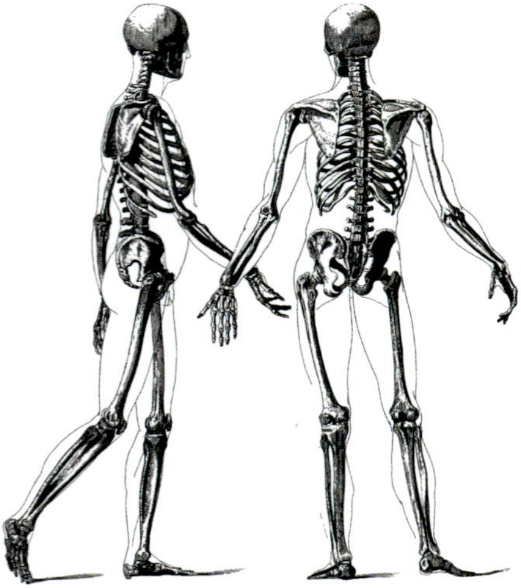

Eingeschränkte Beweglichkeit

Von Einschränkungen durch chronische Fehlbelastung sind nicht nur die aktiven Strukturen des Bewegungsapparates betroffen, wie Gelenke und Muskeln, sondern auch die passiven Strukturen wie Bänder, Gelenkknorpel und Faszien. Bei Gelenken ist in der Regel das Bewegungsausmaß beeinträchtigt, die Muskeln werden mit der Zeit verkürzt und unflexibel, und die passiven Strukturen können verhärten.

Um die daraus entstehenden Probleme besser verstehen zu können, sollte man ein bisschen in die Biomechanik des Körpers eintauchen. Wie bereits angeführt, funktioniert der Bewegungsapparat nach dem Ökonomieprinzip. Das bedeutet, dass Bewegung mit möglichst geringem Energieaufwand erfolgen sollte. Egal um welche Bewegung es sich handelt, sie sollte in der »neutralen Zone« stattfinden. Das ist jener Bereich eines Gelenkes, in dem eine Bewegung den geringstmöglichen muskulären Aufwand braucht. Die passiven Strukturen des Gelenkes, die die Bewegung führen sollen, leisten nur geringen Widerstand, dabei wird das Gelenk über die Muskeln stabilisiert. Die Stabilität eines Gelenkes während der Bewegung ist ein zentraler Punkt für schmerzfreie Bewegung.

Ist die Beweglichkeit des Gelenkes eingeschränkt, so ist die »neutrale Zone« kleiner, es treten früher höhere Widerstandskräfte auf. Der Körper muss mit einem höheren muskulären Aufwand reagieren, um das nötige Bewegungsausmaß zu erreichen. Es entsteht Druck im Gelenk, und es wird bei jeder Bewegung belastet. Dieser Druck kann so hoch werden, dass er das Gelenk sogar schädigen kann. Je öfter nun eine solche Bewegung durchgeführt wird, desto größer ist der schädigende Einfluss.

Die Stressreaktion

Diese anfänglich kleinen Veränderungen sind nur schwer zu identifizieren. Sie verursachen weder große Schmerzen, noch sind sie beim Röntgen, bei der Computertomographie, beim MRT etc. zu erkennen. Hier hilft nur eine gezielte funktionelle Untersuchung des Bewegungsapparates. Erfolgt diese Abklärung jedoch nicht und wird weiterhin in einem falschen Bewegungsausmaß, mit falschen Bewegungsmustern und Bewegungsabläufen trainiert, so führt dies zu den sogenannten Stressreaktionen.

Der Körper reagiert mit Schmerzen, die jedoch meistens rasch abklingen, wenn das betroffene Gelenk ein paar Tage nicht belastet wird. Allerdings sollte hierbei nicht vergessen werden, dass das ursprüngliche Problem der Fehlbelastung durch die Entlastung nicht gelöst worden ist. Die nächste Belastung wird wieder ähnliche Reaktionen hervorrufen.

Der Organismus versucht zwar die Bewegungsmuster so weit zu verändern, dass der Schmerz weitgehend vermieden werden kann, die Folge hiervon ist aber, dass man sich damit immer weiter von den »optimalen« Bewegungsabläufen entfernt. Die Belastung im gesamten Bewegungsapparat nimmt zu. Sie wird zwar anders verteilt, aber sie geht immer zu Lasten einer vielleicht bis jetzt noch nicht betroffenen Struktur.

Bewegungslernen

Auch ein abgenutztes Gelenk kann belastet werden. Allerdings ist die Belastungsfähigkeit deutlich herabgesetzt, und es muss die neu verteilte Belastung in anderen Teilen des Bewegungsapparates bedacht werden. Prinzipiell ist eine Arthrose kein Grund, um körperliche Belastungen komplett zu vermeiden. Man muss sich nur der eingeschränkten Leistungsfähigkeit bewusst sein.

Dazu ist es notwendig, neue Bewegungsmuster zu lernen bzw. seine Bewegungsabläufe in Richtung der normalen, natürlichen Physiologie zu optimieren. Sehr häufig benötigt man dazu Hilfe von außen. Ein guter Therapeut erkennt meistens sehr rasch die Problematik und kann bei der Korrektur behilflich sein. Diese Korrektur kann in manchen Fällen in einer reinen Veränderung der »Technik« liegen, oder es sind passive Maßnahmen, wie Physiotherapie, Feldenkrais, Massagen etc. nötig, um dem gewünschten Ziel näher zu kommen.

Das Ziel ist eine technisch saubere, gut muskulär geführte Bewegung im Rahmen des physiologisch vorgesehenen Bewegungsrahmens.

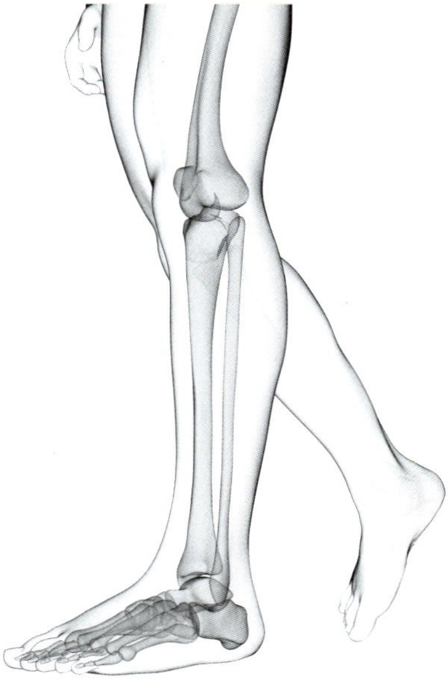

Bewusstheit durch Bewegung

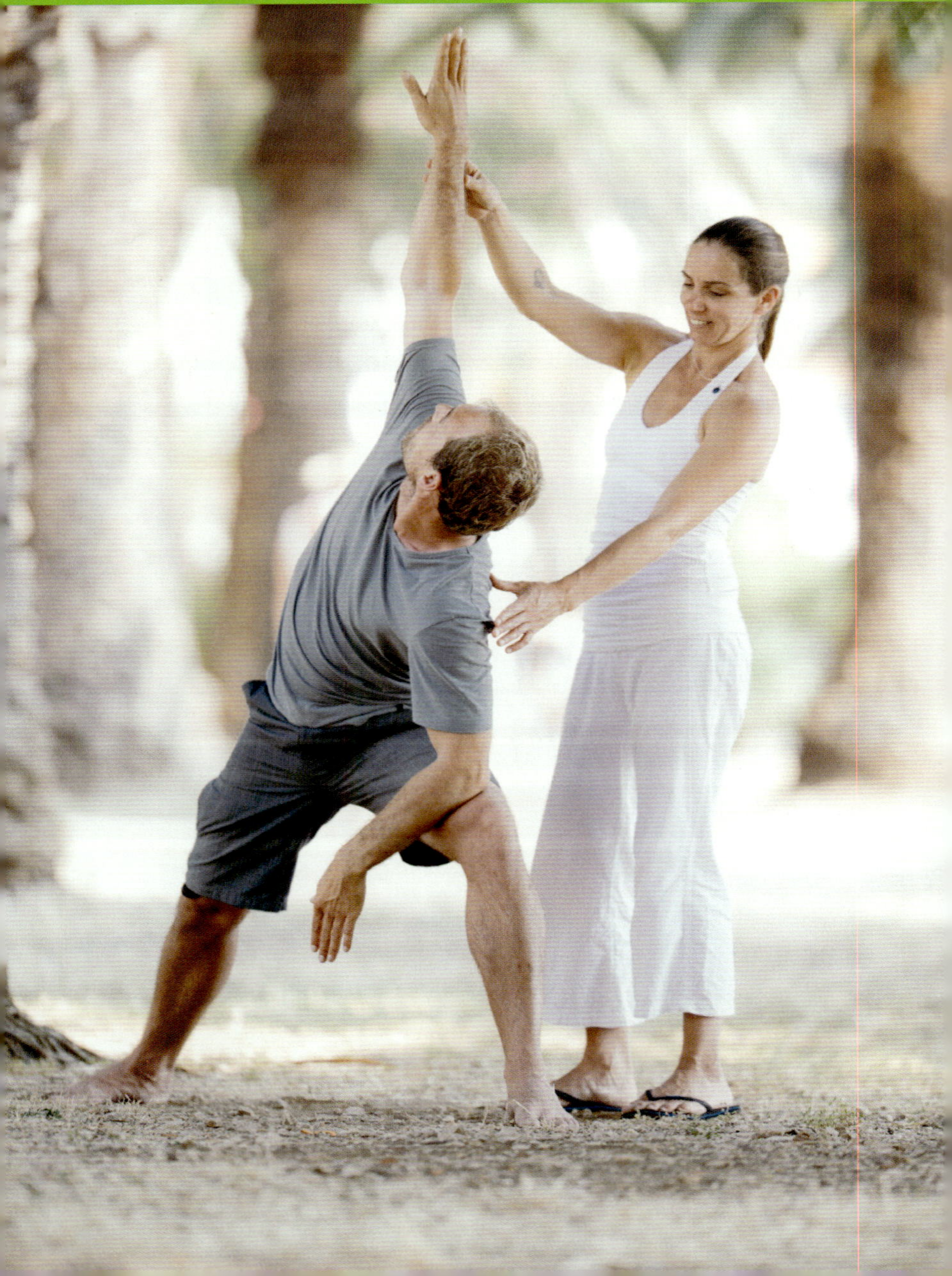

Dr. Moshé Feldenkrais (1904–1984) war Physiker und Physiologe. Die von ihm entwickelte Bewegungslehre besteht aus sehr sanften Übungen, mit denen der Übende sich all seiner Bewegungen bewusst wird und die insgesamt die Beweglichkeit verbessern.

Die Feldenkrais-Methode

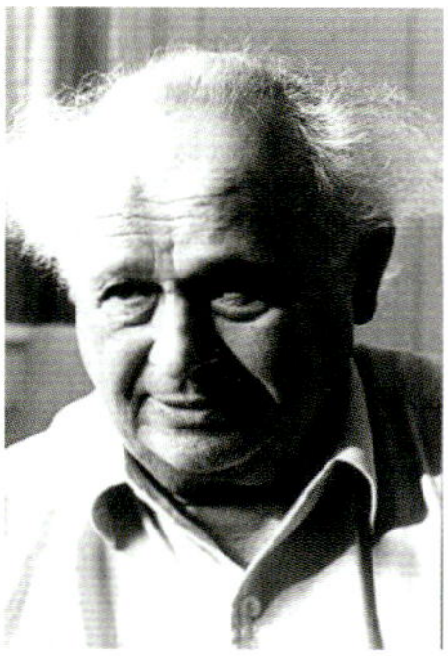

Heute steht Feldenkrais vor allem für eine Methode, den eigenen Körper in Bewegung besser kennen und verstehen zu lernen. Es ist eine sehr wirksame Lernmethode, die den Menschen befähigt, durch das bewusste Wahrnehmen der eigenen Bewegungen sein Bewegungsleben zu aktivieren und zu verbessern.

»Ich esse, gehe, spreche, denke, beobachte, liebe nach der Art, wie ich mich empfinde ... also nach meinem Ich-Bild.« So beginnt das Buch »Bewusstheit durch Bewegung« von Moshé Feldenkrais. Wir handeln also ständig nach unseren verinnerlichten Gewohnheiten, das ist die Ausgangsidee der Feldenkrais-Methode. Die nachfolgende Idee lautet: Wenn wir besser leben wollen, müssen wir diese Gewohnheiten immer wieder in Frage stellen und anderes ausprobieren, um Besseres zu finden.

Der Weg des Moshé Feldenkrais

Moshé Feldenkrais ist in der Ukraine geboren und in Israel gestorben. Er führte ein bewegtes Leben, war viel unterwegs, vor allem in Europa, später auch in Amerika. Seine Methode des dynamischen Körperlernens durch Selbsterfahrung wird heute auf der ganzen Welt geschätzt. Der internationale Durchbruch gelang ihm, als er in den 1950er Jahren den israelischen Ministerpräsidenten Ben-Gurion und den Musiker Yehudi Menuhin erfolgreich behandelte.

Mit 14 Jahren wanderte Feldenkrais zu Fuß mit seiner Familie nach Palästina, um die jüdischen Siedler beim Aufbau eines unabhängigen Staates zu unterstützen. Dort lernte er Jiu-Jitsu und entwickelte daraus eine Trainingsmethode zur Verteidigung, diese lehrte er die Siedler, die keine Waffen tragen durften.

Sein weiterer Lebensweg führte ihn 1927 nach Frankreich, wo er an der Sorbonne in Paris Physik und Elektrotechnik studierte. Außerdem beschäftigte er sich intensiv mit der Erforschung von Biomechanik, Neurophysiologie und Verhaltenspsychologie. Er lernte Judo und begegnete in den 1930er Jahren Kanō Jigorō, dem Begründer des Judo. Dessen Philosophie, den Körper und Geist zu trainieren, inspirierte und prägte Feldenkrais nachhaltig. Sein Ziel war es, Menschen zu helfen, die Intelligenz ihres Körpers zu nutzen, indem sie die Zusammenhänge zwischen Denken, Fühlen und Bewegung physisch erfühlten.

So entstand die Feldenkrais-Methode

Aufgrund einer chronisch gewordenen Knieverletzung fand Feldenkrais den Weg zu seiner Methode. Statt sich operieren zu lassen – mit ungewissem Ausgang, wie die Ärzte sagten –, suchte er mit der Intelligenz des Physikers und der Leidenschaft eines außergewöhnlichen Menschen auf dem Wege vieler kleiner Bewegungsexperimente nach Möglichkeiten,

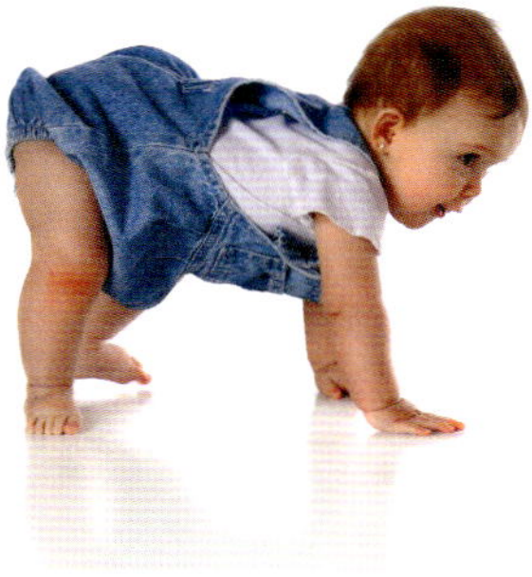

sein Knie auf eine neue Art und Weise zu gebrauchen. Und tatsächlich konnte er es nach einem Umlernprozess nach einiger Zeit wieder problemlos einsetzen. Feldenkrais hatte entdeckt, wie viel vergessenes und nie entwickeltes Bewegungswissen in seinem Körper steckte und dass es möglich ist, dieses aufzuspüren und dem vorhandenen Bewegungsprogramm hinzuzufügen. Daraus entwickelte er im Laufe der Jahre seine Methode des Körperlernens.

Dafür griff Feldenkrais auf sein physikalisch-technisches Wissen und auf seine praktische Erfahrung mit Judo zurück. Er entdeckte, wie eng Denken, Fühlen und Bewegung miteinander verflochten sind, wie sehr unser Körper und die Art, wie wir ihn bewegen, von unserem Kopf abhängen. Eine Veränderung muss daher, will sie erfolgreich sein, hier ansetzen.

Ein Feldenkrais-Lehrer hilft dem Menschen zu erkennen, wie er sich bewegt, und durch Erproben herauszufinden, wie er sich leichter bewegen kann.

Aber wie bricht man tief verwurzelte Gewohnheiten auf? Laut Feldenkrais nicht durch fremdes Wissen, und sei dieses noch so fundiert, sondern nur durch eigenes Entdecken. »Ich lehre nicht«, sagte er, »aber ihr lernt.« Ein Feldenkrais-Lehrer belehrt also nicht über das richtige und das falsche Bewegen. Vielmehr hilft er dem Menschen, selbst zu erkennen, wie er sich bewegt. Das ist die erste Lernstufe. Des Weiteren unterstützt er den Menschen, neue Möglichkeiten zu erproben, bis er auf eine stößt, die leichter geht. Und die leichteste ist dann auch die beste. Wenn diese gefunden ist, geht es nur noch darum, dass der Mensch durch ständige Wiederholung der besseren Bewegung sein Gehirn neu konditioniert.

Feldenkrais für jedes Alter

Diese sanfte und im Grunde unglaublich einfache Bewegungslehre ist für Menschen aller Alters- und Berufsgruppen hilfreich, leicht zu lernen und anzuwenden. Vom Baby bis zum Greis, vom Hobby- bis zum Spitzensportler, Tänzer, Musiker, Schauspieler – egal ob gesund oder krank, jeder Mensch profitiert von der Achtsamkeit in seinen Bewegungen. Sogar in der Tierwelt wird Feldenkrais erfolgreich als Behandlungsmethode eingesetzt, wie etwa im Reitsport bei Pferd und Reiter oder bei Hunden.

Wer sich gut bewegt, der lebt besser. Er hat mehr Freude an der Bewegung und weniger Schmerzen.

Wer sich gut bewegt, der lebt besser. Er hat mehr Freude an der Bewegung und weniger Schmerzen. Viele Probleme unserer Muskeln oder Gelenke sind darauf zurückzuführen, dass wir uns unökonomisch bewegen und dadurch unseren Körper zu sehr belasten. Dies führt dazu, dass Gelenke im Laufe der Jahre versteifen und Abnutzungserscheinungen wie Arthrose oder Bandscheibenvorfälle entstehen. Wir verlernen viele einfache Bewegungsabläufe, etwa auf dem Boden oder in der Hocke zu sitzen. Feldenkrais hilft, Abnutzungserscheinungen präventiv zu begegnen oder sie wieder auszugleichen, wenn sie bereits vorhanden sind.

Körperwissen

Im Gegensatz zu Tieren wird der Mensch nicht nur von seinen Instinkten gesteuert, sondern er ist auch frei, sich in die verschiedensten Richtungen zu entwickeln. Das menschliche Gehirn ist viel differenzierter, es entwickelt sich im Laufe seines Lebens weiter, und der Mensch besitzt mehr Kapazitäten, Dinge zu lernen. Das gilt auch für seine Bewegungen. Ein Fohlen steht gleich nach der Geburt auf und unternimmt die ersten staksigen Schritte. Der Mensch braucht dazu im Durchschnitt ein Jahr, und er verbringt weitere Jahre damit, allmählich zu begreifen, wie er seinen Körper und all seine Körperteile bewegen kann.

Die meisten Menschen schöpfen ihr enormes Bewegungspotenzial nicht aus. Im Durchschnitt nutzen wir weniger als 10 Prozent von dem, was ein gesunder Körper erlernen könnte. Akrobaten, Artisten und Balletttänzer kommen der hohen Kunst der Bewegung schon sehr nahe. Die meisten von uns hören jedoch mit dem Bewegungslernen auf, wenn sie das Gefühl haben, genug zu können, um sich im Alltag zurechtzufinden. Wir verlieren dann die Bewegungsneugierde, die Kinder auszeichnet, und nehmen unsere Bewegungsgefühle immer weniger wahr. Wir sind zufrieden mit dem, was wir erreicht haben, hören auf, die Bewegungen zu verfeinern und unser Körperbewusstsein zu vertiefen. Kaum können wir zum Beispiel halbwegs gut gehen, bleibt dieses Bewegungsmuster im Gehirn gespeichert und wird im Normalfall das ganze Leben lang nicht mehr verändert.

Schmerz lass nach

So werden wir allmählich zu eher mäßig funktionierenden Automaten, die nur einen kleinen Teil ihrer Bewegungsmöglichkeiten nutzen und die das, was sie tun, häufig sehr uneffektiv angehen, also mit viel zu viel Aufwand und einseitig. Dadurch verkümmern manche Bereiche des Körpers, andere werden ständig überanstrengt. Bewegen könnte Lust sein, es wird aber zur Last, und im Laufe der Zeit stellen sich immer

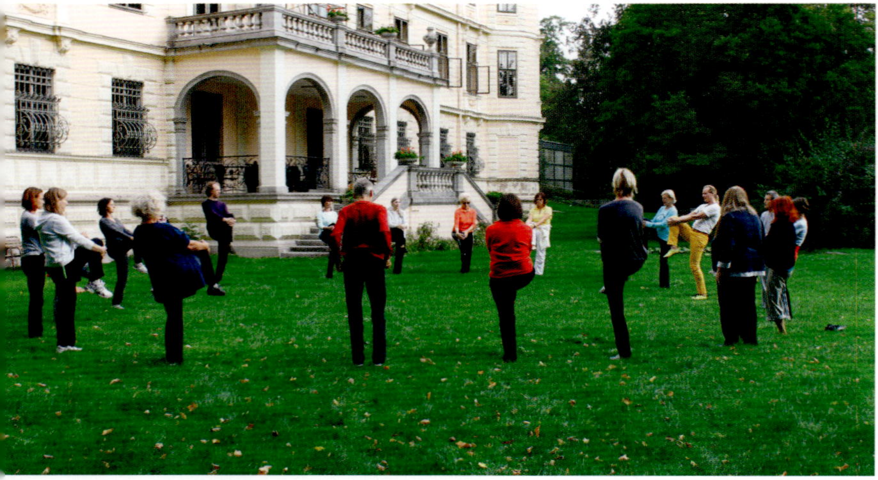

mehr Beschwerden ein, die wir oft lange Zeit gar nicht wahrnehmen. Der individuelle Leidensdruck muss groß sein, bevor wir bereit sind, etwas zu verändern.

Erst wenn es zu Schmerzen oder einer Verletzung kommt, probieren wir Neues aus, um unsere Lebens- und Bewegungsqualität zurückzubekommen. So zwingen uns beispielsweise chronische Schmerzen dazu, innezuhalten und uns mit unserem Bewegungskörper zu beschäftigen. Im schlechtesten Fall bekämpfen wir die Schmerzen mit Tabletten oder Spritzen, wir doktern also an den Symptomen herum. Schon etwas gescheiter ist es zu versuchen, die Muskeln und alles, was dazugehört, durch Übungen zu kräftigen, sie gelenkiger und ausdauernder zu machen. Viel zu selten kommen wir auf die Idee, dass die Ursache für unsere Probleme schlicht und einfach darin liegen könnte, *wie* wir uns bewegen. Dass es die beste Strategie sein könnte, sich mit unseren Bewegungsgewohnheiten auseinanderzusetzen und an dieser Stelle von Grund auf etwas zu ändern. Hier setzt Feldenkrais an.

Neue Bewegungsmöglichkeiten erforschen

Am effizientesten lernen Sie Feldenkrais in Seminaren. In meinen Kursen, die bis zu sechs Tage dauern, können die Teilnehmer sich in der Gruppe austauschen und doch ganz individuell neue Bewegungsmöglichkeiten erforschen. Besonders förderlich für diesen Prozess sind die intensiven Wochenseminare am Meer. Dort lernen die Teilnehmer täglich barfuß am Strand gehen bzw. laufen und haben so sehr viel Zeit für die Integration der neuen Bewegungsmuster. Eine ungewohnte Umgebung weit weg vom Alltagsstress ist das beste Umfeld, um notwendige Veränderungen herbeizuführen.

Die Kursteilnehmer erforschen unter der Anleitung eines Feldenkrais-Lehrers ihren bewegten Körper. Tief verwurzelte Bewegungsgewohnheiten werden dabei in Frage gestellt, es werden neue und bessere Lösungen gesucht und gefunden. Diese werden nicht vom Seminarleiter vorgegeben, sondern mit seiner Hilfe von den Teilnehmern selbst entdeckt, nicht zuletzt deshalb, weil jeder Mensch seine eigenen Lösungen finden muss. Die Menschen sind viel zu unterschiedlich, als dass es eine allgemeingültige Lösung für alle geben könnte. Der Seminarleiter ist im Grunde also kein Lehrer, sondern ein Lernmoderator.

Unsere Vorstellung von uns selbst

Jeder Mensch hat eine bestimmte Vorstellung von sich, ein bestimmtes Selbstbild. Dieses hat sich im Laufe der Zeit entwickelt, und es setzt sich aus vielen Aspekten zusammen. Dazu gehört auch die Vorstellung von einem »Bewegungs-Ich«. Bei den meisten Menschen besteht es aus Einzelteilen, die voneinander unabhängig funktionieren: Füße, Beine, Hände, Arme, der Kopf und in der Mitte eine große Masse, die das andere irgendwie zusammenhält. Alles bewegt sich um die Masse herum, die selbst weitgehend statisch ist. Dennoch müssen die Muskeln arbeiten, sie müssen den Rest nämlich festhalten. Das geht zwar irgendwie, doch es gäbe Besseres, und es wäre mehr Abwechslung möglich.

Aber wir haben uns an unser Selbstbild längst gewöhnt, warum sollten wir etwas ändern? Gewohnheiten sind angenehm, sie machen das Leben leichter, man kann sich auf anderes konzentrieren. Erst wenn der Mensch auf Widerstände stößt, vor allem Schmerzen, befasst er sich neu damit.

Das Leben wird durch Gewohnheiten nicht nur leichter, es wird auch schwerer. Sie können eine regelrechte Falle sein, aus der man kaum herauskommt.

Doch das Leben wird durch Gewohnheiten nicht nur leichter, es wird auch schwerer. Sie können eine regelrechte Falle sein, aus der man kaum herauskommt. Ganz besonders gilt das für die vielen Gewohnheiten, die wir nicht aus unseren Bedürfnissen heraus selbst entwickelt, sondern von anderen übernommen haben, ganz egal ob freiwillig oder unter Druck.

Bewegungen sind erlernte Gewohnheiten

Als Kind haben Sie sehr viel Zeit darauf verwendet, sich richtig bewegen zu lernen. Zuerst ganz autonom, später auch durch Abschauen. Sie haben die Bewegungen, den Gang, das Bücken etc. Ihres Vaters oder Ihrer Mutter zum Vorbild genommen, haben sie oftmals wiederholt und im Gehirn gespeichert, nun sind sie zu jeder Zeit abrufbar, ohne dass Sie weiter darüber nachdenken müssen.

Wie stark uns unsere Gewohnheiten prägen, wird im folgenden Beispiel deutlich:

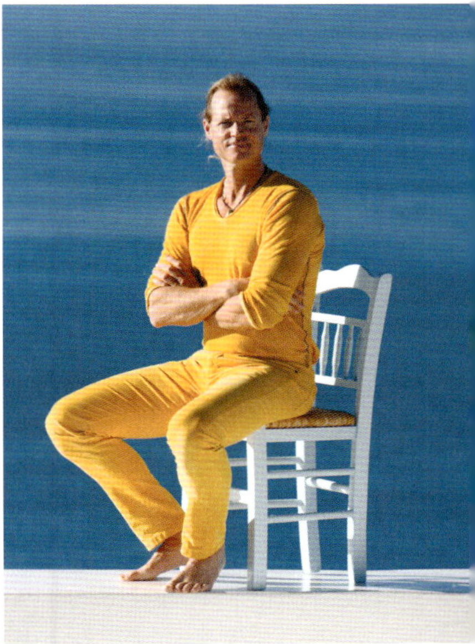

Schließen Sie die Augen und verschränken Sie Ihre Arme vor der Brust. Öffnen Sie die Augen und sehen Sie, welcher Arm oben liegt, der linke oder der rechte.

Schließen Sie nochmals die Augen, jetzt verschränken Sie die Arme wieder, aber so, dass nun der andere Arm oben liegt. Können Sie das überhaupt? Wenn es Ihnen nach einigem Gewurschtel gelungen ist, wie fühlt sich das an? Ungewohnt wahrscheinlich, fremd, manche meinen, es sei falsch.

Als kleines Kind haben Sie lange geübt, um sich diese Bewegungsabläufe genau so einzuprägen. Jedes darauf folgende Mal, auch jetzt als Erwachsener, verschränken Sie die Arme auf die gleiche Weise. Die Gewohnheit, Ihre Arme auf diese Art zu verschränken und nicht andersherum, steckt nicht in Ihren Genen, sie ist erlernt. Wie alle anderen Bewegungsgewohnheiten fühlt sie sich ganz normal an, und es gibt für Sie keinen Grund, es anders zu machen.

Dieses Beispiel gilt für alles, was wir erlernt haben – vom Zähneputzen übers Schnürsenkelbinden bis hin zu der Art, wie wir arbeiten, sitzen, stehen, gehen. Wie Sie die Arme verschränken oder Ihre Schnürsenkel binden, ist egal, aber teilweise haben wir uns Bewegungen eingeprägt, die alles andere als ideal sind, wir haben schlechte Gewohnheiten entwickelt. Insbesondere was das Gehen und Laufen betrifft, soll-

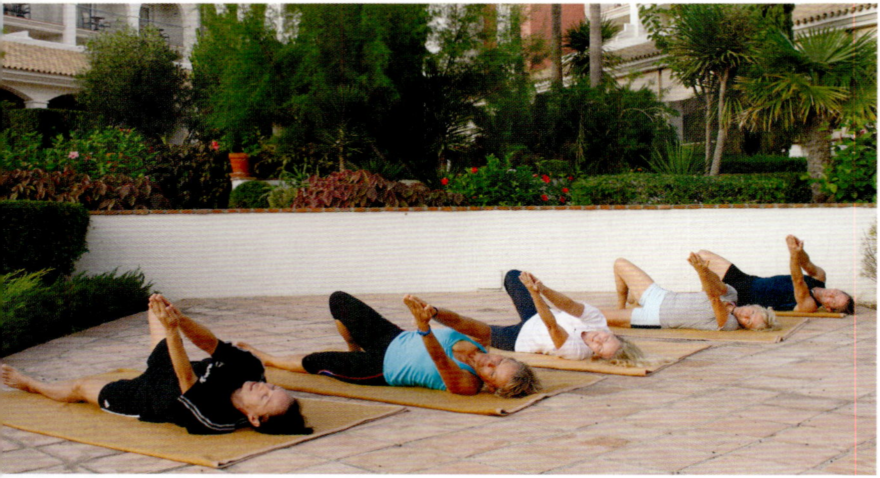

ten wir alle Möglichkeiten ausschöpfen, um es so ökonomisch wie möglich auszuführen. Erstens weil Ökonomie sich leicht anfühlt und Leichtigkeit uns glücklich macht. Zweitens weil eine schonende Technik unseren Körper nicht einseitig belastet. Damit uns Gelenkschäden, Bandscheibenvorfälle und künstliche Knie- oder Hüftgelenke erspart bleiben. Dafür geben wir doch gerne ein paar alte Gewohnheiten auf.

Der intelligente Körper

Körperintelligenz bedeutet, sich so zu bewegen, dass die Belastung sich nicht auf einen Körperteil konzentriert, sondern sich möglichst auf den ganzen Körper verteilt. So wie es in unserem natürlichen Körperbauplan angelegt ist.

Durch differenzierte Selbstbeobachtung macht es uns die Feldenkrais-Methode möglich, dass wir uns selbst finden, dass wir wieder mehr zu uns selbst kommen, und zwar genau so, wie jeder es selbst braucht. Durch Feldenkrais werden Sie nicht nur sensibler sich selbst gegenüber, sondern Sie nehmen auch Ihre Außenwelt bewusster wahr. Wer sich mit Feldenkrais beschäftigt, wird bald merken, dass die Methode nicht nur den Körper betrifft, sondern letztlich den ganzen Menschen.

Feldenkrais hilft den Menschen, die Kontrolle über ihr Bewegungsleben zurückzugewinnen. Natürlich kann dadurch auch Menschen geholfen werden, die ein organisches Leiden haben. Wenn Sie Ihre Bewegungsgewohnheiten verändern, wird in jeder Bewegung der gesamte Körper eingesetzt, einzelne Gelenke werden weniger belastet, so dass Belastungsschmerzen abgebaut werden können. Das gilt für Gelenkschmerzen, Rückenschmerzen, Bandscheibenprobleme etc. Selbst Beschwerden wie ein Hallux Valgus oder ein Fersensporn können sich im Laufe der Zeit wieder zurückbilden, wenn Sie Ihren Gang und Ihre Haltung optimieren. Sie haben diese Auswüchse selbst produziert, also sind Sie auch in der Lage, sie wieder verschwinden zu lassen. Die Selbstheilungskräfte des Menschen sind enorm.

Gesunder Rücken und bewegliche Gelenke

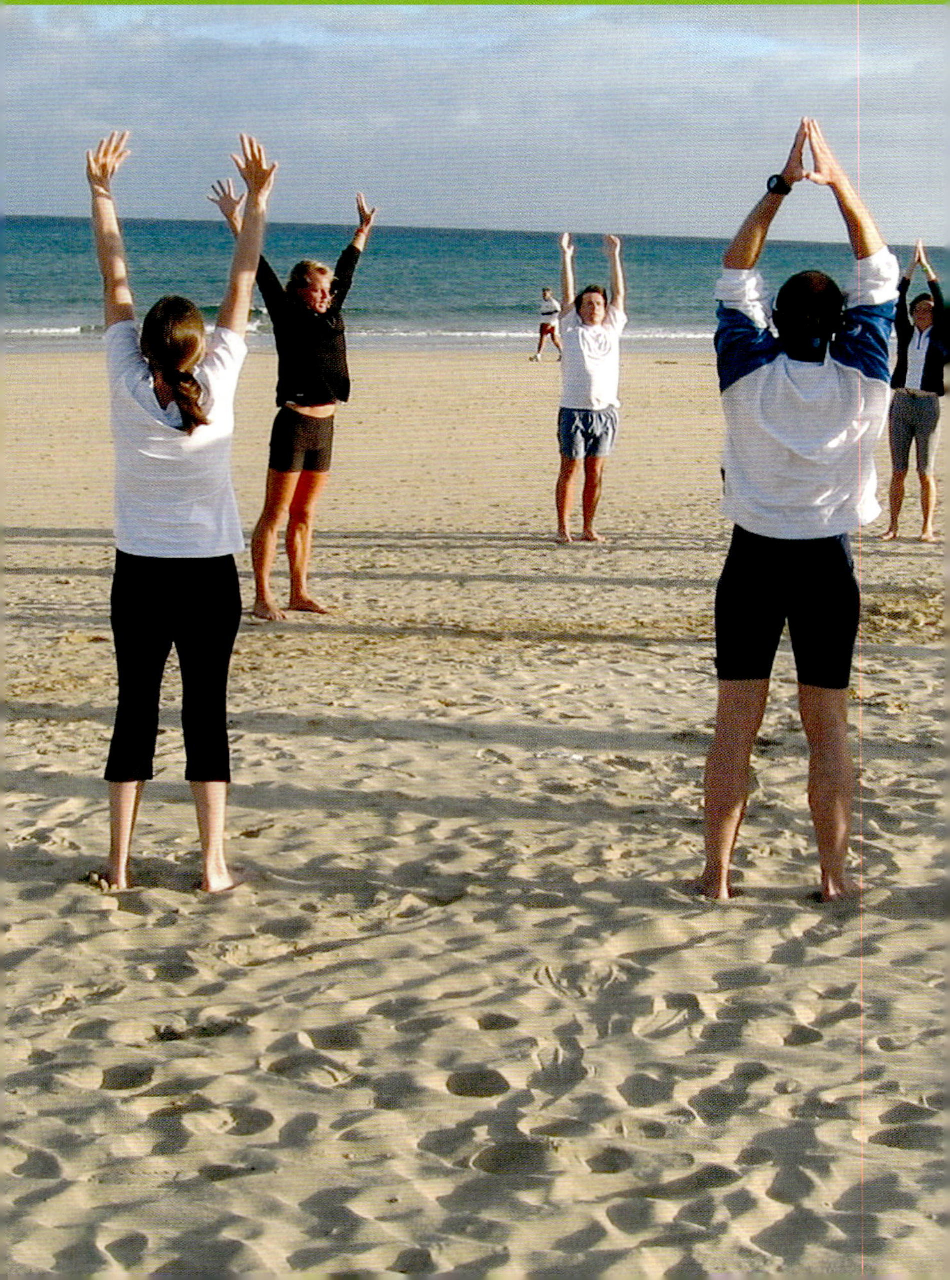

Erkrankungen der Knochen und der Gelenke sind die häufigsten Gründe für Arztbesuche und Krankenhausaufenthalte. Allein in Deutschland werden die Kosten dafür auf jährlich 25 Milliarden Euro geschätzt. Auch wenn Erkrankungen des Bewegungsapparates nicht direkt lebensbedrohlich sind, schränken sie doch die Lebensqualität deutlich ein. Viel sitzen und sich anschließend schonen ist der Hauptgrund dieser Misere, daneben spielt die Ernährungsweise eine große Rolle.

Volkskrankheit Arthrose

Der Orthopäde und Sportmediziner Dr. Michlmayr hat einige aufschlussreiche Zahlen und Fakten zum Thema Arthrose und die Implantation von künstlichen Gelenken zusammengestellt.

Bei rund einem Drittel der Erwachsenen zwischen 25 und 74 Jahren ist zumindest ein Gelenk von Arthrose betroffen. Vor allem bei der Gruppe der über 70-Jährigen ist die Häufigkeit einer Arthrose im Bereich der unteren Extremitäten – also Hüfte, Beine und Füße – stark steigend. Da wundert es nicht, dass in Europa pro Jahr je nach Land zwischen 80 und 160 künstliche Hüftgelenke pro 100 000 Einwohner implantiert werden. Und allein in Deutschland werden jährlich etwa 175 000 künstliche Kniegelenke eingesetzt.

Vielleicht verwundert es Sie, dass trotz der im Kapitel »Füße – ein Meisterwerk der Evolution« beschriebenen möglichen Schädigungen nicht noch mehr künstliche Gelenke gebraucht werden. Nun, unser Organismus ist in der Lage, sich zu regenerieren, wenn die Belastung wieder optimiert wird. Ein erster Schritt dazu ist die Stabilisierung und Sicherung des

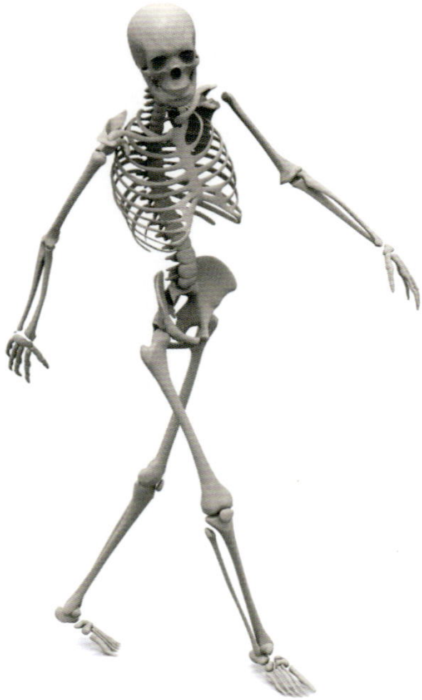

Gelenkes durch die Muskeln. Hier kann schon eine Änderung der Körperhaltung helfen, weitere Ansätze sind ein entsprechendes muskuläres Training und eine Verbesserung der Bewegungsabläufe.

Denn trotz der Erfolge bei der Implantation künstlicher Gelenke sollte man sich darüber im Klaren sein, dass ein solches Gelenk aus toter Materie besteht, die durch die Belastung abgenutzt wird. Jedes künstliche Gelenk besitzt also ein Ablaufdatum. Hingegen kann unser Organismus mit der Belastung »wachsen«, wenn ihm die Möglichkeit einer entsprechenden Adaptation geboten wird, zum Beispiel durch regelmäßiges Training. Neben der Muskulatur können auch alle übrigen Strukturen des Bewegungsapparates durch entsprechende Belastungsreize in ihrer Funktionalität verbessert werden.

Stabile Knochen

Das Skelett eines erwachsenen Menschen besteht aus etwa 206 Knochen, die fünfmal stärker sind als Stahl. Dieses Knochengerüst macht gerade mal 10 bis 15 Prozent unseres Körpergewichtes aus. Es ist ein lebendiger Organismus, der sich ständig erneuert, je nach Gebrauch und Beanspruchung. Und er lebt durch stetige, regelmäßige Belastung. Die Knochendichte nimmt ab, sobald der Knochen nicht belastet wird. So unterscheidet sich zum Beispiel die Knochendichte in den Armen eines Tennisspielers: Die Dichte des Armes, mit dem der Ball geschlagen wird, wächst mit ihrer Aufgabe; der andere Arm, mit dem der Ball nur geworfen wird, wird schwächer.

Gelenke brauchen Belastung

Die beweglichen Verbindungen zwischen unseren Knochen sind die Gelenke. Der Mensch verfügt über mehr als hundert davon. Ihre Aufgabe besteht darin, Druck abzufangen und Kraft zu übertragen. Gerade die Gelenke der unteren Extremitäten, unter anderem Hüftgelenk, Kniegelenk und Fußgelenke, bilden die mechanisch am meisten belastete Funktionskette des menschlichen Körpers. Hier spielt auch das Körpergewicht als Risikofaktor für die Entstehung von Arthrosen eine wichtige Rolle. Gelenke funktionieren umso besser, je mehr man sie bewegt. Dabei kommt es allerdings auf die richtige Dosierung an, und die Bewegung sollte möglichst ökonomisch und effizient sein. Je harmonischer und fließender eine Bewegung abläuft, desto gesünder ist sie für die Gelenke.

Gelenke funktionieren umso besser, je mehr man sie bewegt. Dabei kommt es allerdings auf die richtige Dosierung an.

Die Gelenkflächen sind von einer Knorpelschicht überzogen, damit die Bewegungen so reibungslos wie möglich ablaufen können. Ähnlich wie Scharniere einer Tür müssen die Gelenke geölt werden, die Knorpel müssen geschmeidig bleiben. Zu diesem Zweck wird eine spezielle »Schmiere«, die Synovialflüssigkeit, in der Gelenkkapsel produziert. Sie versorgt die Gelenkknorpel und verhindert, dass sich die festen Teile in der gelenkigen Verbindung aneinander reiben.

Gesunde Bandscheiben

Zwischen den einzelnen Wirbeln der Wirbelsäule liegen die Bandscheiben. Sie bestehen zum Teil aus Knorpeln und verfügen wie andere Knorpelgewebe über keine Blutgefäße, die sie ernähren, sondern benötigen Sauerstoff und Nährstoffe von außen, um zu überleben. Diese holen sie sich wie ein Schwamm aus der sie umgebenden Flüssigkeit. Bei Entlastung der Wirbelkette saugen die Bandscheiben diese Gelenkflüssigkeit in sich ein und werden entsprechend dicker, bei Belastung pressen sie die mit Stoffwechselendprodukten beladene Flüssigkeit wieder heraus und reinigen sich damit. Wenn Knorpel und Bandscheiben nicht übermäßig isoliert strapaziert werden, bleiben sie gesund durch Bewegung.

Bewegung wirkt auf den Gelenkknorpel also wie eine Pumpe, die ihn mit Gelenkflüssigkeit versorgt. Dieser Vorgang hält den Knorpel, somit auch all unsere Gelenke und Bandscheiben, elastisch und gesund. Fehlt diese Bewegung, bilden sich feine Risse in der Knorpelmasse. Die Oberfläche wird rau, der Knorpel scheuert sich ab und bildet sich zurück, er verhungert sozusagen, bis irgendwann die Knochen aufeinanderreiben. Das schmerzt und wird als Arthrose bezeichnet. Unelastische, schrumpfende Bandscheiben lassen zudem die Wirbelsäule instabiler werden. Sind sie nicht mehr flexibel genug, können sie sich vorwölben und auf Nervenbahnen drücken.

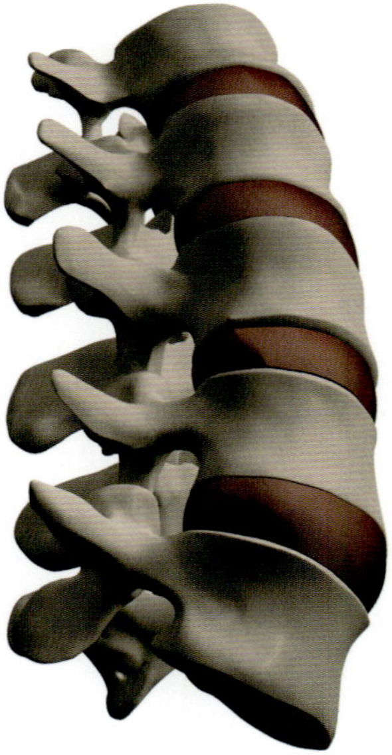

Die dynamische Wirbelsäule

Unsere Wirbelsäule verbindet das Becken mit dem Kopf. Die Struktur der einzelnen Wirbel ist sehr unterschiedlich. Die größten Wirbel befinden sich ganz unten am Ende beim Kreuzbein, nach oben bis zum Kopf werden die Wirbel allmählich kleiner.

Jeder Wirbel hat eine andere Funktion. Die Gelenke der Lendenwirbelsäule ermöglichen kaum Rotationsbewegungen, es ist jedoch eine Seitenneigung möglich. Die Gelenke der Brustwirbelsäule bieten Bewegungsfreiheit in alle Richtungen, Rotationsbewegungen des zweiten bis siebten Halswirbels sind immer von einer Seitenneigung begleitet. Um effektiv zu funktionieren, sollten sich alle Wirbel in einem kooperativen Miteinander bewegen, und dies muss geübt werden.

Unsere körperliche Struktur ist ausschließlich für dynamische Bewegung konzipiert.

Beim Gehen im Gelände muss die Wirbelsäule die Unebenheiten ausgleichen, hierfür ist die abgestimmte Bewegung erforderlich. Je öfter wir daher die ebene Straße verlassen, umso besser ist das für unseren Rücken, weil er dadurch frei beweglich bleibt.

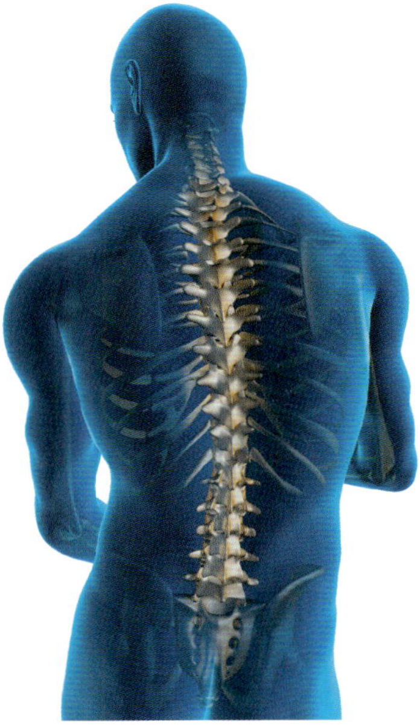

Die Wirbelsäule ist eine Kette aus 24 beweglichen Gliedern. Der Anspruch, sich beim Sitzen, Stehen und Gehen möglichst gerade und steif zu halten, hat katastrophale Auswirkungen auf den gesamten Bewegungsapparat. Knie- und Hüftgelenke werden zwangsläufig mehr belastet, wenn der Rücken unbeweglich und gerade gehalten wird, gar nicht zu sprechen von den verhungernden Bandscheiben.

Unsere körperliche Struktur ist ausschließlich für dynamische Bewegung konzipiert, sie schenkt uns eine Vielfalt an Bewegungsmöglichkeiten.

Die Entspannungshocke

Die Entspannungshocke ist eine der ursprünglichsten Stellungen des Menschen. Naturvölker verweilen täglich mehrere Stunden in dieser Position, für sie ist diese Art zu »sitzen« genauso selbstverständlich wie für uns das Sitzen auf »zivilisierten« Stühlen. Ob beim Zusammensitzen und Plaudern, bei Zeremonien, beim Essenzubereiten oder bei anderen Arbeiten – die Hocke ist der »Urstuhl« schlechthin. Sie hat eine umfassende therapeutische Wirkung auf den menschlichen Organismus. Bei Verdauungsbeschwerden wirkt sie Wunder: Durch den Druck der Beine auf den Bauch wird die Darmentleerung angeregt. Wer in der Hocke sitzt, trainiert damit außerdem die Fähigkeit, den Körperschwerpunkt über der Mitte der Masse aufrechtzuerhalten, um den natürlichen Balance-Punkt des Körpers am Fußballen zu gewährleisten. Menschen, die täglich viele Stunden sitzend auf Stühlen verbringen, bauen in der Entspannungshocke Kraft

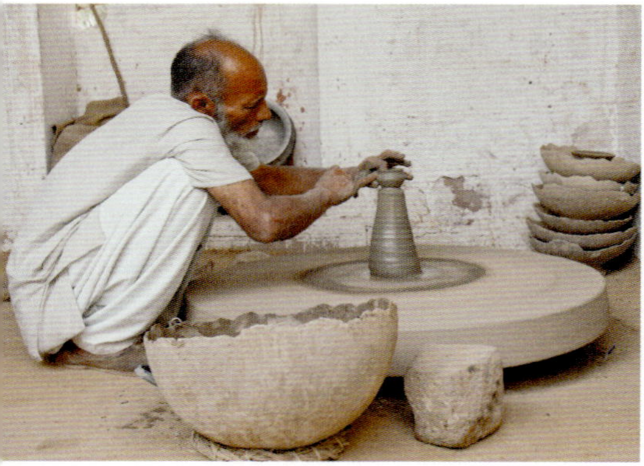

und Beweglichkeit in den Knöcheln, Knien, Hüften und der Wirbelsäule auf. Die Hocke verbessert das Gleichgewicht und dehnt wichtige Sehnen, Faszien, Muskeln und Bänder. Sie ist auch ein wohltuender und wichtiger körperlicher Ausgleich nach langen Wanderungen.

Ich empfehle Ihnen, diese Entspannungshocke mehrmals täglich ein paar Minuten zu üben. Nach einigen Wochen werden Sie langsam immer tiefer in die Entspannungshocke kommen. Je beweglicher Ihr Körper wird, desto müheloser wird sie Ihnen gelingen.

Die Entspannungshocke

- Gehen Sie tief in die Hocke. Die Fersen bleiben am Boden, die Arme legen Sie auf den Knien ab.
- Das Gleichgewicht zu halten fällt vielen schwer. Zur Unterstützung halten Sie sich an einem fixen Gegenstand fest, etwa an einem Stuhl.

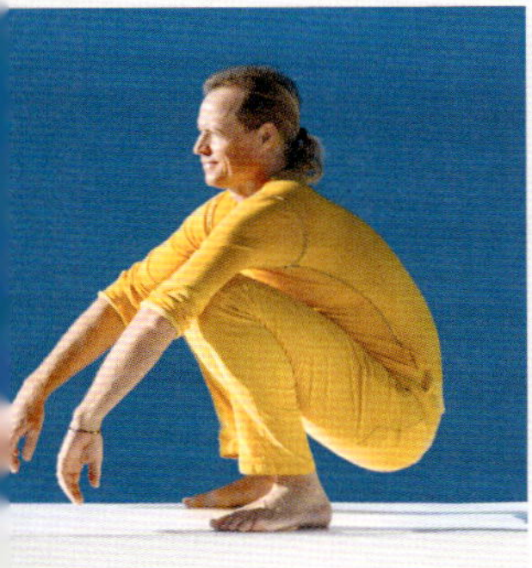

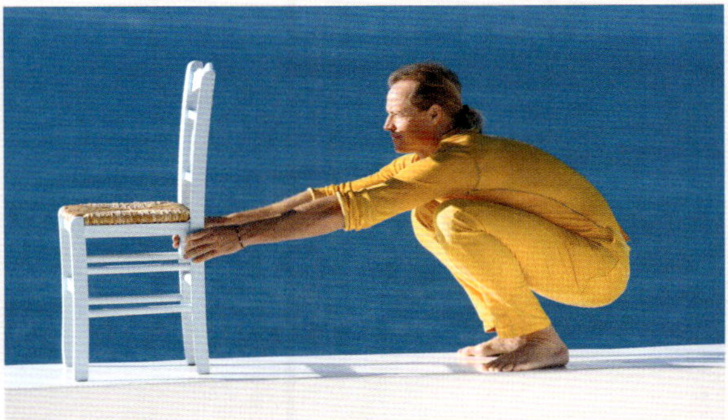

Muskeln lassen das Skelett tanzen

Jeder Mensch verfügt über 656 Muskeln. Die Anordnung der Muskulatur in unserem Körper könnte kein Physiker besser konstruieren. Es gibt zwei Arten von Muskeln: die Beugemuskeln und die Streckmuskeln. Strecken Sie zum Beispiel Ihr rechtes Bein, ist der arbeitende Muskel der vordere Oberschenkelmuskel, beugen Sie das Bein, dann arbeitet der hintere Oberschenkelmuskel. In der Bewegung müssen die Muskeln harmonieren, sich ergänzen und koordinieren. Je besser das funktioniert, desto beweglicher ist der Mensch.

Die Streckmuskeln strecken also unsere Glieder. Sie sind es, die uns aufrecht gegen die Schwerkraft halten. Sie sind ausdauernd, haben also die Fähigkeit, lange Zeit die Spannung zu halten, und werden kaum müde. Dafür kontrahieren sie verglichen zu den Beugemuskeln relativ langsam.

Wir suchen oft den Grund für Rückenschmerzen bei den Bandscheiben, meistens jedoch entstehen die Schmerzen anfangs nur durch die andauernde Überspannung der Streckmuskeln und die Faszien, das Bindegewebe, das die Muskeln umgibt (siehe Seite 66 ff.). Halten wir unseren Rücken steif und beugen uns nicht mehr oft genug, bleibt die Spannung lange Zeit erhalten.

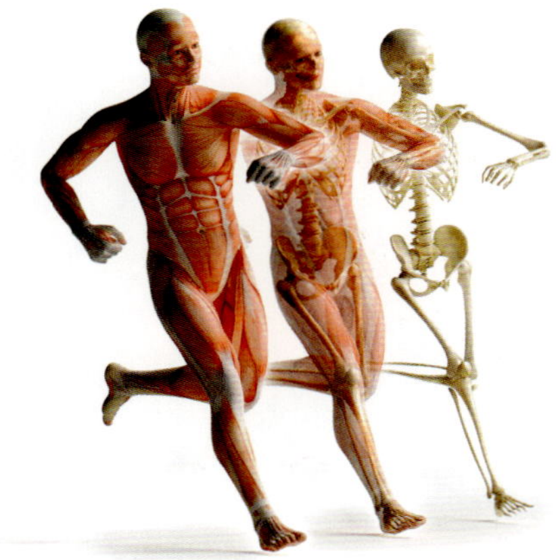

Die Beugemuskeln bewirken das Gegenteil der Streckmuskeln, sie beugen den Körper und seine Glieder. Ihre Natur ist es, den Körper vor Gefahren zu schützen, indem sie sich sehr schnell kontrahieren können, sie sind allerdings nicht besonders ausdauernd.

Die Anordnung der Muskulatur ist bei jedem Menschen gleich. Wird ein Mensch jedoch steif und unbeweglich, sei es aus Bewegungsmangel, nach einem Unfall oder aus anderen Gründen, kontrahieren Beuge- und Streckmuskeln gleichzeitig. Sie können das leicht fühlen, indem Sie Ihre Bauch- und Rückenmuskeln gleichzeitig anspannen. Jetzt können Sie sich weder beugen noch strecken, ohne dass Sie einen der beiden Muskeln loslassen.

Alles läuft rund

Betrachten wir alles zusammen, dann ist der Mensch dafür gebaut, alle Bewegungen mühelos und mit großer Leichtigkeit auszuführen. Das geschieht umso effizienter, je mehr Körperteile, also Muskeln, Knochen und Gelenke im Zusammenspiel bewegt werden. Das Resultat sind gleichmäßige, harmonische, fließende und auch dynamische Bewegungsabläufe. Die kann unser Körper lebenslang ausführen, ohne Schäden zu produzieren.

Der Schlüssel zur Leichtigkeit liegt in dem hohen Schwerpunkt durch den aufrechten Gang. Wird der Körperschwerpunkt so hoch wie möglich beibehalten, kann sich der menschliche Körper in jede Richtung praktisch ohne Energieaufwand bewegen. Er ist in der Lage, sich extrem schnell vorwärts, rückwärts, seitwärts und um die eigene Achse zu drehen. Die Hüftgelenke sind die größten Kugelgelenke, über die wir verfügen. Ihre Aufgabe ist es, die Kraft durch das Becken entlang der Wirbelsäule direkt nach oben zu leiten. Je effektiver sie diese Aufgabe meistern, desto gesünder ist es für den Oberkörper, sprich Rücken, Schultern, und für den Kopf.

GASTAUTOR

Dr. biol. hum. Robert Schleip

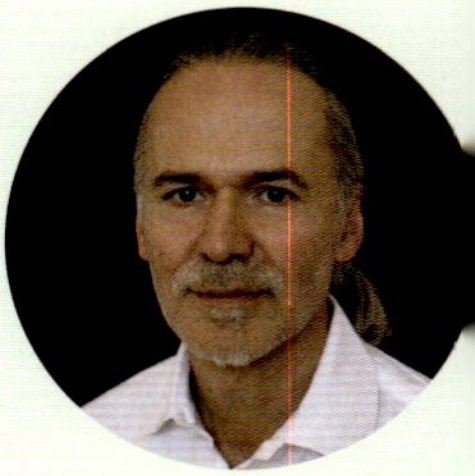

**Diplom-Psychologe am
Forschungszentrum Universität Ulm
www.fasciaresearch.de**

Faszinierende Faszienforschung

Die internationale Faszienforschung ist ein recht junges Fachgebiet, und auch das darauf basierende Faszientraining steckt noch in den Kinderschuhen. Aber was mit dem ersten Fascia Research Congress 2007 in Boston begann, ist nun nicht mehr aufzuhalten: Seitdem das »Aschenputtelorgan« Faszie ins Rampenlicht aktueller medizinischer Forschung gerückt ist, bereichern die neuen Erkenntnisse nicht nur die Sportwissenschaft, sondern auch das Rehabilitations- und Präventionstraining. Physiotherapeuten, Fitnesstrainer und Bewegungstherapeuten haben die Forschungsergebnisse begierig aufgesogen.

Was sind Faszien?

Der aktuelle Faszien-Begriff ist wesentlich umfassender als früher: Man versteht darunter alle kollagenen, faserigen Bindegewebe als Teil eines körperweiten Netzwerks, das dem ganzen Bewegungsapparat Struktur und die nötige Spannung verleiht. Dazu gehören unter anderem das Unterhautbindegewebe (Fascia superficialis) und das intramuskuläre Bindegewebe. Gelenkkapseln werden als Verstärkungen von Muskelhüllen, Ligamenten und Sehnen verstanden.

Wichtig zu wissen: Faszien umgeben jeden Muskel, jedes Organ, jeden Knochen und jede Bandstruktur und vernetzen so unseren ganzen Körper. Gesunde Faszien sind an die jeweiligen körperlichen Anforderungen und Bedingungen angepasst, so sind die Maschen dieses Netzwerks teils locker und zart wie ein Spinnennetz – mit durchsichtig schimmernden Fäden und wie mit glänzenden Tautropfen benetzt. Entlang dieser perlenartigen Strukturen gehen aus großen Fibrillen immer wieder kleine Fibrillen nahtlos hervor. In anderen Bereichen wiederum sind die Faszien dicht und straff verwebt. Gesundes Bindegewebe ist daher flexibel und elastisch, gleichzeitig aber auch reißfest und belastbar. Diese Gewebe-Resilienz gibt uns Form und Kontur, weist eine hohe Zugspannung auf, ermöglicht mühelos gleitende Bewegungen und Bewegungsfreiheit der Gelenke in vielerlei Richtungen.

Faszien umgeben jeden Muskel, jedes Organ, jeden Knochen und jede Bandstruktur und vernetzen so unseren ganzen Körper.

Im gesunden Körper bilden die Fasern eine Art Gewebekontinuum, das ständigen Auf- und Abbauprozessen unterliegt. Es ist von einer zähflüssigen Substanz durchtränkt, die der Konsistenz und Klebrigkeit von rohem Eiweiß ähnelt und aus Hyaluronsäure, Zuckereiweißverbindungen und im Wesentlichen aus Wasser besteht. Die Gesundheit des Fasernetzes ist unmittelbar an die Gesundheit dieser zähflüssigen Grundsubstanz gekoppelt. Ist sie in Balance (also ph-neutral) und in Bewegung, dann sind es auch die Faszien. Die Grundsubstanz muss also ständig in Austausch und Bewegung sein. Bewegungsmangel, Fehlernährung, Entzündungen und Stress treffen diesen »inneren Ozean« im Kern, was nachhaltige Folgen für die Struktur und Qualität des Bindegewebes hat.

Eine Besonderheit des Bindegewebes ist seine enorme Anpassungsfähigkeit: Es reagiert auf wiederkehrende Dehn- und

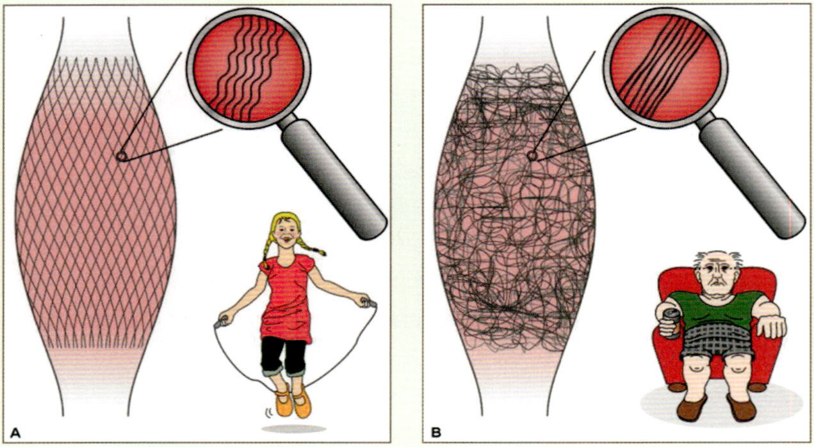

Bewegungsbelastungen, indem es seine Länge, Stärke und Gleitfähigkeit verändert. Dabei fungieren die körpereigenen Bindegewebszellen – die Fibroblasten – als aktive Netzwerker, indem sie nach einer mechanischen Stimulation mehr Kollagen anlegen.

So nimmt zum Beispiel die Oberschenkelfaszie durch das alltägliche Gehen auf zwei Beinen an der Außenseite spürbar an Festigkeit zu. Würden wir uns wie Cowboys mehrere Stunden pro Tag an einem Pferderücken festklammern und nicht mehr auf den eigenen Beinen fortbewegen, dann wäre es genau umgekehrt: Die Faszie an der Innenseite der Oberschenkel wäre deutlich stärker ausgeprägt.

Der lange Weg der Faszienforschung

Mit dem muskulären Bindegewebe, den Myofaszien, beschäftigten sich bereits in den 1960er und 1970er Jahren zahlreiche Mediziner und Manualtherapeuten. Sie ließen sich dabei im Wesentlichen von ihrer Intuition leiten und erzielten beachtliche Behandlungserfolge. Auch Fachbücher zeigten Illustrationen einzelner Faszien. Es gab sogar ein Max-Planck-Institut für Bindegewebsforschung. Doch als die Molekularbiologie immer populärer wurde, gerieten die Faszien weitgehend in Vergessenheit.

Der Durchbruch für die moderne Faszienforschung gelang 2007: Der erste Faszienkongress an der Harvard Medical School in Boston läutete die Wiedergeburt des interdisziplinären Fachgebiets ein. Auch das renommierte Wissenschaftsmagazin Science berichtete äußerst positiv darüber. Durch die internationalen Faszienkongresse kam es seitdem zu einem regen interdisziplinären Austausch zwischen Manualtherapeuten wie Rolfern, Osteopathen, Akupunkteuren und Physiotherapeuten sowie Bewegungstherapeuten und -lehrern aus den Feldern Tanz, Feldenkrais, Pilates und Yoga. Wir können gespannt sein, wie sich die Wissenschaft und die Therapie in Zukunft weiterentwickeln werden.

Einige Ansätze sind schon jetzt richtungsweisend und lassen erkennen, dass Faszienbehandlungen und ein aktives Faszientraining künftig ein ernstzunehmender Bestandteil in der Prävention, Therapie und Rehabilitation sein werden. Unterstützt werden sie durch die aktuellen Ergebnisse der internationalen Faszienforschung, die einen wesentlichen Beitrag der Faszien bei Bewegungen – speziell zur Kraftübertragung – belegen.

Überraschend ist die Erkenntnis, dass Faszien unser größtes Sinnesorgan sind und über eine Fülle an sensorischen, freien Nervenendigungen und Mechanorezeptoren die wichtigste Quelle für die Propriozeption, den Körpersinn, bilden.

Forschungen zur Fußsohlen-Faszie

Neu ist die Sichtweise, dass das Fersenpolster – ähnlich wie die Kniescheibe – wie eine verschiebbare Umlenkplatte funktionieren könnte. Dieses Prinzip lässt sich bei Neugeborenen und bei Barfußläufern gut beobachten: Bei ihnen überträgt sich nämlich der Zug der Wadenmuskeln – teilweise ohne Veränderung der Fersenbeinposition – direkt auf die Fußsohlen-Faszie.

Bereits in den 1980er Jahren erregte eine Studie über afrikanische Frauen akademisches Aufsehen: Die Frauen können erhebliche Lasten auf ihren Köpfen tragen, ohne beim Gehen dadurch zusätzliche Kalorien zu verbrennen. Wie das funktioniert, war zunächst ein Rätsel, bis sich herausstellte, dass dieses Phänomen nur auftritt, wenn die Frauen in einem speziellen energiesparenden Rhythmus gehen: Dabei agiert das körpereigene Fasziennetz wie ein federndes Schwungpendel, die Rolle der Muskeln beschränkt sich auf das gelegentliche minimale Anschubsen des Pendels.

Neuere Ultraschall-Studien bestätigten zusätzlich: Bei federnden Bewegungen verlängern und verkürzen sich die belasteten Sehnen und Faszien wie ein elastisches Seil, während die daran ziehenden Muskelfasern sich zwar kurzzeitig anspannen, jedoch kaum in der Länge verändern. Dieser elastische Federungsmechanismus wurde erstmals bei Kängurus und dann bei Antilopen entdeckt und später auch beim menschlichen Laufen und Hüpfen wissenschaftlich gemessen. Damit wurde nachgewiesen, dass die fasziale Rückfederung zum menschlichen Gehen mehr beiträgt als die Arbeit der Muskeln.

Fazit: Wer geschmeidig und mühelos gehen möchte, braucht ein gut gepflegtes elastisches Bindegewebsnetzwerk sowie eine damit verbundene gute fasziale Selbstwahrnehmung.

Dosieren Sie Ihre Kraft

Benötigen wir zu viel Kraft, um eine Bewegung auszuführen, bewegen wir uns nicht körperintelligent. Das schädigt Gelenke und Bandscheiben. Ab und zu ist das natürlich kein Problem, der Körper ist durch sein Selbstheilungspotenzial in der Lage, die Schäden zu reparieren. Die meisten unserer Bewegungen laufen völlig unbewusst und gedankenlos ab und dies über viele Jahre.

Verschwendung von Kraft und Energie

Die Übung »Spüren Sie den Kraftaufwand« zeigt Ihnen, dass Sie selbst jederzeit und jede Minute Ihres Lebens die Wirkung der Schwerkraft verändern können, indem Sie Ihre Art der Bewegung verändern. Sie können die Schwerkraft nutzen, wenn Sie die Füße näher unter Ihren Schwerpunkt stellen und einen körpergerechten Hebel verwenden. Oder Sie können dagegen kämpfen, indem Sie die Kniewinkel vergrößern.

Die tägliche Überanstrengung einzelner Körperteile ist es, die Ihren Rücken und die Gelenke schädigt. Nicht nur beim Aufstehen von einem Stuhl, sondern in jedem Handgriff. Ja, jeder Schritt, den Sie machen, wird immer anstrengender sein, als es physiologisch notwendig wäre. Diese Anstrengung, die Sie fühlen, ist blockierte Energie, die Sie nicht fließend in Bewegung umsetzen. Wir wissen aus der Physik, dass Energie niemals verlorengeht. Die gestaute Energie wird in Ihrem Körper in Muskelverhärtungen umgewandelt, und diese zerstören auf Dauer Ihre Gelenkknorpel. Wir müssen lernen zu fühlen, was wir tun. Nur dann können wir entscheiden, wie viel Aufwand für eine Bewegung wirklich notwendig ist.

Spüren Sie den Kraftaufwand

- Setzen Sie sich ganz vorne auf die Kante eines Stuhls und stehen Sie einfach auf, wie Sie es immer tun.
- Nun setzen Sie sich wieder hin. Stehen Sie noch mal auf, diesmal aber ganz langsam. Spüren Sie, wie viel Kraft Sie dafür brauchen. Arbeiten die Oberschenkelmuskeln?
- Setzen Sie sich wieder und versetzen Sie Ihre Füße 10 Zentimeter weiter nach hinten, also etwas unter den Stuhl.
- Stehen Sie wieder auf und beobachten Sie dabei, ob Sie jetzt weniger Kraft brauchen als vorher.
- Versuchen Sie nun, die Füße viel weiter nach vorne zu stellen als in der ersten Position. Wenn Sie jetzt aufstehen werden Sie bemerken, dass Ihre Zehen sich heben und Sie viel mehr Kraft benötigen.

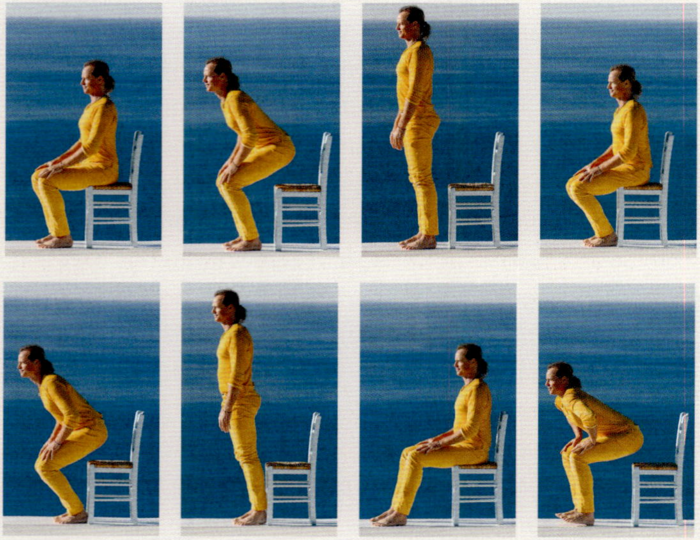

Effizientes Treppensteigen

Eine Treppe über mehrere Etagen hochzugehen zeigt, wie wirkungsvoll effiziente Technik und Körperhaltung sein kann. Treppen sind für viele Menschen eine Alltagshürde, die mit einem Aufzug leicht zu umgehen ist. Sie bieten Ihnen allerdings auch die perfekten Bedingungen, um Ihren Gang zu verbessern und sich die Dynamik eines ökonomischen Gehstils einzuprägen. Die feste Höhe der einzelnen Stufen und ihr Abstand zueinander geben Ihnen die Möglichkeit, damit zu experimentieren, wie Sie die Schwerkraft besser nutzen können.

Den meisten Menschen ist nicht bewusst, dass sie ständig mehr oder weniger in Rücklage gehen. Beim Treppensteigen wird das durch die Empfindung der Anstrengung sehr deutlich erkennbar. Liegt der Schwerpunkt zu weit hinten, wird der Körper nach unten gezerrt. Ständig dagegenzuhalten kostet viel Kraft, führt zu Verspannungen und Abnutzung von Muskeln, Bändern, Knochen und Gelenken.

Die Hauptfehler beim Treppensteigen:

- Nicht genug Körperspannung und nach unten gesenkter Blick.
- Aufsetzen des ganzen Fußes auf der Stufe, denn der Weg, um das Körpergewicht wieder über den Fuß zu bekommen, ist länger.
- Verwendung von zu viel Muskelkraft in den Oberschenkeln, denn der Oberkörper wird auf eine ineffiziente Weise zu gerade und steif gehalten, dadurch wird das Knie übermäßig belastet.
- Das Becken unbeweglich zu halten, die Hüfte schwingt nicht mit.

Die Kunst des Treppensteigens

Sie müssen unbedingt vermeiden, dass das gesamte Körpergewicht bei jeder Stufe (wie bei statischen Kniebeugen) wieder hochgestemmt wird. Vielmehr sollten Sie die Treppe »hochfallen« und sich mit Hilfe der Hüftgelenke hinaufschrauben.

- Stellen Sie sich vor, es ragt ein goldener Faden aus Ihrem Kopf, der Sie schräg nach oben zieht (siehe auch Übung »Der goldene Faden«, Seite 104 ff.).
- Stellen Sie Ihren Fuß nur zur Hälfte auf die Stufe. Drücken Sie die Ferse hinunter und hebeln Sie sich dadurch hoch. Das Knie wird möglichst schnell rückwärts gestreckt.

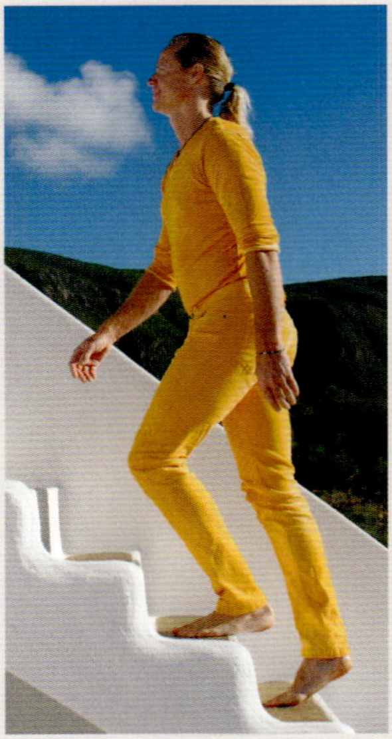

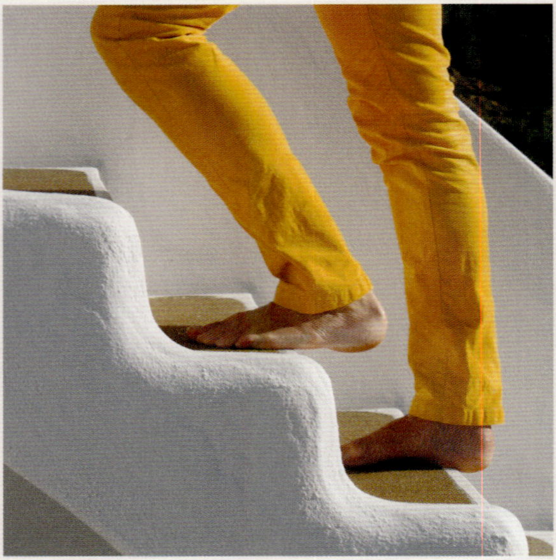

- Um die Drehung des Beckens gut zu spüren, legen Sie Ihre Hände auf die Hüften.
- Drehen Sie Ihren Körper immer zu der Seite, auf der Sie den Fuß heben. Die Hüfte ist hinten, wenn Sie das Knie anheben, die Hüfte bewegt sich nach vorne, sobald Sie mit dem Fuß anfangen nach unten und hinten zu drücken.
- Gehen Sie auf diese Weise ein paar Treppenstufen hoch.

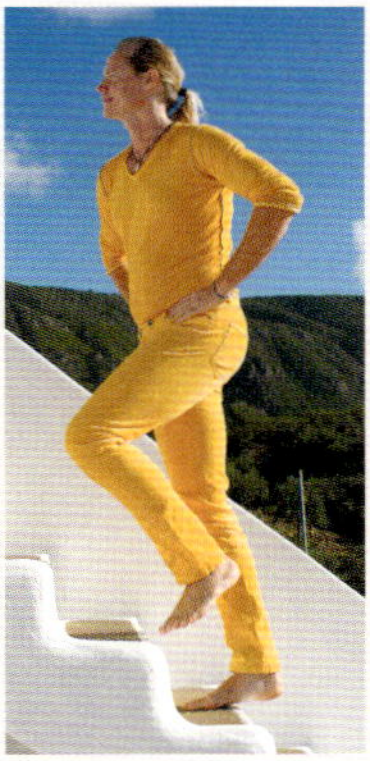
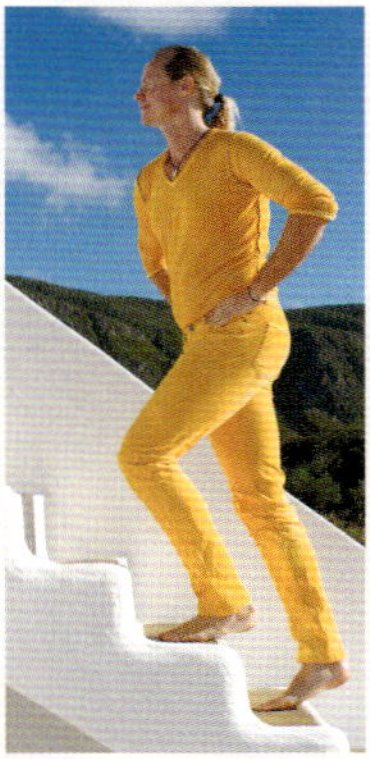
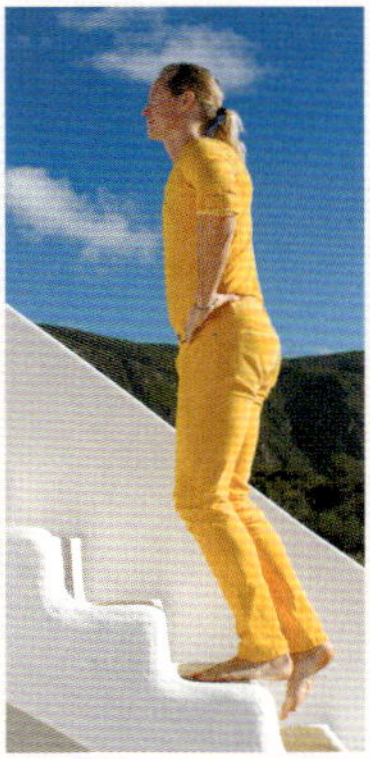
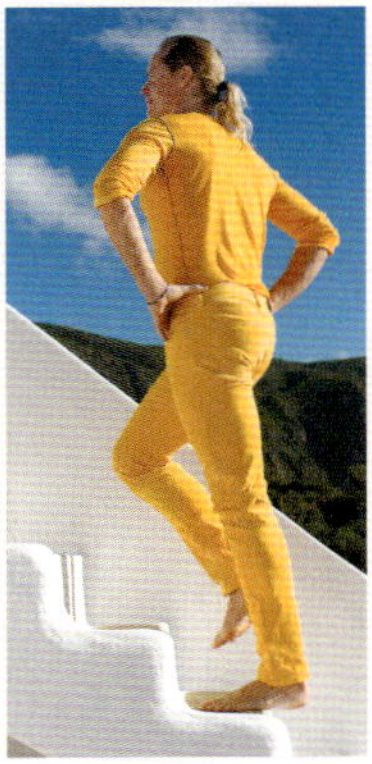
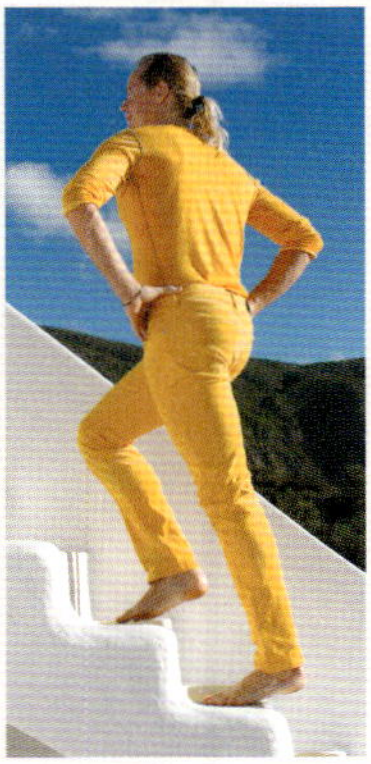

Füße – ein Meisterwerk der Evolution

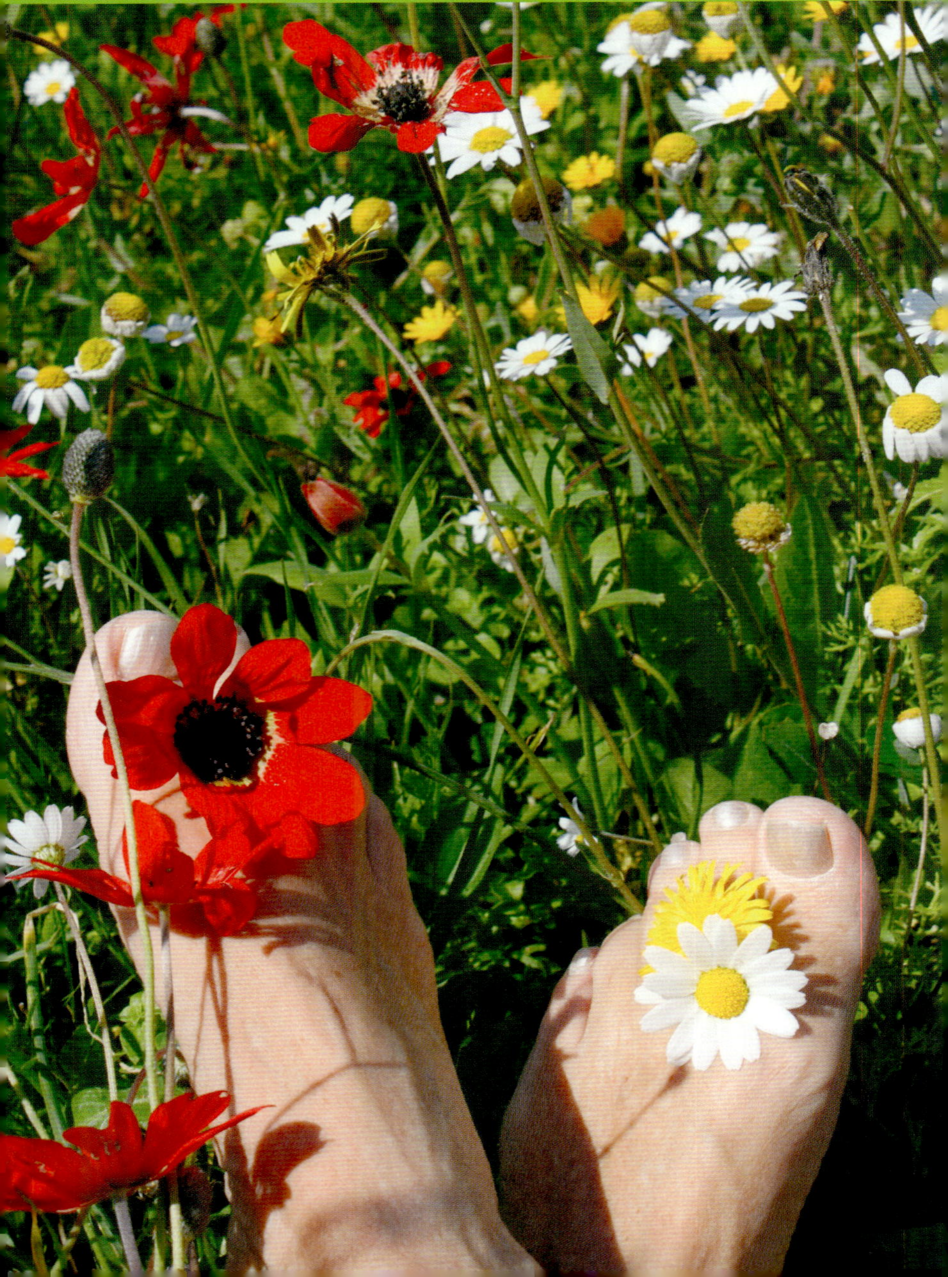

Unsere Füße tragen und begleiten uns durch das Leben, sie sind Fundament und ermöglichen gleichzeitig differenzierte Bewegung. Ein Drittel aller Erwachsenen klagt jedoch über Fußprobleme, welcher Art auch immer. Schmerzen in den Füßen sind in 50 Prozent der Fälle der Grund, einen Orthopäden aufzusuchen. Insgesamt leiden 80 Prozent aller Erwachsenen an Beschwerden am Bewegungsapparat. Gibt es da eine Korrelation? Könnte es sein, dass die Art und Weise, wie wir uns im Allgemeinen bewegen, sich auf unsere Füße auswirkt? Sehen die Füße von bewegungsarmen Menschen, die den ganzen Tag sitzend verbringen, anders aus als die von Menschen in stehenden oder gehenden Berufen? Dieser Frage wollen wir hier auf den Grund gehen.

Hausgemachte Fußprobleme

Unsere Vorfahren lebten als Nomaden auf ewiger Wanderschaft. Vor rund sechstausend Jahren wurden sie sesshaft und bewirtschafteten als Bauern Land. Erst in den letzten hundert Jahren wurde der Mensch »sitzhaft«. Er sitzt nun tagaus, tagein am Esstisch, im Auto, am Schreibtisch, im Kino, im Restaurant und lässt sich abends erschöpft auf die Couch fallen. Die moderne Welt ist voll mit sitzenden Menschen. Den genialen Körper, der sich über Millionen von Evolutionsjahren weiterentwickelt hat, damit wir uns mühelos, leicht und dynamisch bewegen können, verwenden wir nun hauptsächlich für etwas, wozu er nicht gebaut wurde, nämlich um still und unbeweglich zu sitzen.

Kaum vorstellbar, aber ein Drittel der Kinder in Europa ist noch niemals barfuß in der freien Natur gelaufen, und trauri-

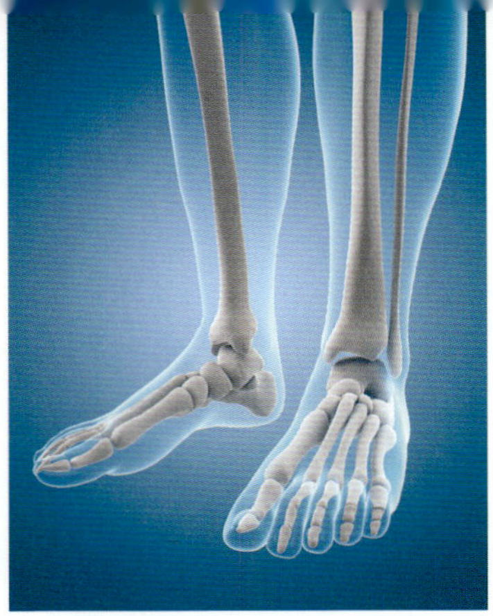

ge zwei Drittel aller Kinder zeigen funktionelle oder strukturelle Deformierungen ihrer Füße.

Knick- und Senkfuß, Hohl- und Spreizfuß, Plattfuß – all diese Fehlstellungen sind schon bei Kleinkindern vertreten. Nach einigen bewegungsarmen Jahren, in denen die Haltungsschäden zunehmen, kommen Verformungen wie Krallen- oder Hammerzehen und Auswüchse vom Hallux valgus bis zum Fersensporn hinzu. Es ist wirklich erstaunlich, wie viele Möglichkeiten und Auswege der menschliche Fuß sucht und findet, um sich an die ständige Fehlbelastung anzupassen. Eine schlechte Haltung im Gehen und Stehen sowie moderne Schuhe sind die Hauptursachen für die meisten Fußerkrankungen.

Eine schlechte Haltung im Gehen und Stehen sowie moderne Schuhe sind die Hauptursachen für die meisten Fußerkrankungen.

Orthopädische Praxis

Der Fersensporn

Als Fersensporn bezeichnet man eine schmerzhafte Veränderung im Bereich des Fersenbeines als Folge von Überbelastung. Der im Röntgen erkennbare und namensgebende Sporn ist eine sichtbare Folge der Fehlbelastung, aber nicht die Ursache der Beschwerden. Auslöser für die Schmerzen ist vielmehr eine Entzündung der Sehnenplatte (Plantarfaszie) des Fußgewölbes, die sich von der Ferse bis zum Ballen spannt. Bei einer verkürzten Wadenmuskulatur wird die Achillessehne einseitig beansprucht. Diese setzt am Fersenbein an, und es entsteht ein falscher Zug am Fersenbein, was dazu führt, dass sich die Sehnenplatte entzündet.

Typisch sind vor allem Schmerzen im Bereich der Ferse morgens bei den ersten Schritten. Aber auch Belastung tagsüber kann Beschwerden verursachen. Als Risikofaktoren gelten neben zu großem Körpergewicht eine zu starke Belastung und die Überpronation des Fußes beim Gehen und Laufen, das heißt, der Fuß knickt beim Abrollen zu stark nach innen ab. Therapeutische Maßnahmen sind die Entlastung des Fersenbeines durch einen veränderten Zug der Wadenmuskulatur und die Korrektur der Abrollbewegung des Fußes.

Spreizfuß und Hallux valgus

Unsere Füße werden vor allem über muskuläre Strukturen stabilisiert. Dies setzt allerdings voraus, dass die hierfür notwendige Muskulatur ausreichend trainiert ist und gut funktioniert. Einer der wichtigsten Trainingsreize für die Fußmuskulatur besteht in anhaltender Stimulation durch die Umgebung. Je mehr Reize, das heißt je mehr Information der Fuß bekommt, desto besser funktioniert er.

Glatte Böden sowie dämpfendes Schuhwerk bieten kaum Information. Ebenso kann zu enges Schuhwerk den Einsatz der Muskulatur scheinbar unnötig machen und zu einer verminderten Funktionalität der Muskulatur führen. Durch zu hohe Absätze wird der Vorfuß überproportional belastet, er übernimmt Aufgaben, die sonst das kräftigere Fersenbein erfüllt.

Geht nun die nötige Funktionalität der Muskeln verloren, so entsteht ein Spreizfuß: Der Vorfuß ist verbreitert. Daraus

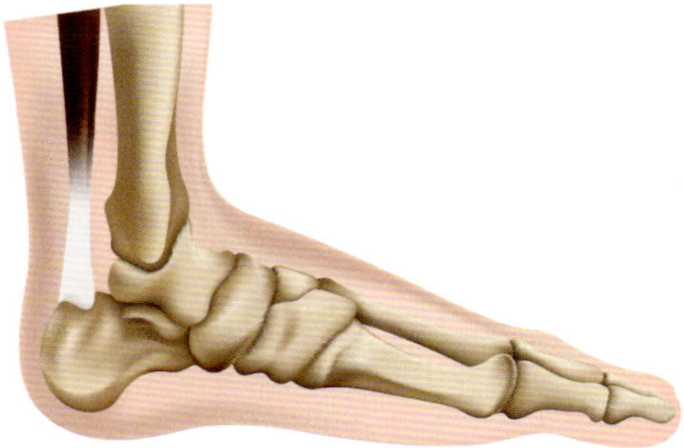

kann sich ein sogenannter Hallux valgus oder Ballenzeh entwickeln. Hierbei wandert der erste Mittelfußknochen in Richtung Fußaußenseite, wodurch sich der vordere Teil des Fußes verbreitert. Gleichzeitig knickt die Großzehe nach innen weg und nähert sich den mittleren Zehen an.

Der normale Bewegungsablauf des Fußes sieht beim Abrollen ein »Kippen« des Fußes von außen nach innen vor. Diese sogenannte Pronation wird oft als (krankhaftes) Einknicken fehlgedeutet, doch es handelt sich hierbei um ein ausgeklügeltes Stoßdämpfersystem des Körpers. Erst wenn dieses Einknicken nicht mehr entsprechend muskulär gesichert ist und daher zu lange dauert, wird daraus eine Fehlbelastung des Fußes. Durch die veränderte Statik bei einem Ballenzeh bleibt die Belastung im Bereich der zweiten bzw. dritten Zehe »hängen«, was zu schmerzhaften Überlastungen führt.

Eine weitere Folge des Spreizfußes ist der Verlust des Fettkörpers unter den Mittelfußköpfchen. Dieses hochorganisierte Fettgewebe, welches keinen Zusammenhang zum Körpergewicht aufweist, schützt die Beugesehnen und Beugestrukturen an der Fußsohle vor zu großer Druckbelastung. Kommt es nun zu dem Verlust dieses Fettkörpers, werden diese Beugestrukturen geschädigt. Sie üben einen immer stärkeren Zug auf die Zehen auf, so dass das normale Strecken und Beugen nicht mehr funktioniert. Die Folge hiervon sind sogenannte Hammerzehen, bei denen das Grundgelenk gestreckt, das Zehenendgelenk dauerhaft gebeugt ist.

Marschfraktur

Wenn bei aktiven Menschen die passiven Strukturen des Bewegungsapparates überlastet werden, können sogenannte Stress- oder Ermüdungsfrakturen entstehen. Durch die Überlastung kommt es zu einer Verlängerung der passiven Strukturen des Fußes. Für den Erhalt der Fußwölbung ist hauptsächlich die Plantarfaszie, eine Sehnenplatte im Bereich der Fußsohle, verantwortlich. Sie zieht sich unter dem Fuß von der Ferse zum vorderen Fußballen und spannt ähnlich wie die Sehne eines Bogens das Fußgewölbe auf. Bei längerfristigen starken Belastungen können diese sehr robusten Strukturen nachgeben und sich verlängern.

Die nächste stützende Struktur ist das lange Fußsohlenband, das im Unterschied zur Plantarfaszie jedoch nur bis zum Beginn der Mittelfußknochen nahe der Fußwurzel reicht. Wird der Fuß nun stark belastet, entsteht eine Hebelwirkung auf die Mittelfußknochen, und bei anhaltender Belastung kann es zu Marschfrakturen kommen. Das sind Knochenbrüche meistens im Bereich des zweiten und dritten Mittelfußknochens, die häufig bei Soldaten nach langen Märschen vorkommen, daher der Name. Auch Marathonläufer sind öfter von dieser Überlastung betroffen.

Diese Problematik ist oft nur schwer zu diagnostizieren. Zur Behandlung muss die Belastung vorübergehend reduziert und die Belastungsverträglichkeit des Fußes verbessert werden. Da der Fuß immer noch der beste Stoßdämpfer ist, sollten passiv dämpfende Behandlungsansätze nicht im Vordergrund stehen.

Schwache Kinderfüße

Lehrbücher wollen uns erzählen, dass die Ursache für Fußdeformierungen bei Kindern schwache Bänder und Muskeln sind. Das mag sein, aber wieso werden die Bänder, Sehnen und Muskeln schwach, wenn der Rest des gesunden Kinderkörpers sich normal entwickelt? Fehlbelastung und ein Mangel an fußgerechtem Training, nämlich so oft wie möglich barfuß gehen und laufen, sind viel wahrscheinlichere Ursachen.

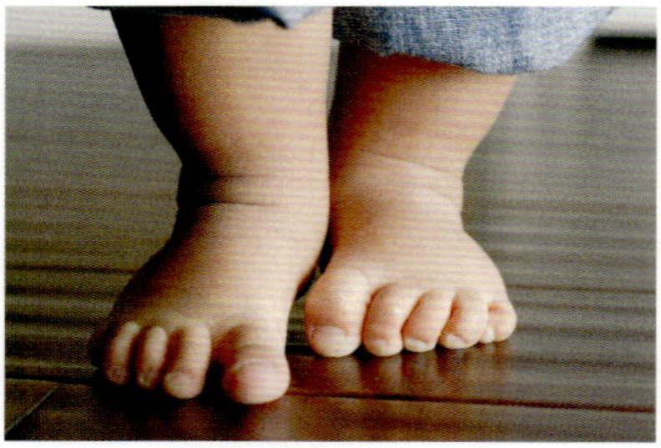

Sperrt man Füße in steife, feste Schuhe ein, und das ab frühester Kindheit, sind Erkrankungen vorprogrammiert. Eingeengte Füße entwickeln sich anders als Füße, die täglich barfuß über Stock und Stein gehen und sich dem Untergrund anpassen.

»Use it or lose it«

Das Prinzip »Use it or lose it« – auf Deutsch »Gebrauche es oder verliere es« – passt auch zur Fußproblematik der Neuzeit. Unsere Füße sind ein Meisterwerk der Natur. Werden sie nicht so genutzt und eingesetzt, wie es ihren Anlagen entspricht, verkümmern sie, und das leider relativ schnell.

Der Fuß ist allerdings nur ein Spiegel für die Gangart des Trägers und dafür, wie sich der Rest seines Körpers bewegt. Ändern wir unseren Gang und die dazugehörigen Bewegungsabläufe, wird unser Fuß gezwungen, sich anzupassen. Alle Auswüchse, die der Fuß durch Fehlbelastungen gebaut hat, kann er auch wieder rückgängig machen. So können sich

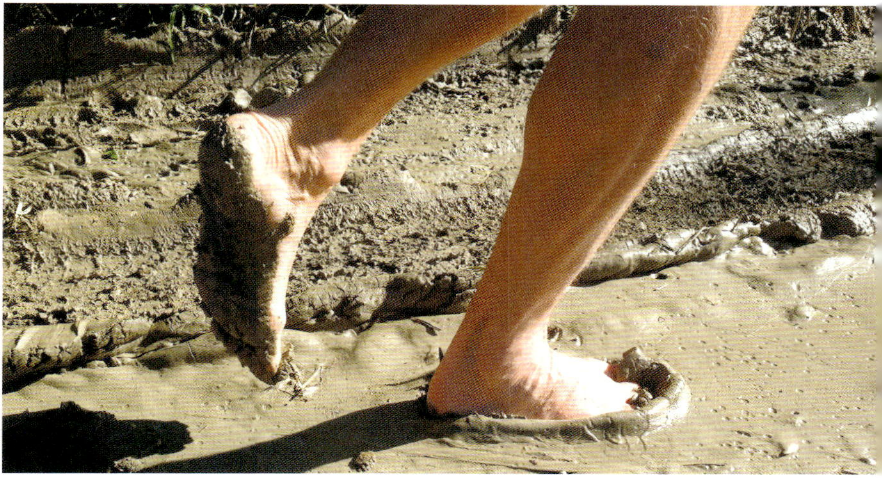

selbst ein Hallux valgus und ein Fersensporn nach dem Erlernen neuer Bewegungsmuster und einem neuen effizienten Gehstil langsam zurückbilden. Fällt die Belastung dauerhaft weg, verschwinden die Beschwerden im Laufe der Zeit automatisch.

Alle Auswüchse, die der Fuß durch Fehlbelastungen gebaut hat, kann er auch wieder rückgängig machen.

Natürlich gibt es auch Fußprobleme, die nicht so leicht zu beheben sind, zum Beispiel angeborene Fehlstellungen oder Deformationen. Das ist jedoch ein verschwindend geringer Teil. Der Großteil aller Beschwerden sind ein alarmierendes Zeichen unserer Zeit.

Ein Wunderwerk der Natur

Anatomisch gesehen ist der Fuß ein Wunderwerk der Natur. Mit 26 Knochen, 33 Gelenken und über 100 Muskeln, Sehnen und Bändern, ist er ein unglaublich komplexes und außergewöhnlich funktionales Instrument. Nicht nur, dass wir

Annas Geschichte

Als ich 14 Jahre alt war, wurde nach einer schier endlosen Odyssee durch die verschiedensten Arztpraxen festgestellt, dass ich in beiden Füßen ein Morton-Neurom, einen eingeklemmten Nerv zwischen den Mittelfußknochen, hatte. Seit ich zwölf Jahre alt war, hatte ich Schmerzen. Zuvor war ich begeisterte Sportlerin gewesen, ich turnte und machte Leichtathletik, und meine große Leidenschaft war das Tanzen. Hier war ich ziemlich erfolgreich, sogar Europameisterin in der Kategorie Contemporary Dance. Die Schmerzen wurden immer schlimmer, aber mit dem Tanzen aufzuhören kam für mich nicht in Frage. Aus diesem Grund entschied ich mich auf Anraten der Ärzte, mich operieren zu lassen. Sie stellten mir in Aussicht, dass nach einer Operation die Beschwerden gelindert oder sogar ganz verschwunden sein würden. Kurz nach dieser Operation sah es zunächst nach einer Besserung aus, doch es kam zu enormen Komplikationen infolge von Infektionen. Ich musste noch mehrere mehr oder weniger erfolglose Eingriffe über mich ergehen lassen, schließlich erwogen die behandelnden Ärzte sogar eine Amputation. Dies wollte ich auf keinen Fall, und es waren endlose Krankenhausaufenthalte notwendig, um meinen Fuß zu retten. Darauf folgten mehrere schmerzvolle Monate, in denen ich mich nur mit Krücken fortbewegen konnte.

Nach Ablauf eines Jahres waren beide Füße operiert, die Schmerzen aber immer noch da und an Sport oder Tanzen war nicht zu denken.

Keiner der zahlreichen Ärzte und Therapeuten, die ich konsultierte, konnte mir helfen. Es hieß immer, ich solle froh sein, dass ich noch halbwegs gehen könne und nicht im Rollstuhl sitzen müsse.

Ein letzter Versuch

Als meine Eltern mir vorschlugen, noch einen letzten Versuch zu starten, um meine Schmerzen zu lindern, war ich wirklich nicht begeistert von dieser Idee, aber nach dem Motto »Die Hoffnung stirbt zuletzt« willigte ich ein, zu Wim Luijpers nach Griechenland zu fahren. Der Umstand, dass dieses Seminar am Meer stattfand, kam meinem Wunsch nach Sonne und Strand entgegen. Nach dem ersten Seminartag wäre ich aber am liebsten wieder nach Hause gefahren. Meine Füße schmerzten beim Gehen, und ich wollte aufgeben. Doch meine Eltern unterstützten mich liebevoll und motivierten mich, so dass ich mich schließlich doch auf diese Art von Geh- und Lauftraining mit Feldenkrais einlassen konnte. Und die große Überraschung kam bereits am dritten Tag: Ich wagte es kaum zu glauben, aber ich konnte plötzlich schmerzfrei gehen und laufen! Ich war überwältigt, welche Kraft mein eigener Körper mobilisieren konnte, um sich selbst zu heilen. Ich musste ihm nur neue Bewegungsmöglichkeiten bieten.

Heute mache ich wieder Sport und kann vor allem wieder tanzen. Manchmal gibt es noch kleine Rückschläge oder schlechtere Tage, aber mit der richtigen Technik und der Unterstützung von Wim haben sich meine Beschwerden enorm verbessert.

An dieser Stelle möchte ich Wim dafür danken, dass er es mir ermöglicht hat, mit meinen erst 16 Jahren wieder schmerzfrei gehen, laufen und tanzen zu können. Durch ihn habe ich die Freude an der Bewegung wiedergefunden.

Anna Bürger, Schülerin

uns auf den unterschiedlichsten Untergründen sicher damit vorwärts bewegen können. Auch können unsere Füße das gesamte Körpergewicht auf wenigen Quadratzentimetern balancieren. Sie gehören zu den sensibelsten Zonen unseres Körpers.

Die Füße taugen aber nicht nur zum Gehen, wir können damit auch hüpfen, springen, sprinten, tanzen und auf einem Seil tanzen.

Wie kommt man also auf die absurde Idee, etwas so unglaublich Brillantes wie einen menschlichen Fuß ein ganzes Leben in einen luftdichten, finsteren »Sarg«, genannt Schuh, zu stecken? Natürlich zwingen uns äußere Umstände, klimatische Bedingungen und die moderne Welt aus Beton und Asphalt, Schuhe zu tragen, um gewissermaßen »normal« funktionieren zu können. Doch die Schuhe der meisten Menschen wirken kontraproduktiv auf die gesunde Fußstellung. Die Schuhindustrie hat es geschafft, durch ungünstige Schuhmodelle im Sportbereich wie auch in der Damenwelt den Untergang unserer Füße zu begünstigen. Die meisten Schuhmodelle ruinieren unseren Gang und sind mit ein Grund dafür, dass Menschen heutzutage derart große Probleme mit ihrem Bewegungsapparat haben. Natürlich gibt es auch gesunde Schuhe, jedoch nur die Minderheit trägt sie. Die Menschen haben kein Bewusstsein dafür, wie wichtig es ist, ihre Füße durch die Schuhe nicht einzuengen, sondern sie zu unterstützen.

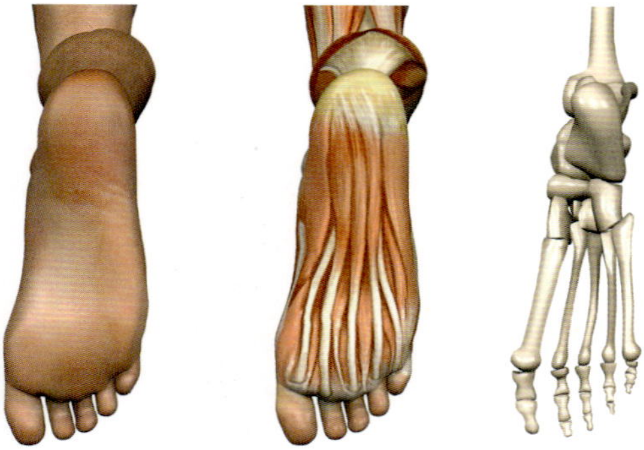

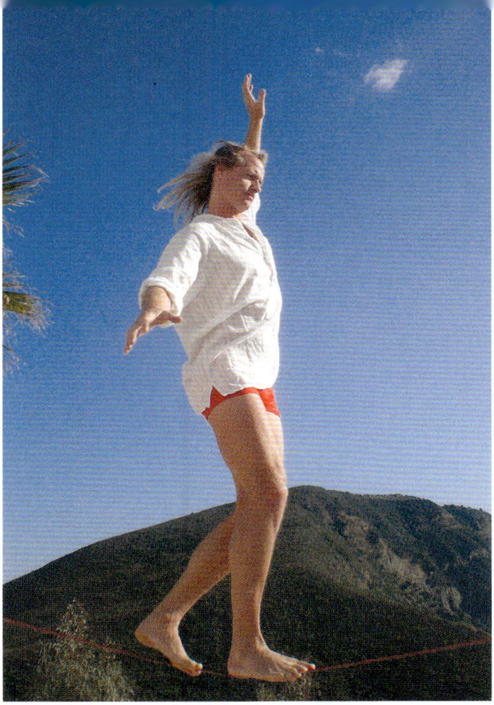

Es gibt keinen anderen Teil des menschlichen Körpers, den der Mensch mehr immobilisiert als seine Füße. Die fehlende Belastung und Bewegung über einen längeren Zeitraum hinweg führt zu Atrophie, wie man zum Beispiel bei einer gebrochenen Hand, die sechs Wochen im Gips steckt, sehen kann. Sie ist unbeweglich, schmal, hat keine Kraft mehr. Und wir betrachten es als selbstverständlich, ja sogar gesund und notwendig, unsere Füße schon ab einem gnadenlos jungen Alter tagtäglich für zehn Stunden und länger in zu feste, zu hohe und starre Schuhe einzusperren.

Propriozeption

Als Propriozeption bezeichnet man die »Eigenwahrnehmung des Körpers« oder das »Bewegungsgefühl«, sie ist der Schlüssel zu intelligenter Bewegung. Sie können sich setzen, aufstehen, Gegenstände anfassen, werfen, fangen, springen, laufen etc., ohne über jede einzelne Bewegung nachzudenken. Sie tun es einfach. Dies verdanken Sie der Propriozeption, mit der der Körper seine Position, sein Gleichgewicht und seine eigene Bewegung im Raum wahrnimmt. Dieses Körperbewusstsein oder auch »Tiefensensibilität« ist der sechste Sinn des Menschen.

Bei der Propriozeption informieren unter anderem die Dehn- und Druckrezeptoren in den Muskeln sowie Sensoren in Gelenken und Bändern das Gehirn über unsere physische Umgebung. Diese Sensoren reagieren wiederum auf Hautrezeptoren, von denen sich viele in unseren Füßen befinden. Aus den Signalen, die all diese Propriorezeptoren an das Gehirn senden, leitet dieses Entscheidungen über eventuell notwendige Positionsveränderungen des Körpers ab und sendet entsprechende Befehle an die Muskeln.

Unsere Füße sind der Teil des Körpers, über den wir am häufigsten mit unserer Umgebung Kontakt aufnehmen. Wenn wir hier die Empfindungsrückmeldung reduzieren, indem wir dicke, aufprallabsorbierende Sohlen oder High Heels tragen, bekommt das Gehirn weniger Informationen, was die Qualität des Bewegungsmusters deutlich mindert.

Propriozeption ist die Eigenwahrnehmung des Körpers.

Die Evolution hat ihr ganzes Know-how in die sensomotorische Betriebssoftware der Füße investiert. Neugeborene Babys strecken bei Bodenkontakt die Zehen automatisch nach unten, als würden sie versuchen, ein Stück Boden zu greifen. Der Schreitreflex wird durch den Druck der Fußsohle gegen den Boden ausgelöst. Zieht man allerdings einem Kind, das gerade begonnen hat zu laufen, Schuhe an, lässt es sich sofort wieder auf den Boden nieder und kriecht oder krabbelt. Durch die Sohlen der Schuhe können seine Füße den Boden nicht mehr fühlen, und es wird unsicher. Am Boden zu krabbeln erhöht seine Sinnesempfindungen, hier fühlt es sich wohler.

Durch Versuch und Irrtum und die Hartnäckigkeit der Eltern lernt das Kind schließlich die Hürde der Schuhe zu überwinden und patscht mit lauten, schwerfälligen Schritten herum. Wie soll es so richtig und effizient gehen lernen?

Wir müssen unsere Kinder wieder dazu ermutigen, mit bloßen Füßen zu laufen, Seil zu springen, Tempelhüpfen und andere Hüpfspiele zu machen. In Schulen muss es wieder barfüßigen Sportunterricht geben, sonst verkümmern die Füße unserer Kinder. Sie brauchen die Chancen und natürlichen Möglichkeiten, ihre Fußmuskulatur, ihren Gang, die Gelenkmechanik, Muskelkraft, Sehnen- und Muskellänge normal zu entwickeln, um gesund zu bleiben.

Stärkung der Fußmuskeln

Aufgrund der ständig steigenden Fußproblematik wachsen Fußschulen allerorts wie Pilze aus dem Boden. In Zeitschriften, Büchern und Beratungsstellen werden Fußübungen empfohlen, bei denen man zum Beispiel mit den Zehen Gegenstände wie Kugelschreiber oder Murmeln aufhebt. Wenn man jedoch bedenkt, dass wir unsere Füße täglich in unflexible Schuhe stecken und bei jedem Schritt, den wir gehen, mit unserem gesamten (noch dazu oft zu hohen) Körpergewicht belasten, sind leichte Übungen sicher kein Ersatz für regelmäßige gesunde Bewegung im Gehen oder Laufen. Fußübungen sind gut als zusätzliches Programm, reichen aber nicht aus, um gravierende Probleme am Bewegungsapparat zu beheben. Die gesamte Statik der Körperhaltung muss sich verändern, am besten indem Sie sich einen effizienten Gehstil aneignen. So können Sie dafür sorgen, dass die betroffenen Gelenke und die Füße nicht mehr falsch belastet werden.

Plantarfaszie und Achillessehne

Unsere Füße brauchen die Belastung, sie benötigen nichts dringender als richtiges, effizientes Gehen, damit sie wieder lernen, unser Körpergewicht abzufedern.

Im Grunde ist es ganz einfach. Wollen wir unsere Füße kräftigen, müssen wir ihnen das geben, wofür sie gemacht sind: Sie halten den Körper im Gleichgewicht, gleichen den Untergrund aus und schützen unseren Körper vor Belastung. Zu den Übungen, die die Füße stärken, gehören daher Hüpfen, Gleichgewichtsübungen (siehe Übung »Stabilität« auf

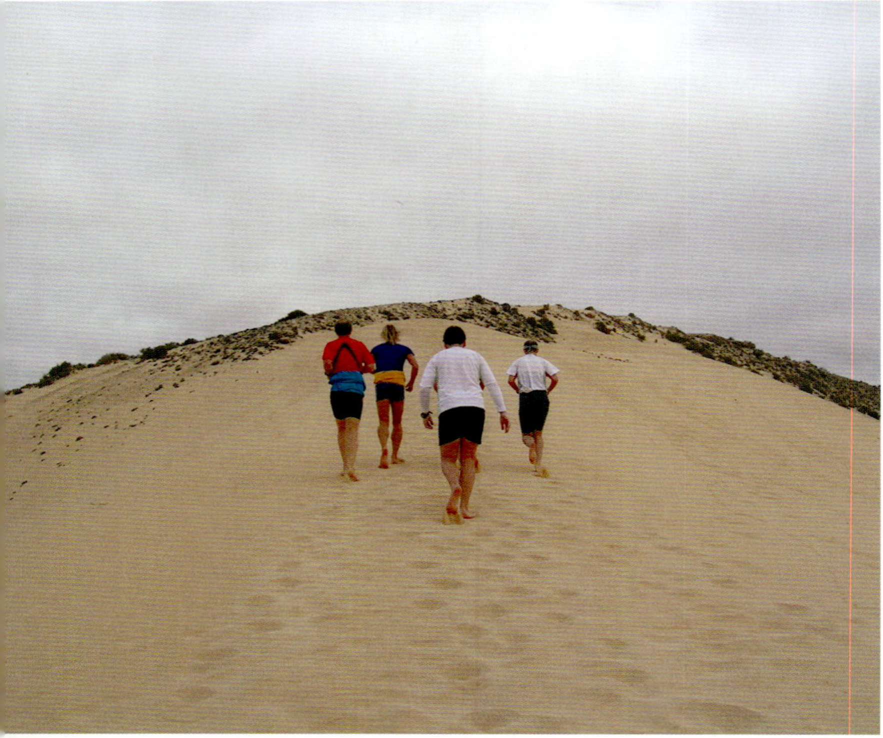

Seite 156 f.), Gehen und Laufen auf unterschiedlichen Naturböden, und das alles barfuß.

Diese Übungen wirken sich auch positiv auf die Faszien aus. Besonders die Plantarfaszie ist oft zu schwach entwickelt und muss gestärkt werden. Diese Sehnenplatte, die sich auf der Fußsohle von der Ferse zum vorderen Fußballen zieht, erhält die Längswölbung des Fußes und verhindert ein Absinken des Fußgewölbes. Sie federt beim Laufen den Schwung beim Auftreten ab und stabilisiert das Fußgewölbe nach unten hin. Dieser Teil des Fußes benötigt besondere Beachtung, denn hat er hier zu wenig Kraft, begünstigt dies die Entstehung eines Fersensporns.

Die Plantarfaszie zieht sich auf der Fußsohle von der Ferse zum vorderen Fußballen. Sie verhindert ein Absinken des Fußgewölbes.

Die Achillessehne ist die stärkste Sehne des Körpers. Sie verläuft von der Ferse nach oben zur Wade, ist reißfest und elastisch und wird vom Unterschenkelmuskel gestreckt bzw. komprimiert. Sie stabilisiert das Sprunggelenk, hält uns in Balance und ist in der Lage, die Fersen vom Boden zu heben. Das ist die Basis der richtigen Fußbewegung beim Gehen, Laufen und Springen. Sprungübungen stärken die Achillessehnen und halten sie beweglich.

Barfußgehen ist auch die beste Möglichkeit, um Verletzungen vorzubeugen. Gehen Sie so oft wie möglich barfuß, besonders zu Hause und im Garten. Die Füße werden dadurch vielseitig belastet, und alle Sinnesorgane werden aktiviert. In der kalten Jahreszeit können Sie dünne und flache Barfußschuhe tragen (mehr dazu im Kapitel »Natürliches Schuwerk«).

Federnde Sprünge

Diese Übung hält Füße und Waden elastisch und trainiert auch die Achillessehne. Eine Veränderung spüren Sie allerdings nicht von heute auf morgen – die Faszien und Muskeln benötigen eine Umbauzeit von mehreren Monaten.

Machen Sie die Übung bitte barfuß.

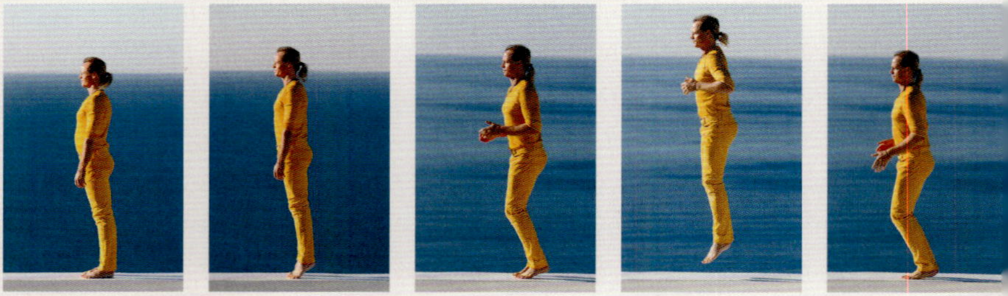

- Federn Sie zuerst ein paarmal leicht auf und ab, indem Sie die Fersen von Boden heben und senken.
- Nun springen Sie leicht nach oben und landen Sie möglichst lautlos mit leicht gebeugten Knien. Der Fuß soll nicht platt auf den Boden patschen, und die Ferse soll leise aufkommen. Je weniger Sie von Ihren Füßen hören, desto besser wirkt diese Übung.
- Springen Sie auch mal vorwärts, rückwärts und seitlich hin und her oder bewegen Sie die Hüfte wie beim Twist.
- Sie werden spüren, dass Sie mit der Zeit Ihr Gewicht bewusster und kontrollierter mit den Zehen und dem Vorfuß abfangen können.
- Sie sollten nicht außer Atem kommen. Machen Sie besser mehrmals täglich kurz nur ein paar Sprünge als zu viele auf einmal.

Reflexzonen

Die Füße verfügen über Reflexpunkte, die mit Organen und Körperteilen in energetischer Verbindung stehen. Der amerikanische Arzt Dr. William Fitzgerald (1872–1942) beschäftigte sich intensiv mit dem überlieferten Wissen mittel- und nordamerikanischer Indianer. Diese behandelten ihre Kranken intuitiv an den Füßen, unabhängig vom Krankheitsbild. Fitzgerald erforschte Anfang des 20. Jahrhunderts diese Zusammenhänge. Er teilte den Körper in 10 Längszonen und 3 Querzonen ein. Proportional verkleinert lässt sich die Einteilung auf den Fuß projizieren, so stellen sich Zusammenhänge zwischen Körperbereichen und Reflexzonen am Fuß dar. Ab 1920 arbeitete die englische Krankenschwester Eunice Ingham mit diesen Ergebnissen weiter. Die deutsche Krankenschwester Hanne Marquardt entwickelte daraus die Methode der Fußreflexzonentherapie und baute in den 1960er Jahren ein Ausbildungszentrum auf.

Bei der Behandlung der Reflexzonen wird an der Fußsohle ein gezielter Reiz, in der Regel ein Fingerdruck, gesetzt, was sich ausgleichend auf die ihr zugeordnete Körperzone auswirkt. Der innere Arzt wird aktiviert, die Selbstheilungskräfte des Körpers werden angeregt, im Sinne einer Harmonisierung körperlicher Vorgänge. Eine Fußreflexzonenmassage wirkt auch wohltuend bei Stress und regeneriert. Beim Barfußgehen werden die Reflexzonen auf natürliche Weise aktiviert.

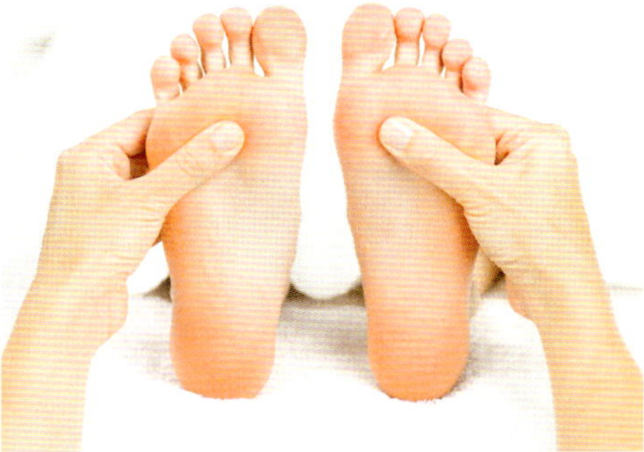

Der Mensch und seine drei Gangarten

Der tschechische Langstreckenläufer und mehrfache Olympiasieger Emil Zátopek hat es auf den Punkt gebracht: »Fisch schwimmt, Vogel fliegt, Mensch läuft.« Biologisch und physiologisch betrachtet gehört der Mensch zu den »Lauftieren«.

Lauftier Mensch

Nehmen wir zum bildhaften Vergleich ein Pferd, hier gibt es drei Gangarten: Schritt, Trab und Galopp. Weitere Gangarten können antrainiert werden oder sind bei einigen Rassen genetisch angelegt, wie beispielsweise der Tölt bei Islandpferden, doch dies sind Ausnahmen. Die meisten Pferde verfügen von Natur aus über die genannten drei Gangarten. Und so ist es auch in den Genen der Menschen angelegt.

Bei einem Pferd ändert sich mit der Geschwindigkeit automatisch die Gangart. Das Pferd geht langsam im Schritt, wird es schneller, fällt es in den Trab, bei noch höherem Tempo beginnt es zu galoppieren. Auch wir verfügen über diese drei Gangarten: Gehen, Laufen und Sprinten. Und genauso wie beim Pferd, ist auch beim Menschen bei jeder Gangart der Bewegungsab-

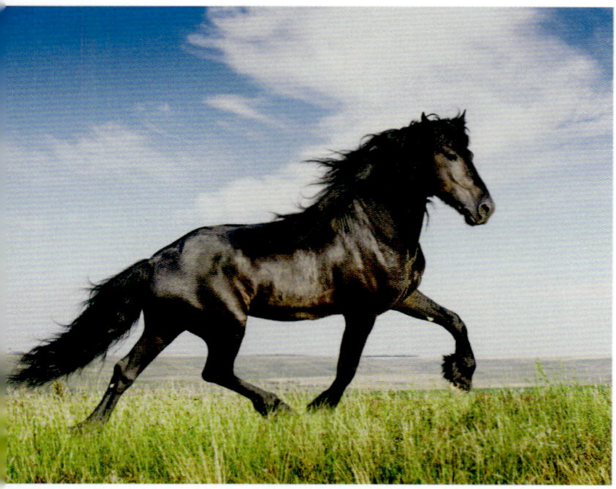

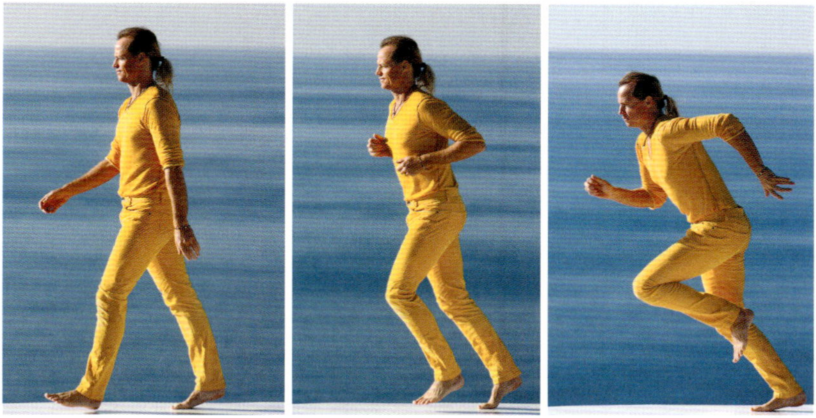

lauf anders, er ist immer an die jeweilige Geschwindigkeit angepasst.

Wenn wir in normalem Tempo gehen, liegt unser gesamtes Körpergewicht auf dem Fuß, den wir jeweils auf dem Boden aufsetzen. Gehen wir ein wenig schneller, verdoppelt sich die Gewichtsbelastung pro Fuß. Diese Belastung halten unsere Gelenke grundsätzlich problemlos aus, sie sind dafür geschaffen. Gehen wir allerdings noch schneller, dann wird es kritisch. Daher müssen wir in den nächsten Gang schalten und anfangen zu laufen/traben. Steigern wir weiter unsere Geschwindigkeit, erhöht sich die Belastung der Gelenke deutlich, sie kann das Dreifache unseres Körpergewichts erreichen. Nun müssen wir in den dritten Gang wechseln, das Sprinten. So entspricht es der Natur und auch dem Verhalten aller Lauftiere.

Würden wir die Geschwindigkeit erhöhen, ohne die Gangart rechtzeitig zu wechseln, dann würden wir unsere Gelenke überlasten und unsere Körperhaltung ruinieren. Das passiert zum Beispiel, wenn wir zu schnell gehen, wenn unser Körper also noch die Gehhaltung einnimmt, wir uns aber schon in Laufgeschwindigkeit befinden.

Menschen machen viel zu große Schritte

Die meisten erwachsenen Menschen bleiben im ersten Geh-Gang hängen und machen größere Schritte, wenn sie ihren Gang beschleunigen, statt in die nächste Gangart zu wechseln. Die Körperhaltung muss sich nun gezwungenermaßen ändern, um die langen Schritte auszugleichen. Das passiert, indem sich der Oberkörper rundet und der Kopf nach vorne gestreckt wird. Diese Haltung ist extrem belastend für die Knie und den Rücken, und sie verspannt Nacken und Schultern.

Große Schritte sind verboten!

Kleine Kinder machen das nicht, sie sind da schlauer. Sobald sie ein wenig schneller werden als Geh-Geschwindigkeit, fangen sie an zu laufen. Auch kennen wir kein einziges Tier, das schnell geht. Alle Tiere wechseln sofort ihre Gangart und traben. Der Mensch ist das einzige Lauftier, das den nächsten Gang oftmals verweigert.

Warum ändern wir nicht rechtzeitig den Gang?

Beim Autofahren bekommen wir sehr schnell ein Gefühl dafür, wann wir in den nächsthöheren Gang schalten sollten. Wir hören das an der Drehzahl des Motors, das Geräusch wird lauter. Auch am Drehzahlmesser können wir es sehen, wenn wir dem roten Bereich näherkommen, was so viel bedeutet wie: schnell in einen höheren Gang wechseln. Wenn wir gehen, gibt es keine Instrumente, die uns anzeigen, wann wir die Gangart wechseln müssen. Wieso aber machen es dann

Kinder und Tiere automatisch richtig? Haben wir das alles verlernt? Wie weiß unser Gehirn, wann wir »schalten« sollten?

Unsere Bewegungen werden vom Sensomotorischen System gesteuert. Dies besteht zu rund 70 Prozent aus der Tiefen- und Hautwahrnehmung, 20 Prozent an Informationen liefert uns das Gehör, und 10 Prozent nehmen wir über die Augen wahr.

Tragen wir gedämpfte Schuhe, kann unser Gehirn die Beschaffenheit des Bodens nicht einordnen und beginnt unnatürliche Bewegungen und Haltungen zu produzieren.

Einen Großteil dieser Tiefenwahrnehmung (siehe Propriozeption, Seite 87 ff.) unseres Körpers erreicht das Gehirn durch sensorisches Feedback des Bodens, durch den Kontakt der Füße mit dem Untergrund. Für eine möglichst feine Wahrnehmung ist es sehr wichtig, so wenig Material wie möglich zwischen uns und dem Boden zu haben. Befinden sich weiche, dämpfende Kunststoffe zwischen Füßen und Boden, tragen wir also Schuhe mit dicken weichen Sohlen, kommen die Informationen gedämpft im Gehirn an. Es kann die Beschaffenheit des Bodens nicht einordnen und beginnt unnatürliche Bewegungen und Haltungen zu produzieren, denn: Wenn man nichts spürt, kann man auch nicht darauf reagieren.

Würden wir barfuß und mit zunehmender Geschwindigkeit auf hartem Untergrund gehen, wären unsere Schritte viel kleiner, weil das Fersenbein schmerzen würde, und wir würden sofort vom Gehen in leichtes Traben wechseln.

Die Dynamik des Gehens

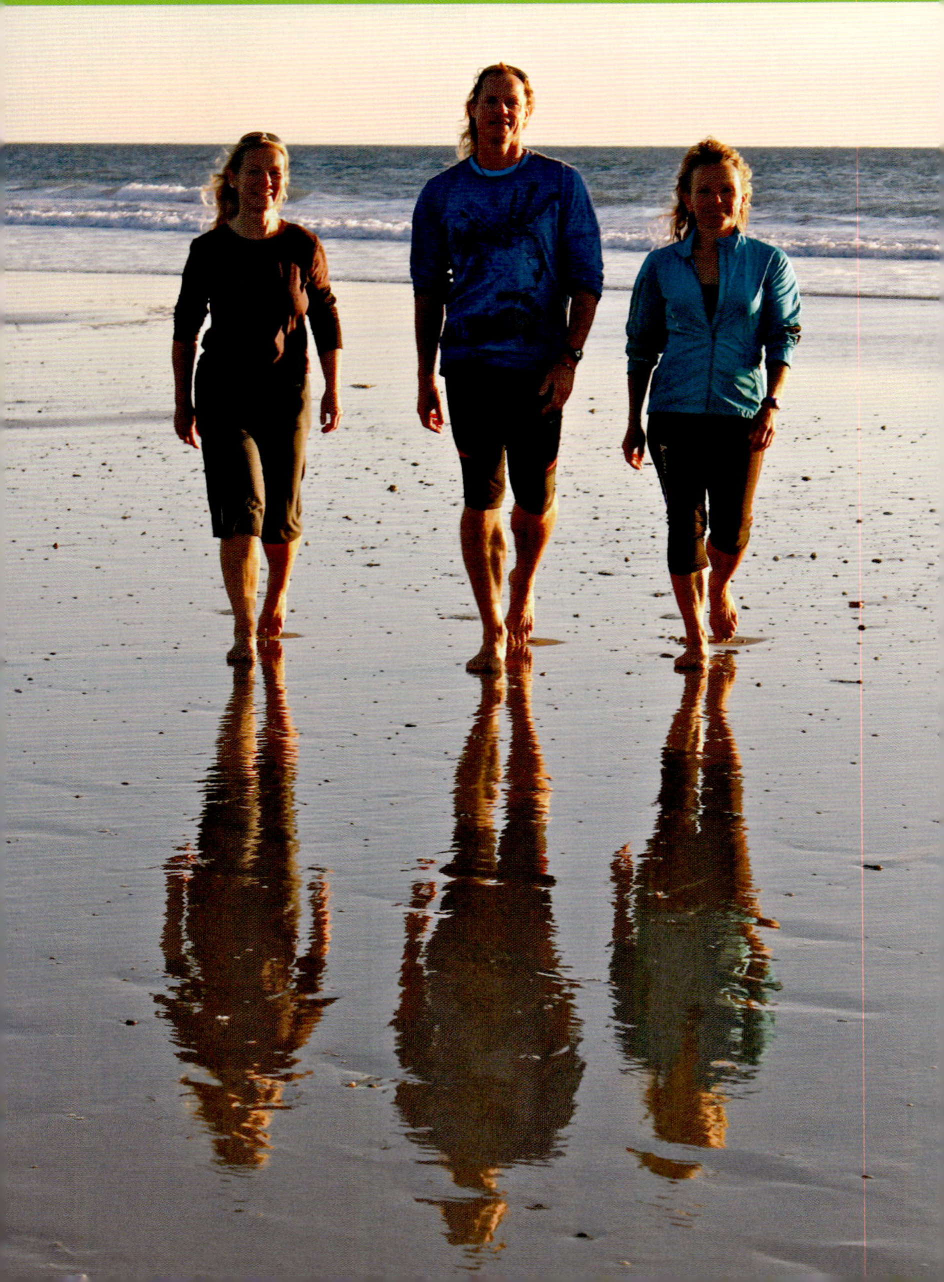

Gehen ist für alle, die keine große Mühe damit haben, ein reiner Reflex. Wir bewegen uns mit der größten Selbstverständlichkeit von A nach B, ohne dass wir wissen, *wie* wir gehen. Wenn es funktioniert, warum sollten wir auch darüber nachdenken? Es dauert einige Jahre, bevor wir spüren, dass etwas nicht mehr rund läuft in unserem Bewegungsapparat. Dann geben wir oft und gern unserem Alter die Schuld. Gelenkverschleiß und Schmerzen sind jedoch immer die Folge von jahrelangen schlechten Bewegungsgewohnheiten, entstanden durch unbewusstes Gehen. Daraus resultierende Fehlbelastungen erzeugen Schmerzen, Schmerzen führen wiederum zu Schon- und Fehlhaltungen, und bevor wir es realisieren, sind wir in einem Teufelskreis gefangen. Probleme dieser Art sollten so rasch wie möglich gelöst werden. Es ist nie zu spät, und wir können nie früh genug damit anfangen, uns bewusster zu bewegen.

Wie gehen Sie eigentlich?

Beim Gehen setzen Sie einen Fuß vor den anderen, das ist klar. Doch bewegen sich dabei auch Ihre Schultern und Ihre Hüften? Und wenn ja, wie genau? Wird die Wirbelsäule gedreht und – wenn ja – in welchem Bereich? Sind Ihre Schritte beschwingt und geschmeidig? Von welchem Punkt auf der Fußsohle drücken Sie sich vom Boden weg? Wo auf der Fußsohle findet der erste Kontakt mit dem Boden statt?

Wahrscheinlich wird Ihnen jetzt bewusst, dass Sie eigentlich fast nichts darüber wissen, *wie* Sie gehen, obwohl Sie es ein Leben lang tagtäglich tun. Der Großteil unserer Bewegungen ist automatisiert und läuft völlig gedankenlos ab.

Wenige Menschen sind sich ihrer Bewegungen bewusst. Erst durch eine Verletzung, wenn wir plötzlich in unseren Bewegungen eingeschränkt sind, wird uns klar, wie komplex jeder Schritt tatsächlich ist und wie der gesamte Körper am Gehen beteiligt ist.

In der Bewusstheit steckt das meiste Potenzial. Erst wenn wir uns bewusst werden, wie wir Dinge tun, können wir etwas daran ändern. Wir können entscheiden, wie wir etwas tun, wir haben die Wahl. Wir werden zum Regisseur unseres bewegten Lebens.

Gehen ist eine Stop-Start-Bewegung

Die Gehbewegung besteht aus Beschleunigung und Entschleunigung, es ist eine Stop-Start-Bewegung. Viele Menschen verwenden dabei zu viel Zeit auf das Bremsen, was erstens anstrengend ist und zweitens die Gelenke belastet. Es gilt daher die Bremskräfte zu reduzieren.

Gehen ist ein dynamischer Prozess des gesamten Körpers, genau darin liegt das Geheimnis.

Die meisten Menschen bewegen beim Gehen nur die Beine und die Arme, der Rest des Körpers ist kaum involviert. Dadurch bremsen sie sich bei jedem Schritt, denn Gehen ist ein dynamischer Prozess des gesamten Körpers. Genau darin liegt das Geheimnis.

Die Kunst des Gehens und die Entlastung unserer Gelenke hat mit einem einfachen Prinzip zu tun: der Schwerkraft. Wir können sie nutzen, um vorwärtszukommen, oder wir können gegen sie kämpfen. Ich möchte Sie nun zu einer Entdeckungsreise einladen, bei der Sie einfach nur spüren, wie Sie gehen, so als würden Sie das Gehen für sich neu entdecken.

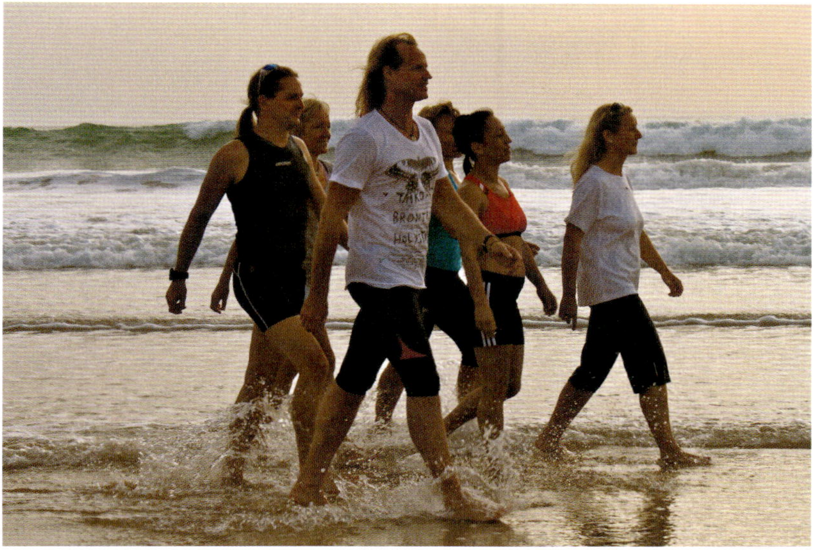

Das erste Prinzip des Gehens

Das erste Prinzip des Gehens beschäftigt sich mit unserem Körperschwerpunkt: Je höher der Schwerpunkt des Körpers beim Gehen gehalten werden kann, desto leichter und schonender ist die Bewegung für alle Gelenke und die Muskulatur.

Bitte machen Sie die Übungen ohne Schuhe, damit Sie die Rückmeldung Ihrer Füße vom Boden spüren können.

Die Schwerkraft

Die Schwerkraft hat den größten Einfluss auf unsere Körperhaltung. Wir können mit ihrer Hilfe fühlen, wie viel Muskelkraft wir in unterschiedlichen Haltungen benötigen.

Die Schwerkraft

Erfühlen der Schwerkraft durch die Veränderung des Schwerpunkts

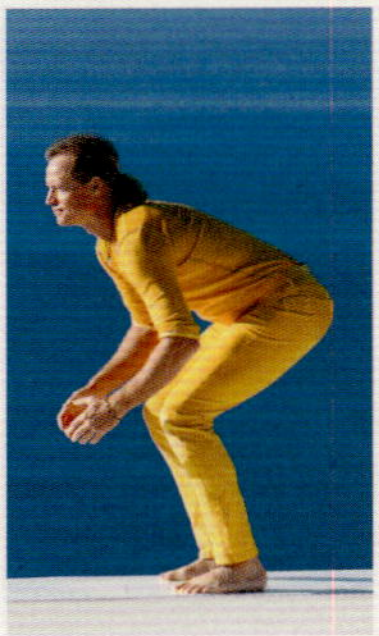

- Stellen Sie sich locker hin und gehen Sie tief in die Knie, so als würden Sie sich im Boden verwurzeln. So verlagern Sie Ihren Schwerpunkt nach unten.
- Wie stabil fühlen Sie sich? Wie leicht könnte jemand Sie umschubsen? Können Sie Ihre Stabilität so gewährleisten? Denken Sie an die Haltung eines Skifahrers in der Abfahrtshocke oder die eines Sumoringers, wenn er bereit ist zu kämpfen. Sie werden bemerken, je tiefer Sie Ihren Schwerpunkt nach untern verlagern, desto stabiler sind Sie.

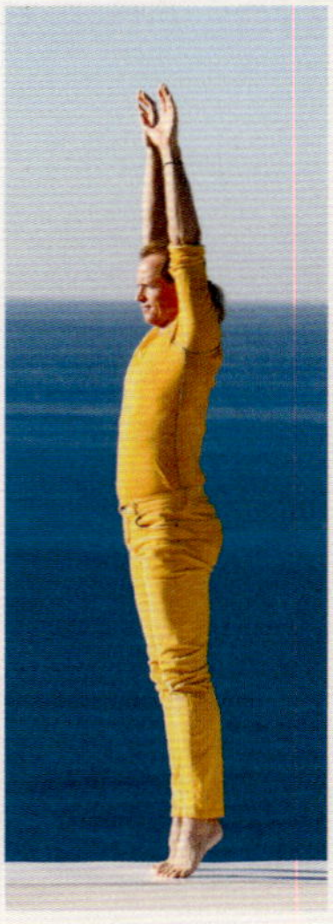

- Richten Sie sich nun auf, heben Sie Ihre Fersen an, bis Sie auf den Zehenspitzen stehen, und strecken Sie Ihre Arme nach oben in Richtung Himmel. Verlagern Sie also Ihren Schwerpunkt so weit wie möglich nach oben.
- Beobachten Sie, wie schwer es in dieser Position ist, das Gleichgewicht zu halten, verglichen mit der tiefen Hocke vorher. Könnten Sie stehen bleiben, wenn jemand Sie nun leicht anschubsen würde?

Wie Kinder die Schwerkraft nutzen

Wenn Kinder anfangen, auf zwei Füßen zu stehen und zu gehen, haben sie noch nicht besonders viel Muskelkraft. Wollen sie vorwärtskommen, gibt es für sie nur eine Möglichkeit: Sie müssen sich die Schwerkraft zunutze machen. Und damit wählen sie automatisch auch die leichteste Möglichkeit.

Genau so wie Sie das gerade in der Übung erfahren haben, heben auch die Kinder ihre Hände. Das hebt ihren Körperschwerpunkt und macht sie instabil. Stabilität ist vielleicht in den Köpfen erwachsener Menschen eine erstrebenswerte Eigenschaft, beim Gehen aber eher hinderlich. Instabilität oder besser gesagt dynamische Instabilität ist es, was Kinder benutzen, um vorwärtszukommen. Der Kopf entscheidet nur, in welche Richtung der Körper fallen soll. Die Füße bewegen sich als Reaktion auf das Vorwärtsfallen, der Sturz wird dadurch verhindert. Um das Gehen zu erleichtern, sollten wir also unseren Schwerpunkt nach oben verlagern.

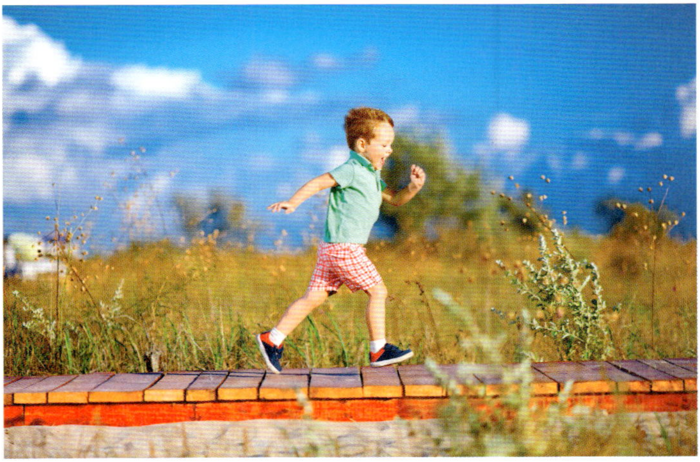

Der goldene Faden I

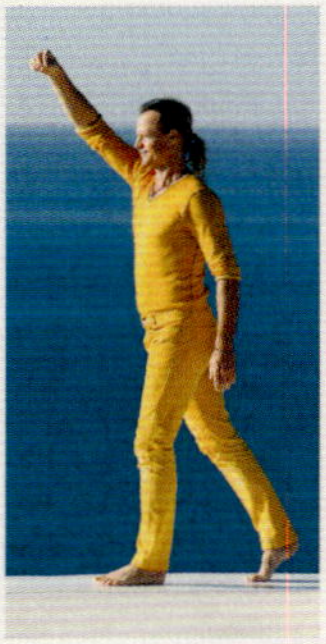

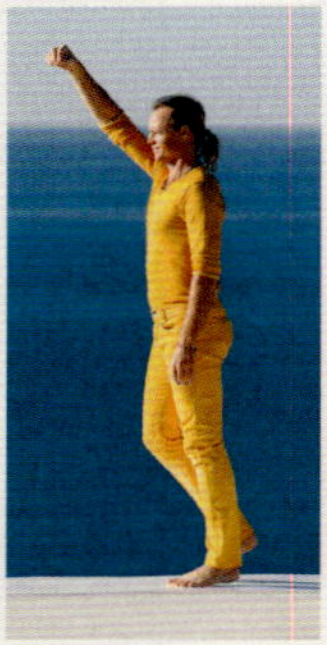

- Stellen Sie sich vor, ein goldener Faden ist an Ihrer Stirn befestigt und zieht Sie in die Höhe und gleichzeitig nach vorne. Plötzlich sind Sie um 5 Zentimeter gewachsen.
- Nun gehen Sie ein wenig umher. Beobachten Sie, ob die Vorstellung des goldenen Fadens Ihren Gang beeinflusst. In der Regel werden Sie sich etwas leichter fühlen und ein wenig schneller gehen. Spüren Sie auch, dass Ihre Füße anders arbeiten als normal? Sie drücken sich mehr mit Zehenballen und Zehen ab. Es ist auch durchaus möglich, dass Sie kleinere und schnellere Schritte machen als sonst.
- Gehen Sie weiter umher und stellen Sie sich vor, dass jemand den Faden abschneidet. Beobachten Sie, was passiert: Gehen Sie wieder normal, so wie Sie immer gehen? Fühlen Sie, wie sich Ihre Körperhaltung nun verändert? Werden Sie langsamer? Sacken Sie irgendwie in sich zusammen? Es ist möglich, dass Sie Ihre Füße härter vor Ihrem Körperschwerpunkt auf den Boden setzen, was bedeutet, dass Sie jetzt mehr bremsen, als erwünscht ist.
- Wiederholen Sie diese Übung mehrmals, bis Sie ein klares Gefühl für den Unterschied bekommen. Was empfinden Sie als normal und wie wirkt sich die Vorstellung des Fadens auf Ihren Gang aus?

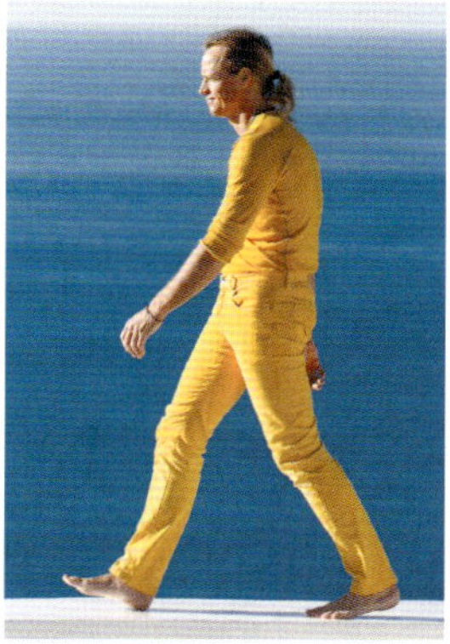
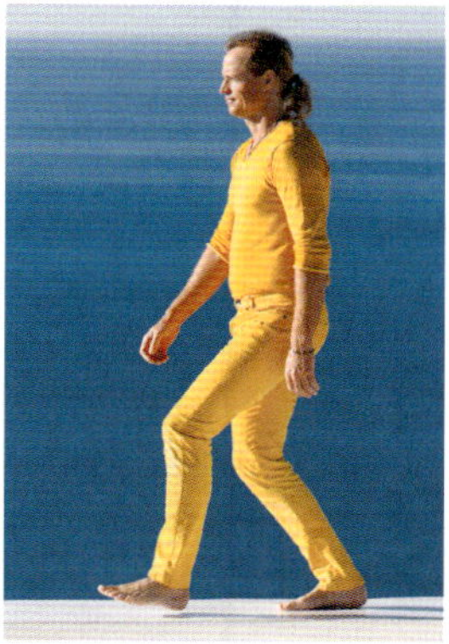
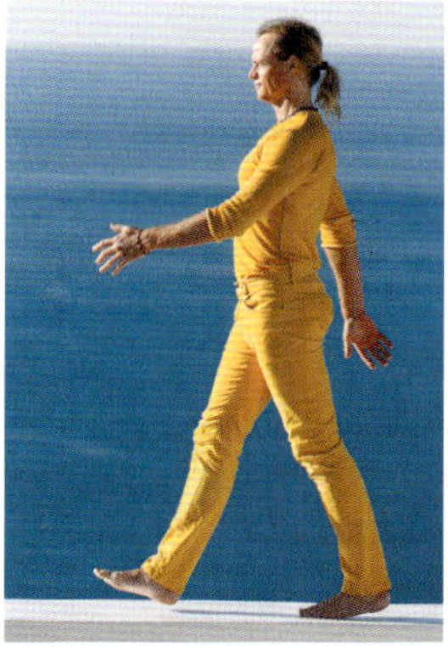
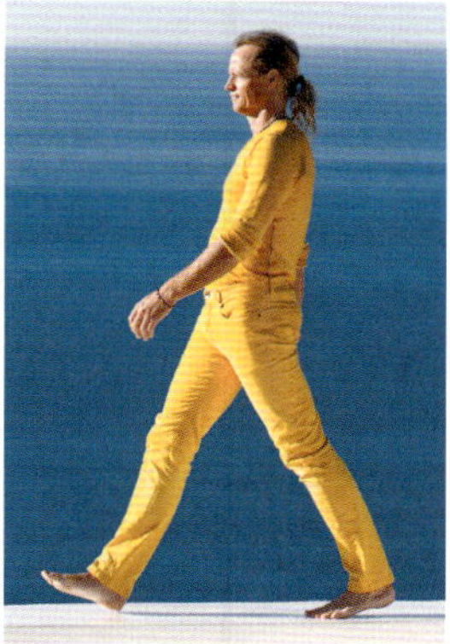
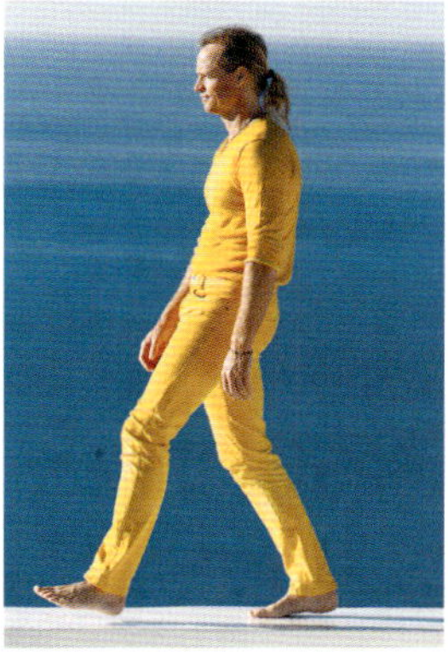

Auf den Fotos sehen Sie die fünf häufigsten Arten des Gehens. Bei welcher Gangart erkennen Sie sich wieder?

Der goldene Faden II

- Gehen Sie ein wenig umher. Beugen Sie die Knie und machen Sie sich 10 Zentimeter kleiner. Gehen Sie und beobachten Sie, wie sich das anfühlt. Spüren Sie, dass die Oberschenkel mehr arbeiten als sonst? Bleiben Ihre Füße länger in Kontakt mit dem Boden?
- Stellen Sie sich nun wieder den goldenen Faden auf Ihrer Stirn vor und lassen Sie sich von ihm nach oben und nach vorne ziehen. Spüren Sie dem Unterschied genau nach und beobachten Sie, ob sich mit der Körperhaltung auch Ihr Gesichtsausdruck verändert.
- Wechseln Sie mehrmals zwischen den Gangarten hin und her, um die Unterschiede deutlich spüren zu können.

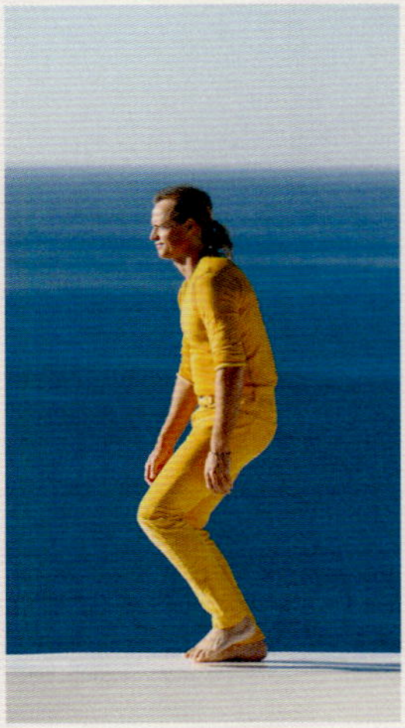
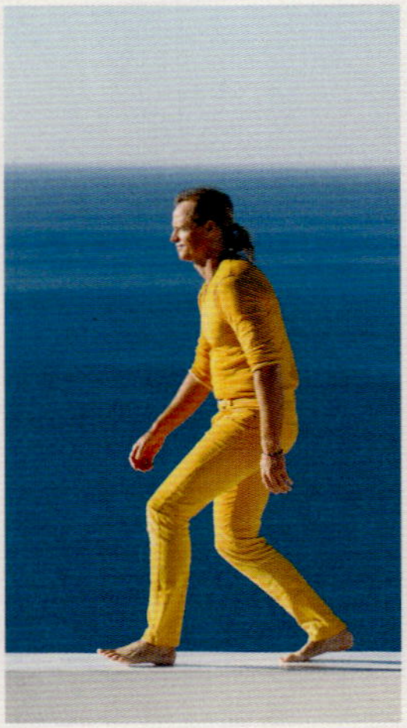
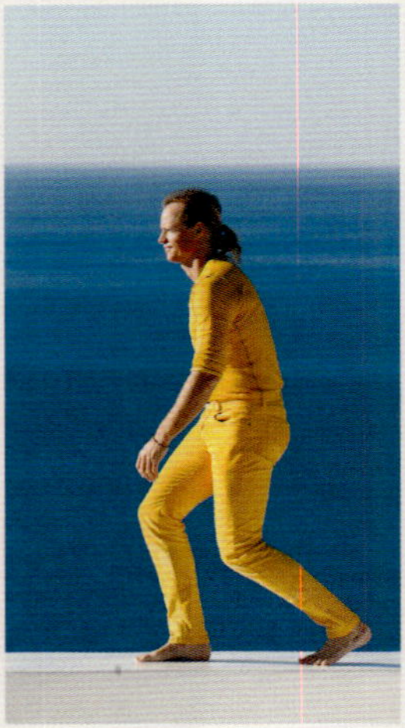

Der goldene Faden III

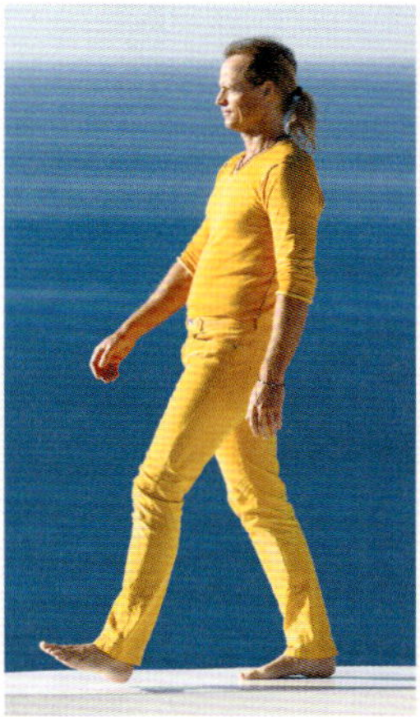

- Gehen Sie ein wenig umher. Nun lehnen Sie Ihren Oberkörper etwas nach hinten. Sie werden bemerken, dass Sie Ihre Rumpfmuskulatur, insbesondere den Bauch, aber auch die Oberschenkel anspannen müssen, um zu verhindern, dass Sie rückwärtsfallen.
- Gehen Sie einige Schritte auf diese Art und Weise und spüren Sie genau, wo im Körper Sie die Anstrengung empfinden. Normalerweise müssten Bauchmuskulatur und Oberschenkel mehr arbeiten, um Sie zu stabilisieren.

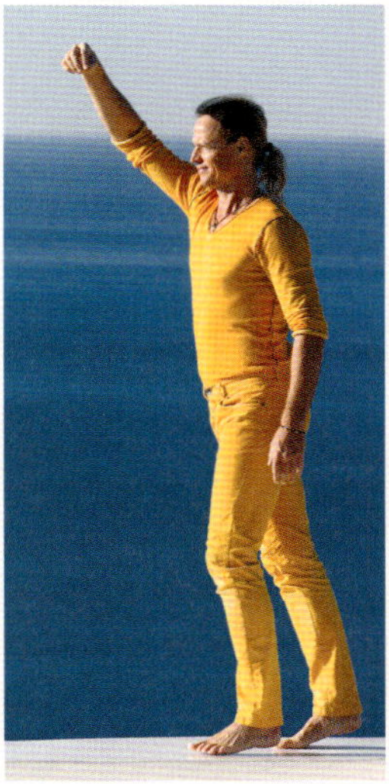

- Nun nehmen Sie wieder Ihren goldenen Faden und lassen sich nach vorne und nach oben ziehen. Beobachten Sie, wann der Moment kommt, in dem Ihre Bein- und Rumpfmuskulatur loslässt. Das ist genau die Position, wenn sich das Gewicht des Körpers über den Füßen befindet. Sie werden bemerken, dass das Gehen nun leichter ist. Genau diese Position des Körpers sollten Sie sich einprägen.
- Wechseln Sie immer wieder ab zwischen Vor- und Rücklage, bis Sie ein Gefühl dafür bekommen, in welcher Position Sie am wenigsten muskuläre Spannung fühlen und Sie am leichtesten vorwärtskommen.

Der Boden

Mit den folgenden Übungen erfühlen Sie, wie Sie beim Gehen den Boden effektiv nutzen können. Dazu suchen Sie zuerst den Geh-Punkt, das ist jener Punkt auf der Fußsohle, von dem Sie sich in den nächsten Schritt abstoßen. Idealerweise befindet

Der Geh-Punkt I

- Gehen Sie langsam umher, und jedes Mal, wenn Sie auf dem rechten Fuß auftreten, versuchen Sie sich einen halben Kopf größer zu machen. Um das zu ermöglichen, werden Sie länger auf dem rechten Fußballen verweilen. Ihre rechte Wadenmuskulatur muss jetzt mehr arbeiten. Weil der linke Fuß dasselbe aber noch nicht macht, werden Sie bemerken, dass Sie hinken.
- Hinken Sie 20 Schritte auf diese Weise und dann gehen Sie wieder normal. Wie empfinden Sie den Unterschied zwischen beiden Füßen? Wiederholen Sie nur diese rechte Seite mehrmals und versuchen Sie den Geh-Punkt genau zwischen den ersten zwei Zehengelenken zu definieren. Üben Sie so lange, bis Sie das Gefühl haben, dass der rechte Fuß nun viel kräftiger abstößt als der linke, während Sie normal gehen.

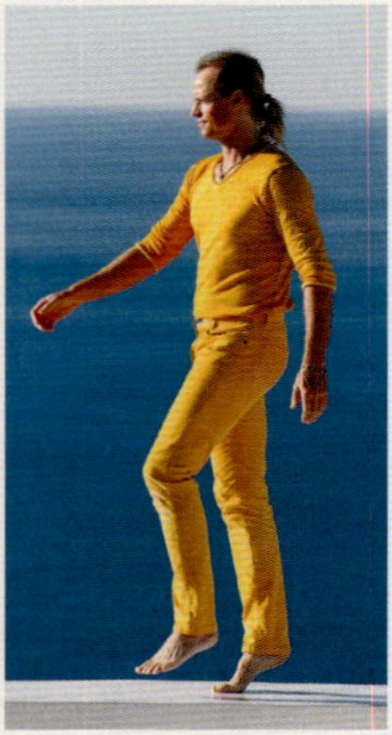

sich dieser Punkt am Vorfuß zwischen dem großen und zweiten Zehengrundgelenk. Machen Sie die drei folgenden Übungen (»Der Geh-Punkt« I bis III) zuerst mit dem rechten Fuß. Danach wiederholen Sie die Übungen mit dem linken Fuß.

Der Geh-Punkt II

Nun haben Sie das Gewicht Ihres Körpers weiter nach vorne gebracht. Als Nächstes werden mehr Teile Ihres Körpers in die Bewegung des Fußes integriert.

- Wiederholen Sie das Hinken mit dem rechten Fuß, diesmal versuchen Sie Ihren ganzen Körper nach links zu drehen. Schwingen Sie jedes Mal, wenn Sie sich auf dem Geh-Punkt abstoßen, locker den rechten Arm weiter nach vorne und den linken nach hinten. Das fühlt sich selbstverständlich übertrieben an, und das ist gut so.
- Hinken Sie einige Schritte auf diese Weise und dann gehen Sie wieder normal.
- Wie empfinden Sie nun den Unterschied zwischen Ihren Füßen? Werden die Unterschiede zwischen rechts und links größer?

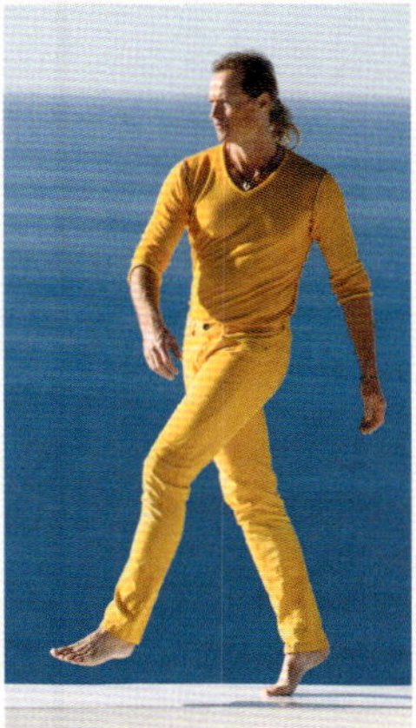

Der Geh-Punkt III

Der Geh-Punkt als Dreh-Punkt: Sie perfektionieren nun die Drehachse des Körpers, indem Sie den Geh-Punkt auch als Dreh-Punkt verwenden.

- Wiederholen Sie die Übung »Der Geh-Punkt II« mehrmals, bis Sie das Gefühl haben, dass sich Ihr ganzer Körper nach links dreht, wenn Sie sich mit dem rechten Fuß abdrücken.

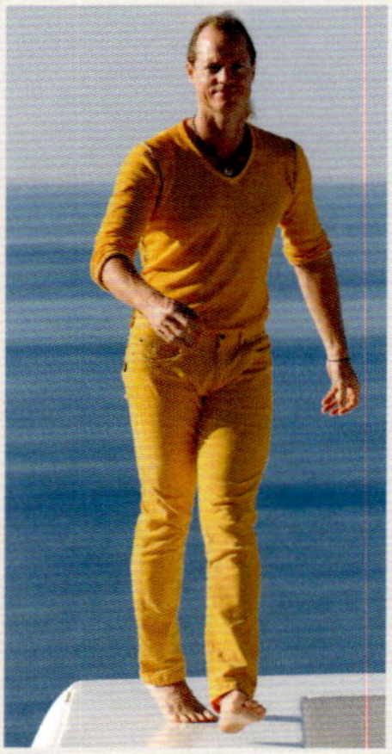

- Nun versuchen Sie den Ballen des rechten Fußes auf dem Fußboden nach innen zu drehen. Das geschieht genau in dem Moment, wenn sich Ihr Geh-Punkt in der Abdruckphase befindet. Jedes Mal, wenn Sie auf dem rechten Fuß auftreten, machen Sie aus dem Geh-Punkt zwischen den ersten zwei Großzehen einen Dreh-Punkt.

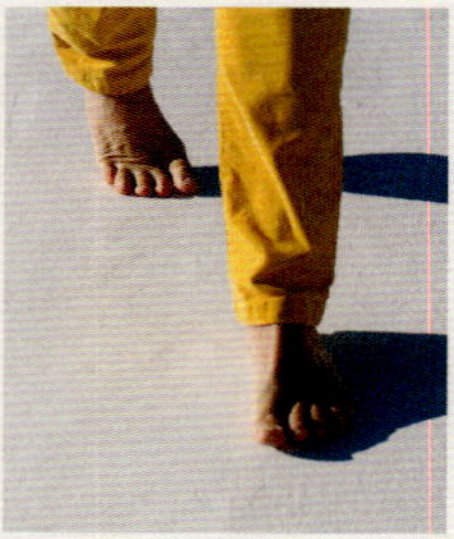

- Sie können die Bewegung kontrollieren, indem Sie auf Ihren rechten Fuß schauen. Die Zehen sollten sich beim Dreh-Punkt ein wenig spreizen, insbesondere die ersten beiden Zehen.

- Beobachten Sie bewusst, wie sich der Rest des Körpers, als Resultat des rechten Dreh-Punktes, nach links dreht. Es dauert nicht lange, bis Sie spüren, dass der Dreh-Punkt durch die Reibung am Boden anfängt ein wenig zu brennen.

- Gehen Sie nun wieder normal und beobachten Sie die Veränderungen zwischen dem rechten bearbeiteten Fuß und dem linken noch unveränderten Fuß.

- Sie sollten spüren, dass sich der rechte Fuß nun kräftiger anfühlt und dass sich Ihr ganzer Körper nach links dreht, wenn Sie sich damit abdrücken.

- Nun wiederholen Sie die drei Übungen des Geh-Punktes mit dem linken Fuß.

Verbindungen schaffen

Mit der letzten Übung erfühlen Sie die Verbindung zwischen dem goldenen Faden und dem Geh-Punkt.

Verbindung zwischen Geh-Punkt und goldenem Faden

- Gehen Sie einige Schritte in Ihrem normalen Gang.
- Nun stellen Sie sich vor, dass Sie wieder von dem goldenen Faden, der an Ihrer Stirn befestigt ist, nach vorne und nach oben gezogen werden. Der Geh-Punkt unter beiden Fußballen wird nun aktiviert, Sie müssten diese Verbindung jetzt sofort spüren.
- Wechseln Sie wieder zurück zu Ihrem normalen Gang und beobachten Sie den Unterschied.
- Sie werden bemerken, dass Sie Ihre Zehen kaum einsetzen, wenn Sie normal gehen, und dass Ihr Körperschwerpunkt nach hinten fällt. Gehen wird dadurch insgesamt langsamer, vielleicht sogar schwerer, weil die Bremskräfte größer werden.
- Je öfter Sie bewusst zwischen Ihrem alten Gang und dem neuen Gehen wechseln, desto schneller können Sie die neuen Bewegungsmuster in Ihr Leben integrieren.

Das zweite Prinzip des Gehens

Die dritte newtonsche Gesetz ist das Reaktionsprinzip. Es besagt: Für jede Bewegung, die nach vorne gemacht wird, gibt es eine Ausgleichsbewegung nach hinten. Die Summe der Kräfte ist daher null. Das ist eines der wichtigsten Prinzipien des Gehens. Es bedeutet: Wenn sich der Körper in optimaler Lage mit der Schwerkraft befindet, ist es nicht notwendig, für die Gegenbewegung extra Energie aufzubringen. Die folgenden Übungen helfen Ihnen, das deutlich zu spüren.

Der Gegenbewegung des Kreuzgangs

Erfühlen der Reaktion auf die Bewegung des Beines

- Stehen Sie aufrecht, die Arme sind in Schulterhöhe seitlich ausgestreckt. Heben Sie Ihr gestrecktes rechtes Bein ein wenig.
- Nun bewegen Sie das rechte Bein mit einer schnellen Bewegung nach links. Beobachten Sie, wie beide Arme die Bewegung des Beines sofort ausgleichen. Sie werden bemerken, dass der rechte Arm die Ausgleichsbewegung nach hinten und der linke nach vorne macht.
- Bewegen Sie das Bein nun nach rechts. Sie werden bemerken, dass die Arme das auf die gleiche Art und Weise ausgleichen, diesmal gegengleich, der rechte Arm geht nach vorne und der linke nach hinten.
- Gehen Sie ein wenig umher und beobachten Sie, wie der Schwung des rechten Beines nach vorne eine Gegenbewegung des rechten Armes nach hinten auslöst.
- Wiederholen Sie die Bewegungen mit dem linken Bein.

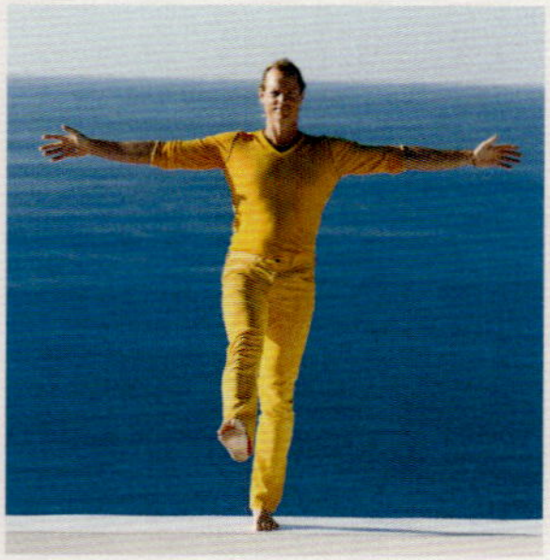

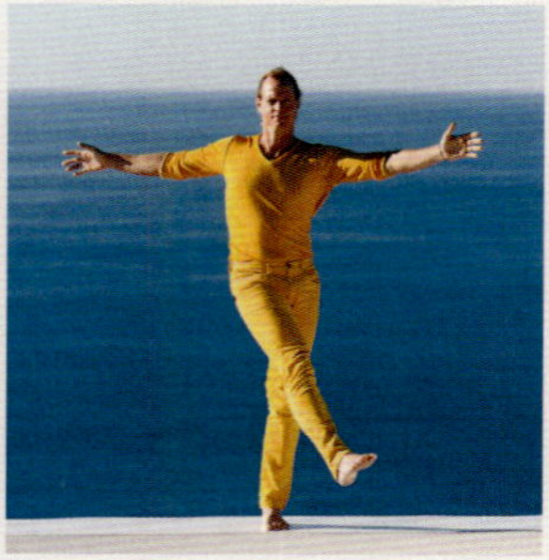

Der Passgang

Fühlen, wie der Passgang das Gehen schwerer macht

Um ein feineres Gespür für den richtigen Kreuzgang zu bekommen, probieren Sie genau das Gegenteil.

- Stehen Sie aufrecht, die Arme liegen seitlich am Körper, die Hände sind an den Oberschenkeln fixiert.
- Gehen Sie nun, indem Sie Ihr rechtes Bein gleichzeitig mit Hüfte, Schulter und Arm nach vorne bewegen. Und dann die linke Körperhälfte. Wie fühlt sich das an? Brauchen Sie mehr Kraft? Sie kommen dabei natürlich nicht so schnell vorwärts. Wie drehen sich Ihre Füße?
- Gehen Sie ein paar Schritte in Ihrem normalen Gang. Sie werden bemerken, dass das Gehen so leichter ist und auch schneller, weil Sie die Bewegung der Beine mit den Armen ausgleichen.

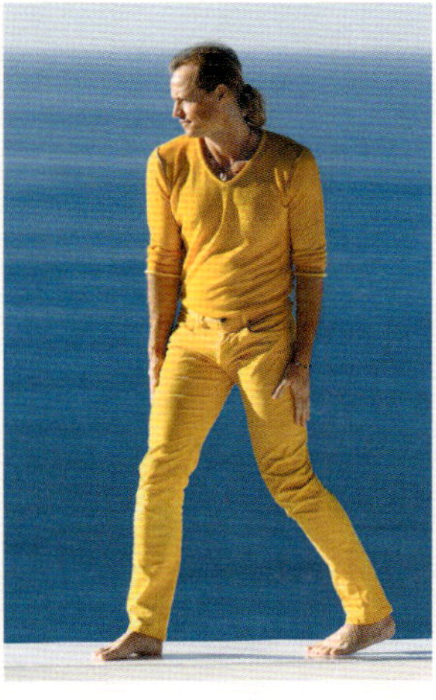

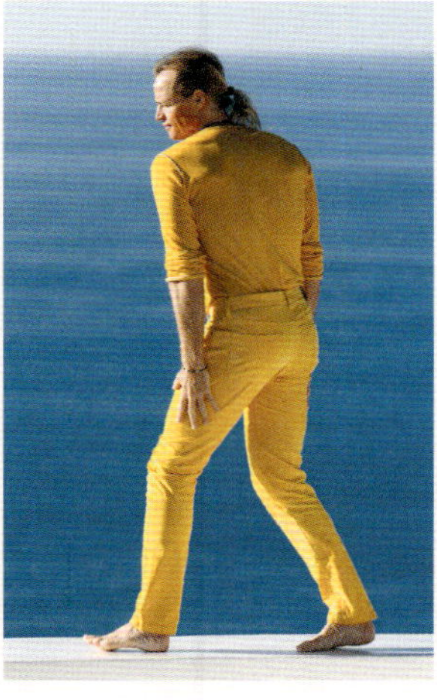

»Sei sicher …«

Lieber Wim,

mir ist (from time to time) die Welt zu schnell. Da erlebe ich es als Welt-Wunder, dass du mir so ganz nebenbei und ohne Mühe einen Weg zu gehen gezeigt hast, bei dem ich die Welt unter meinen Füßen drehe. Nicht, weil sie sich ohne mich nicht drehen würde (den Gang kannte ich schon und bin ihn bis zur Erschöpfung gegangen), sondern weil's einfach schöner ist so. Leichter. Erleichternd. Wenn ich die Welt auf diese Weise unter meinen Füßen drehe, wird sie zur Erde, zum Boden, den ich unter den Füßen habe. So entsteht Sicherheit aus mir selbst heraus – Selbstsicherheit. Wenn ich an das Seminar in Andalusien zurückdenke, habe ich vor allem eins im Ohr, dein: »Sei sicher …« Jetzt mal ehrlich: Gibt es eine bessere innere Stimme?

Am ersten Seminarmorgen hast du mich gefragt, wie ich mich fühle, und ich habe geantwortet: »Unzulänglich.« Was das bedeutet, wolltest du wissen, und ich konnte es nicht gut erklären. Jetzt kann ich es, glaub ich: Unzulänglich ist etwas, das schon irgendwie seinen Zweck erfüllt,

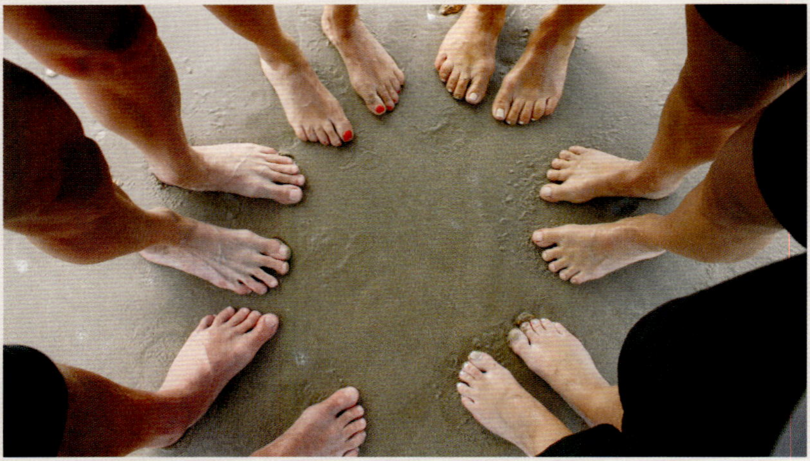

aber eigentlich langt es nicht ganz. Du willst eine Flasche Wein aufmachen, hast aber keinen Korkenzieher, nur eine Schraube. Beim Ankommen habe ich also damit gehadert (mich sogar ein bisschen dafür geschämt), kein Korkenzieher zu sein.

Im Lauf des Seminars ist mir dann klar geworden, wie wenig ich auf meinen Körper, meine Bewegungen achte. Wie wenig ich mir meiner vielfältigen Möglichkeiten bewusst bin. Wie selten ich mich sein lasse. Wie oft ich übergehe, was mich bewegt. In deinen Feldenkrais-Übungen führt eins zum anderen und alles zu sich selbst. Ich lasse meine Aufmerksamkeit von deiner Stimme durch meinen ganzen Körper führen. Der Körper darf sich merkwürdig sanft, langsam und ungewohnt bewegen, da im Liegen die Gesetze der Schwerkraft fremd werden. Dieses Befremden macht achtsam. Die eingefleischte Rüstung fällt ab, und allmählich zeigt der Körper, was er alles kann. Statt mich ungelenk und schwerfällig hochzuhieven, schraube ich mich in einer fließenden Bewegung hoch vom Liegen übers Sitzen zum Aufrechtstehen.

In dem Moment, in dem mir das zum ersten Mal gelungen ist, war ich sehr stolz, eine Schraube zu sein. Weil sie vielseitig ist und nicht nur so begrenzt einsetzbar wie ein Korkenzieher.

Eine Schraube kann ein Bild halten, einen Spiegel oder sonst etwas. Mit ihr kannst du Regale zusammenbauen oder Windräder, Elemente verbinden. Und wieder lösen. Und alles noch mal machen, nur anders. Wenn du willst, wenn du es dir vorstellen kannst. Mit Leichtigkeit. Du darfst die Schraube (just for fun) sich wie einen Kreisel um sich selbst drehen lassen. Oder eben eine Flasche Wein damit aufmachen – nicht perfekt, dafür findig. Der Korken bröselt ein wenig? Egal: Offen ist offen! Openminded.

Danke (und zwar sehr viel davon) für diese Entdeckungsreise, die mit dem Seminar noch lange nicht zu Ende ist …

Christine Schönherz, Seminarteilnehmerin

Die Geh-Schule

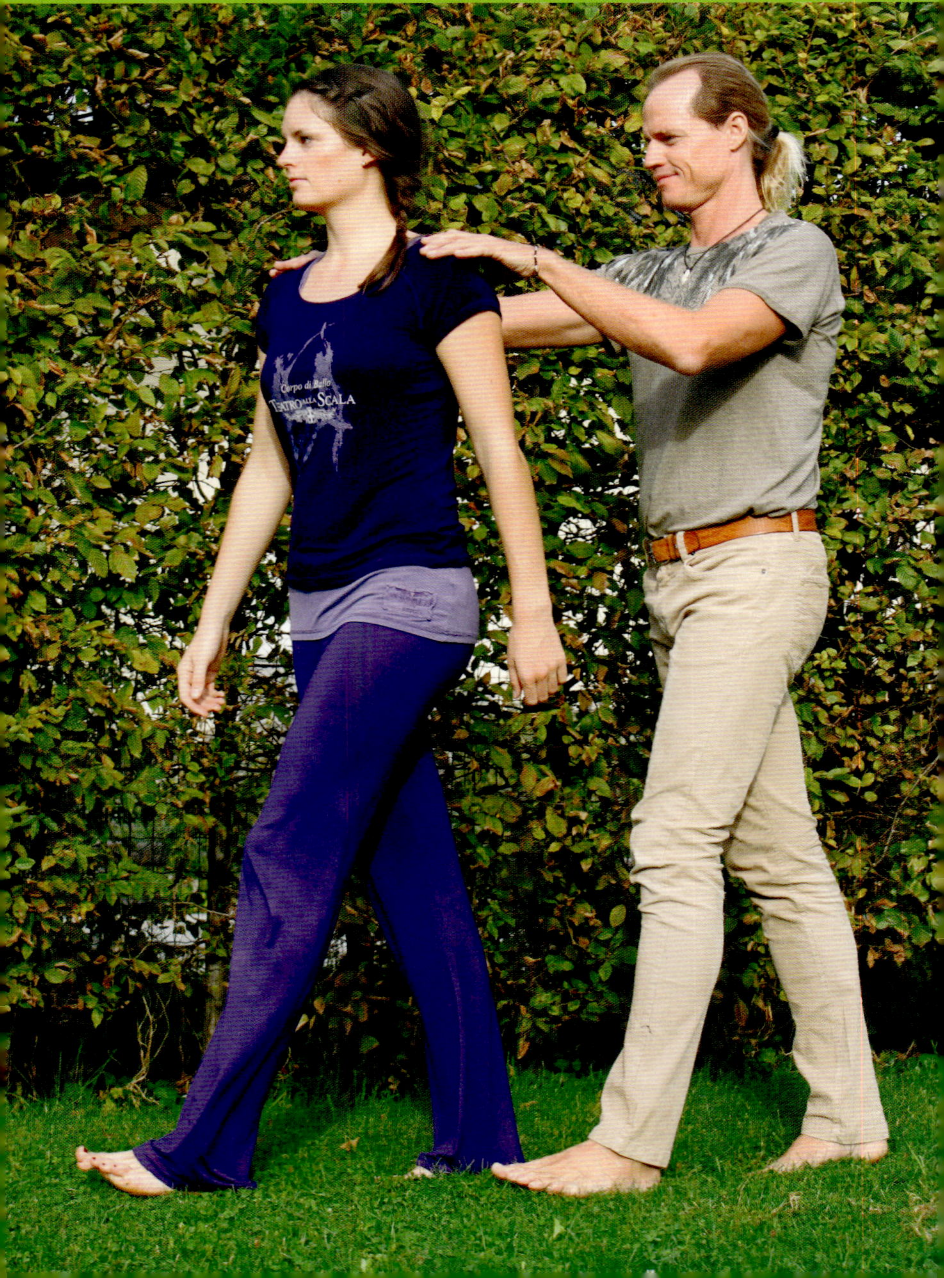

In meiner Geh-Schule habe ich Übungen zusammengestellt, die Ihre Wahrnehmung für das Gehen erweitern. Sie werden Ihren Körper spüren lernen und ein Bewusstsein dafür entwickeln, wie all seine Bereiche aufeinander abgestimmt sind. Mit der neuen Wahrnehmung Ihres Körpers werden Sie eine neue Dimension des Gehens entdecken.

Beginnen Sie mit diesen Übungen erst, nachdem Sie das Kapitel »Die Dynamik des Gehens« gelesen haben. So können Sie den größten Nutzen daraus ziehen.

Die Übungen der Geh-Schule

Die Geh-Schule besteht aus 12 Übungspaaren, also insgesamt 24 Übungen:

- Schulter-Hüfte-Verbindung – Arme entlasten
- Beugen – Im Lot
- Beinzug – Drehmoment
- Hüfte öffnen – Beinschwung
- Seitlich beugen – Wackel-Gang
- Eidechsenbewegung – Echsengang
- Rückenrolle – Wirbelkette
- Drehsitz – Schneckentempo
- Stabilität – Kranich
- Schraube – Fuß-Drehung
- Beckenkreis – Hüftkreis
- Strecken – Turbo-Gang

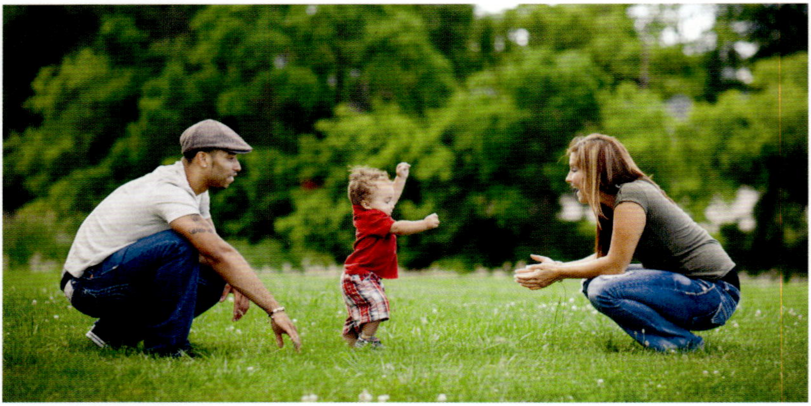

Die jeweils erste Übung eines Paars ist die »Spürung«, die zweite Übung die »Integration«.

- Die **Spürung** wird liegend ausgeführt, weil unsere Propriozeption, also die Körperwahrnehmung, sich leichter verbessern lässt, wenn möglichst viele Bereiche des Körpers Kontakt mit dem Untergrund haben. So können Sie die Beziehungen der verschiedenen Körperteile zueinander besser erfühlen. Als Unterlage ist eine Decke geeignet oder eine große Matte.
- Der **Integrations-Teil** wird in aufrechter Position ausgeführt, im Stehen und Gehen, manchmal im Sitzen. Dabei geht es darum, die erlernten Bewegungsabläufe in der Körperhaltung und im Gehen umzusetzen.

Machen Sie bitte nicht gleich alle Übungen hintereinander, sondern nehmen Sie sich Zeit, jedes einzelne neue Bewegungskonzept einzuüben. Ich empfehle Ihnen, jede Doppel-Übung zwei oder drei Tage lang ein- bis zweimal täglich zu machen. Die Geh-Übungen können Sie zum Beispiel bei einem Spaziergang spielerisch integrieren.

Schulter-Hüfte-Verbindung

Die Hüften sind die Kraftquelle des gesamten Körpers. Viele Menschen sind sich dessen nicht bewusst und stellen beim Gehen einfach einen Fuß vor den anderen, ohne dabei die Kraft der Hüften einzusetzen. Das bewirkt, dass der Körperschwerpunkt dazu tendiert, hinter dem auftretenden Fuß zu bleiben. In dieser Übung lernen Sie, wie sich beim Abstoßen des Fußes der Körperschwerpunkt nach vorne schiebt, was einen Bewegungsimpuls auslöst, der durch das Becken und die gesamte Länge der Wirbelsäule hinauf bis zum Kopf geleitet wird. Die Arme bewegen sich von alleine.

- Legen Sie sich auf die rechte Seite. Der rechte Arm ist nach vorne ausgestreckt, die Knie sind angewinkelt, die linke Hand liegt locker auf dem rechten Oberarm.
- Fangen Sie nun langsam an, die linke Hüfte und Schulter vor und zurück zu bewegen, bis Sie spüren, dass der ganze Körper an der Bewegung beteiligt ist. Auch der Kopf rollt mit.
- Bewegen Sie sich sanft und langsam mehrmals vorwärts und rückwärts, bis Sie die Bewegung im ganzen Körper spüren können. Vergrößern Sie die Bewegung langsam, bis Sie fühlen, dass sich das linke Knie vom rechten weghebt.

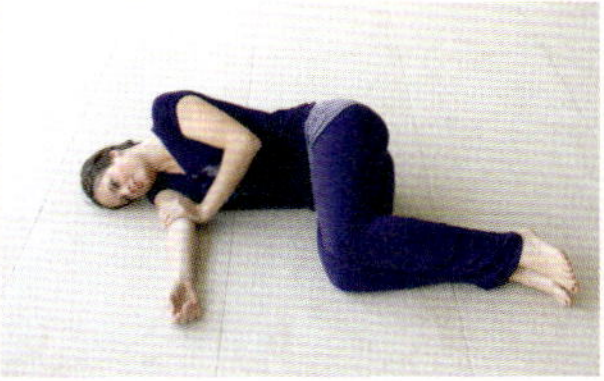

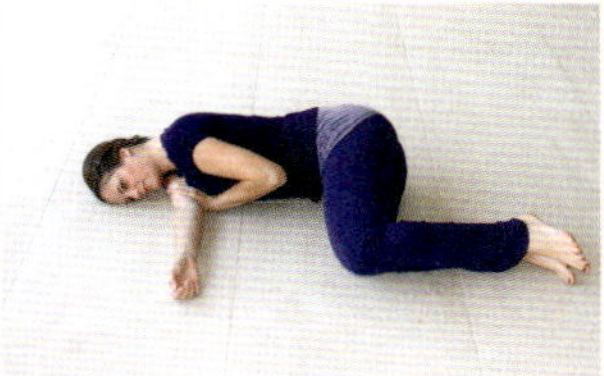

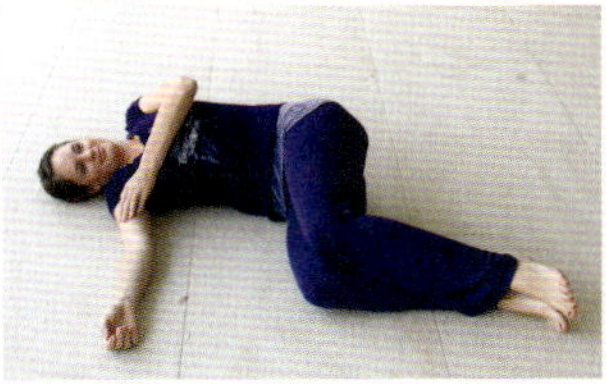

- Stellen Sie nun den linken Fuß stabil auf den Boden und bewegen Sie das linke Knie weiter nach links außen. Das zieht den gesamten Körper mit, bis Sie fast auf dem Rücken liegen.

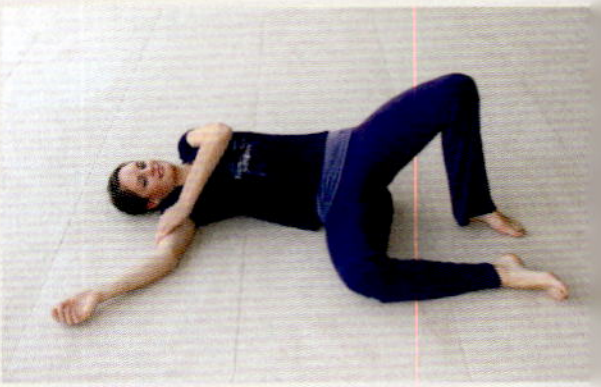

- Lassen Sie dann Ihr linkes Knie wieder nach rechts kippen und legen Sie es zurück auf das rechte Knie.
- Wiederholen Sie diese Bewegung 10-mal und spüren Sie bewusst, wie die Bewegungsimpulse aus der Hüfte Sie mit so wenig Kraftaufwand wie möglich vor- und zurückrollen lassen. Die Bewegungen sollen sich sehr leicht und flüssig anfühlen.

- Wiederholen Sie die Bewegung, und wenn der linke Fuß auf dem Boden steht, strecken Sie das rechte Bein langsam aus. Lassen Sie den Rest Ihres Körpers sanft auf den Rücken rollen.

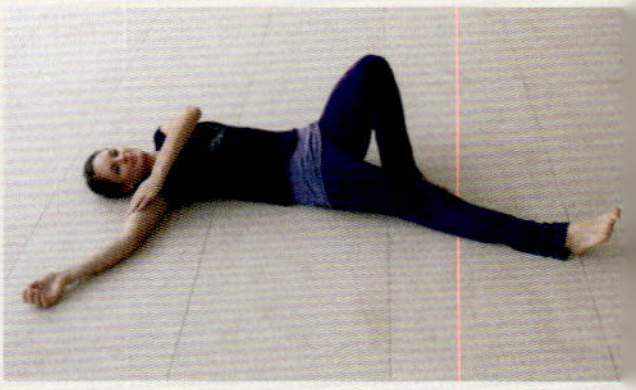

- Ziehen Sie das rechte Bein wieder an und lösen Sie damit einen Impuls aus, der durch den Rest Ihres Körpers fließt, bis Sie wieder auf der rechten Seite liegen.
- Stellen Sie sich vor, wie sich diese Bewegung beim Gehen anfühlen könnte. Der linke Arm wird durch das Abstoßen des linken Fußes nach vorne bewegt. Versuchen Sie die Bewegung leicht und schnell auszuführen.
- Zum Schluss legen Sie sich auf die linke Seite und wiederholen die Übung.

Arme entlasten

Integration der Übung »Schulter-Hüfte-Verbindung«

In dieser Übung werden Sie ein Gefühl dafür bekommen, wie die »Schulter-Hüfte-Verbindung« im Gehen funktioniert. Die Armbewegung ist durch das Halten des Handtuchs eingeschränkt, womit Sie Ihre Hüfte dazu zwingen, den Bewegungsimpuls weiterzuleiten. Sie können dadurch genauer fühlen, wie von der Hüfte aus die Bewegung durch Becken, Rücken und Schulter fließt, ohne dass Sie zu viel Armarbeit leisten.

- Legen Sie ein Handtuch um Ihre Schultern und halten Sie es mit beiden Händen fest. Achten Sie darauf, dass Sie das Handtuch auf einer bequemen Höhe halten, also nicht zu hoch und nicht zu tief.
- Gehen Sie langsam geradeaus und bekommen Sie erst einmal ein Gefühl für die Bewegungen von Händen, Oberkörper und Füßen. Wann geht die linke Hand nach vorne und wann nach hinten? Es gibt nur einen Impuls, auf den Sie achten müssen: das Abstoßen des linken Fußes. Nehmen Sie diesen Moment bewusst wahr. Die linke Hüfte wird durch den Druck des Fußes nach vorne geschoben. Der linke Arm und die linke Schulter werden auch nach vorne bewegt, allerdings ein wenig zeitversetzt.
- Übertreiben Sie die Bewegungen immer wieder mal, um sie leichter in Ihren eigenen Gang zu integrieren.

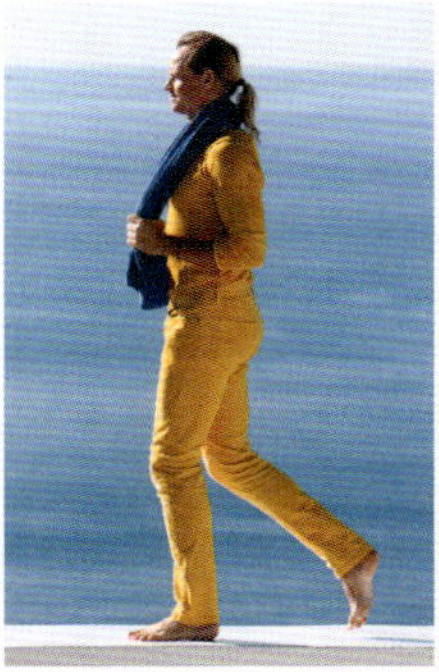

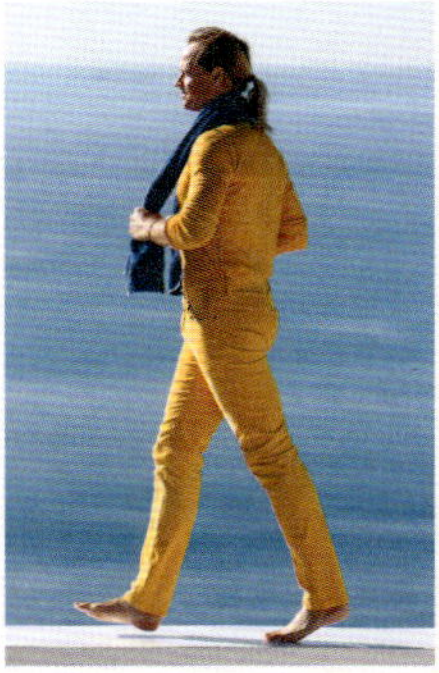

- Nun die andere Seite. Gehen Sie und achten Sie auf den Moment, wenn der rechte Fußballen abdrückt. Schieben Sie die rechte Hüfte nach vorne und drehen Sie das Becken und den gesamten Rumpf nach links.
- Übertreiben Sie die Bewegung auf dieser Seite für einige Minuten.

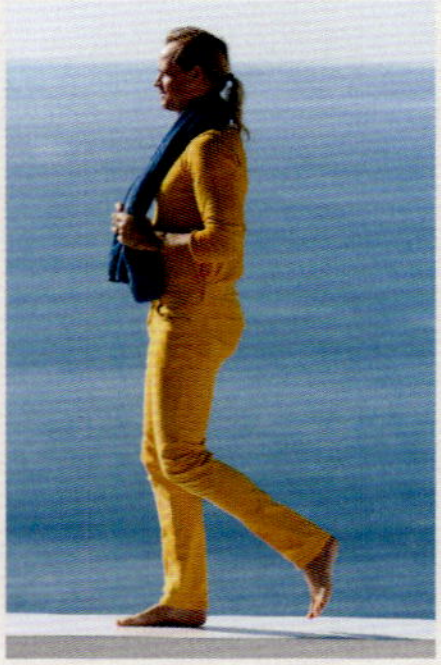

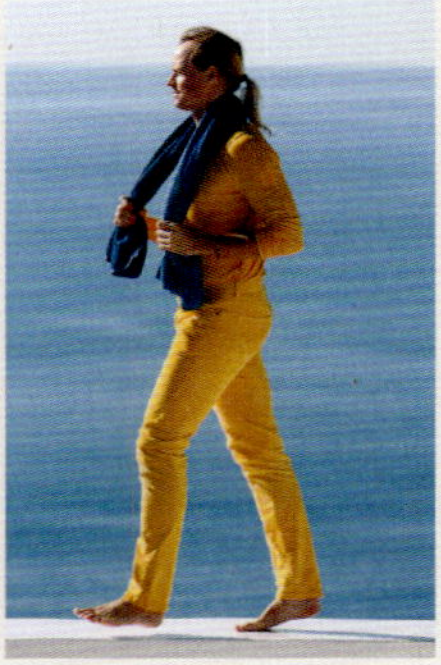

- Legen Sie das Handtuch zur Seite. Nun gehen Sie und fühlen dabei, wie das Drehmoment von der Hüfte aus durch den gesamten Rumpf fließt. Bei dieser Bewegung ist es nicht mehr notwendig, die Arme so stark einzusetzen. Das entlastet Ihre Rückenmuskulatur, weil sie kaum mehr Haltearbeit leisten muss. Das Gehen sollte sich leicht und beschwingt anfühlen.

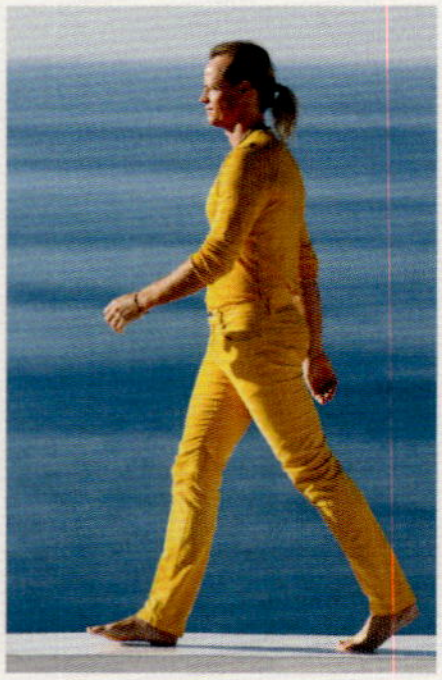

Beugen

Besonders beim Sitzen, aber auch bei längerem Stehen und Gehen werden Rückenmuskeln oft überbeansprucht. Das bedeutet, dass dieser Bereich des Körpers bei vielen Menschen ständig angespannt ist. Viele Rückenschmerzen lassen sich auf diese Verspannungen zurückführen, und sie sind ein Grund dafür, warum Menschen oft in »Rückenlage«, also leicht nach hinten gebeugt gehen.

In dieser Übung werden Sie die Spannung der Rückenmuskulatur reduzieren. Um das zu erreichen, werden Sie Ihre Beugemuskeln an der Vorderseite des Körpers aktivieren. Dies verbessert Ihre Beweglichkeit, und Ihre Haltung kann dadurch mehr ins Lot kommen.

- Legen Sie sich auf den Rücken und strecken Sie beide Beine lang aus. Spüren Sie den Kontakt Ihres Rückens mit dem Boden.

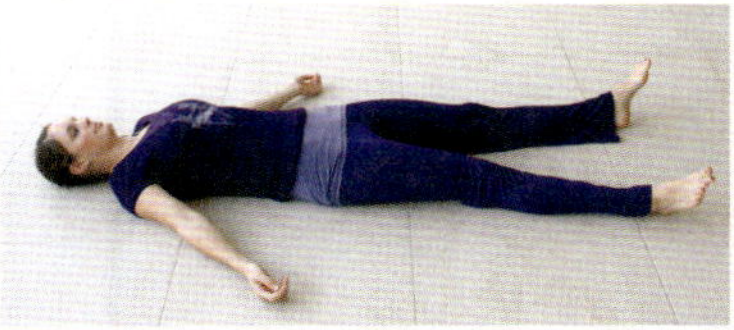

- Stellen Sie jetzt die Beine auf. Verschränken Sie Ihre Hände und legen Sie sie unter Ihren Kopf.
- Heben Sie mit Hilfe der Hände langsam den Kopf und spüren Sie, wie sich der Lendenbereich Ihres Rückens in den Boden drückt.

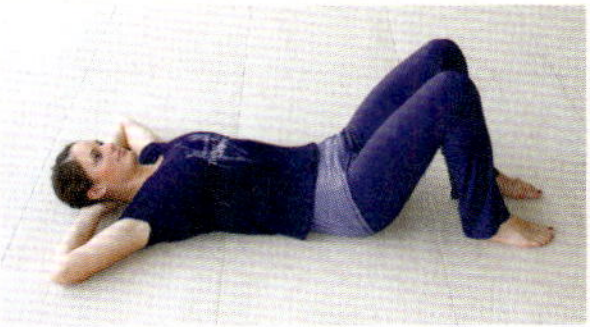

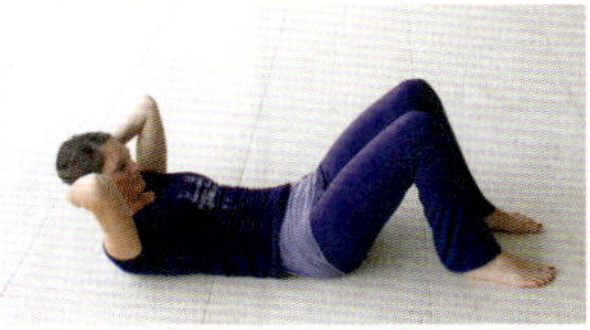

- Wiederholen Sie die Bewegung mehrmals. Atmen Sie aus, wenn Sie den Kopf heben, und atmen Sie ein, wenn Sie ihn senken.

- Nun halten Sie mit der rechten Hand das rechte Knie, es liegt nur noch die linke Hand unter dem Kopf.
- Heben Sie den Kopf und zielen Sie mit dem linken Ellbogen in die Richtung Ihres rechten Knies. Spüren Sie dabei, wie der Lendenbereich des Rückens in den Boden gedrückt wird.
- Atmen Sie aus, während Sie nach oben gehen, beim Einatmen gehen Sie zurück in die Ausgangsposition.
- Wiederholen Sie dies im Rhythmus der Atmung etwa 20-mal.

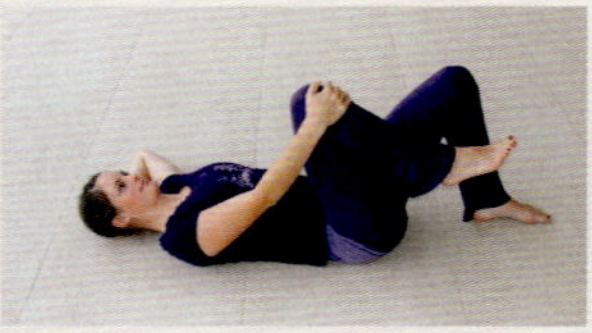
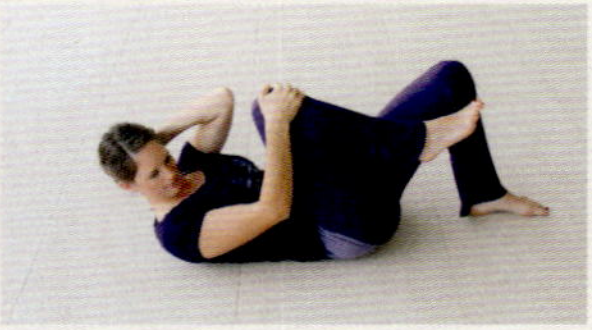

- Verschränken Sie nun die Hände und umfassen Sie damit Ihr rechtes Knie. Ziehen Sie es zur Brust und heben Sie gleichzeitig den Kopf.

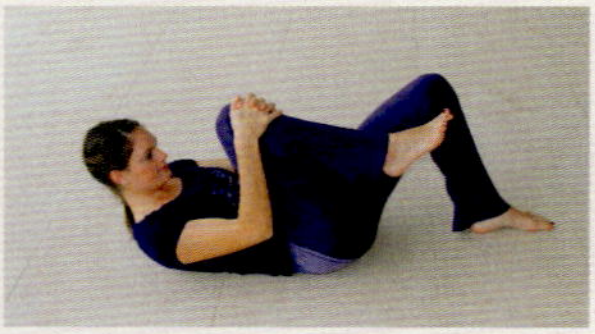

- Bewegen Sie abwechselnd Ihr Kinn und Ihre Stirn in Richtung des Knies. Wiederholen Sie diese Bewegung 10-mal.
- Danach zielen Sie abwechselnd mit dem linken und rechten Ohr in Richtung des Knies. Jedes Mal ändern Sie ein wenig die Bewegung. Auch dies wiederholen Sie 10-mal.

- Halten Sie jetzt Ihr rechtes Knie mit der linken Hand und Ihren rechten Fuß mit der rechten Hand. Heben Sie Ihren Kopf und bringen Sie ihn näher zum rechten Knie. Diesmal werden Sie einen anderen Bereich des Rückens am Boden spüren. Achten Sie darauf, wie die Rippen sich zusammenfalten.
- Wiederholen Sie diese Beugung des Rumpfes insgesamt 20-mal, aber nicht immer auf die gleiche Weise: Versuchen Sie einmal, mit Ihrer Stirn in Richtung Knie zu zielen, dann mit Ihrem Kinn und als Nächstes mit dem linken Ohr. Die Abwechslung aktiviert immer neue Bereiche Ihres Rückens.
- Danach wechseln Sie die Seiten und machen die gesamte Übung mit dem linken Bein.
- Ruhen Sie sich dann aus und spüren Sie, wie Ihr Rücken jetzt am Boden aufliegt im Vergleich zum Beginn der Übung.

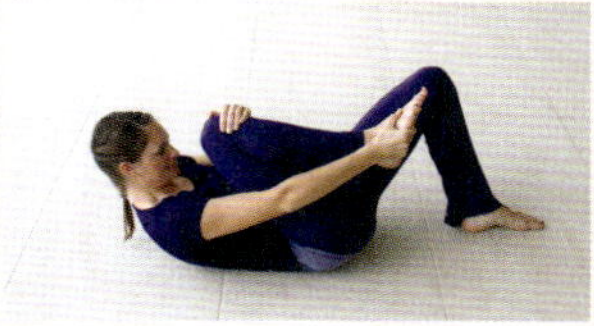

Im Lot

Integration der Übung »Beugen«

Erst im Sitzen und Stehen können Sie wirklich ein Gefühl dafür bekommen, dass der Körper aufrecht und gerade ist, wenn Sie beide Extreme – Beugen und Strecken – ausführen. Sie können dann den Bewegungsspielraum in Ihrem Rücken fühlen. Reduzieren Sie langsam diesen Bewegungsspielraum, dann finden Sie zur Mitte, kommen ins Lot.

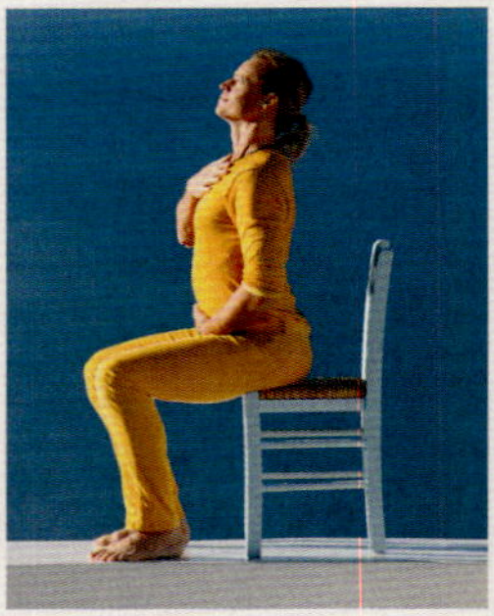

- Setzen Sie sich auf den vorderen Rand eines Stuhls. Legen Sie die rechte Hand auf das Brustbein und die linke Hand auf den unteren Bauch.
- Heben Sie Ihren Kopf und schauen Sie nach oben in Richtung Himmel. Lassen Sie das Becken nach vorne rollen und strecken Sie Ihren Rücken dabei. Sie werden bemerken, dass der Abstand zwischen den Händen größer wird.

- Bringen Sie nun beide Hände näher zusammen, indem Sie Ihren Rücken beugen. Das Becken rollt leicht nach hinten, der Kopf geht nach unten.
- Bewegen Sie sich langsam und gleichmäßig von einem Extrem zum anderen und beobachten Sie bewusst, wie Sie über Ihren Sitzhöcker rollen.
- Reduzieren Sie nach und nach den Umfang der Bewegung, bis Sie die Mitte gefunden haben.

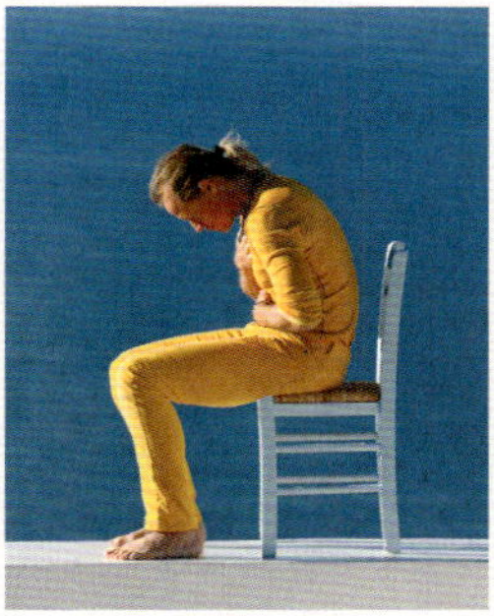 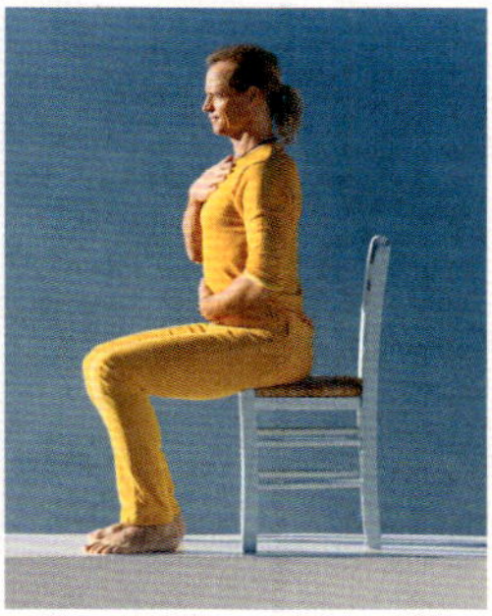

- Stehen Sie nun auf und legen Sie Ihre Hände wie im Sitzen auf Ihr Brustbein und den Bauch. Schauen Sie nach oben und strecken Sie Ihren Rücken. Verlagern Sie gleichzeitig das Gewicht auf die Ballen der Füße.

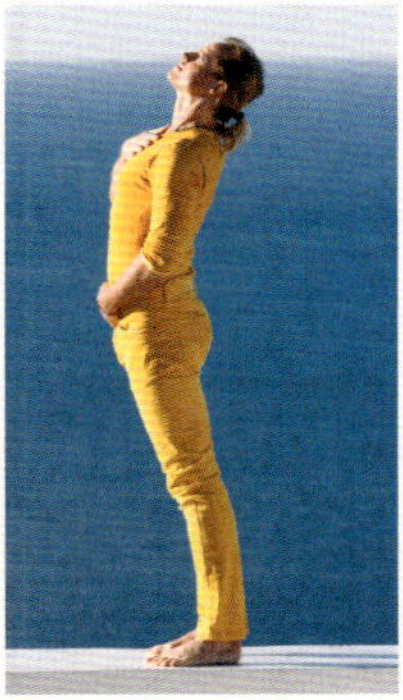

- Beugen Sie Ihren Rücken, dabei gehen beide Hände näher zusammen. Die Vorderseite des Körpers wird kürzer und der Rücken länger. Das Gewicht auf den Füßen verlagert sich nach hinten auf die Fersen.

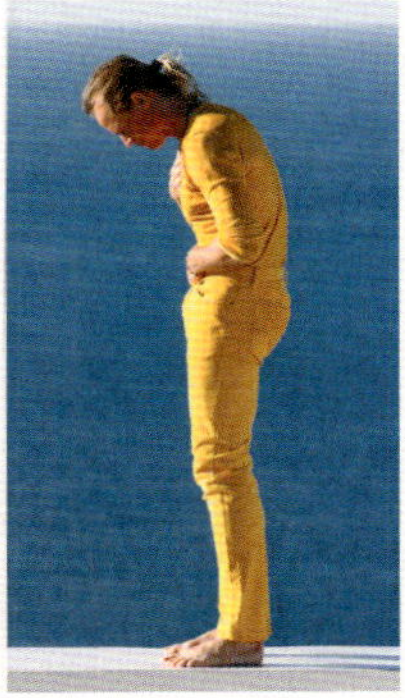

- Wiederholen Sie dies mehrmals, dann verkleinern Sie wieder langsam die Bewegung, bis Sie Ihre Mitte gefunden haben.
- Zum Abschluss wippen Sie auf Ihren Füßen mehrmals ganz leicht auf der Stelle auf und ab, dann gehen Sie einige Schritte.

Beinzug

In dieser Übung werden Sie spüren, wie das Bein, das sich nach vorne bewegt, genau dieselben Drehimpulse auslösen kann, wie Sie das beim Abstoßen des Fußes in der Übung »Arme entlasten« gelernt haben. Dadurch können Sie das Gehen aus verschiedenen Perspektiven betrachten. Sie können Ihre Aufmerksamkeit zwischen dem Abstoßen und dem anziehenden Bein wechseln, ohne dabei das Drehmoment zu verlieren. Das ist besonders hilfreich beim Bergaufwandern und Treppensteigen. Sie verwenden dadurch andere Muskeln und werden nicht so schnell an Ihre körperlichen Grenzen stoßen.

- Legen Sie sich auf den Rücken. Winkeln Sie die Knie an, stellen Sie die Füße auf den Boden und legen Sie die Hände locker auf Ihre Hüften.

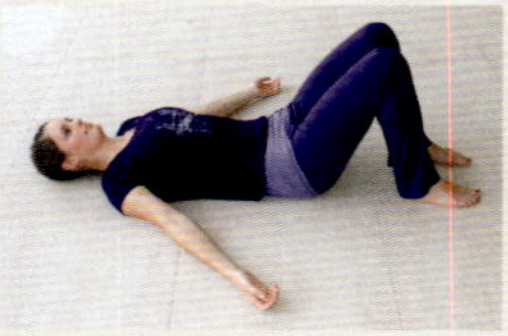

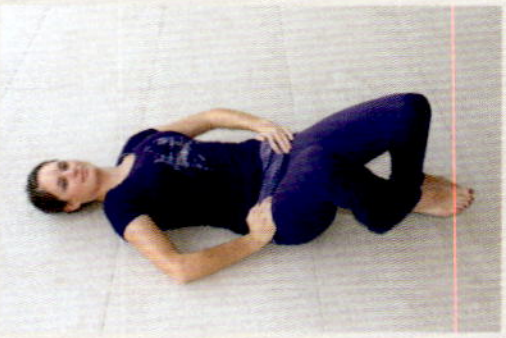

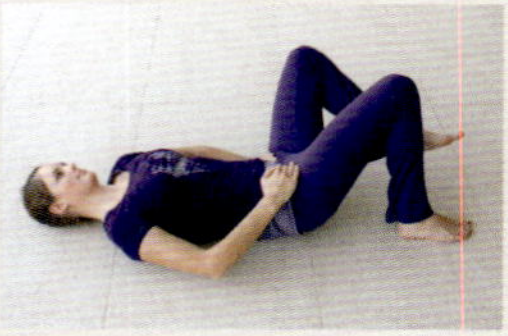

- Nun fangen Sie an, langsam, in ganz kleinen Bewegungen den rechten Fuß vom Boden zu heben. Erlauben Sie dem Becken zu rollen, Sie können das mit Ihren Händen kontrollieren.
- Stellen Sie den rechten Fuß wieder auf den Boden und heben Sie langsam den linken Fuß. Bewegen Sie ihn von einer Seite zur anderen und nehmen Sie bewusst wahr, wie das Heben der Füße eine Rollbewegung des Beckens verursacht. Versichern Sie

sich, dass das Becken zur gleichen Seite rollt wie der Fuß, den Sie heben.

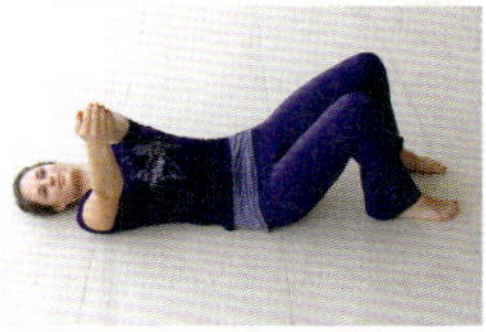

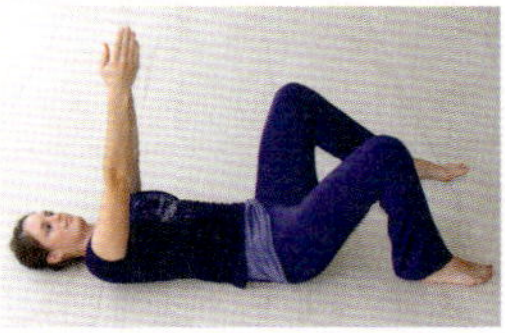

- Stellen Sie beide Füße ab. Strecken Sie nun beide Arme nach oben und legen Sie die Handflächen aufeinander. Bewegen Sie die Hände nach rechts, indem Sie Ihren Oberkörper mitdrehen. Dabei drücken Sie mit dem linken Fuß in den Boden und rollen das Becken nach rechts.
- Nun heben Sie den linken Fuß vom Boden und geben die Hände wieder zurück zur Mitte. Das Heben des Fußes sollte das Becken drehen und somit auch Ihren Oberkörper.
- Wiederholen Sie diese Bewegung auch nach links und dann nach beiden Seiten abwechselnd, bis Sie das Gefühl verinnerlicht haben, dass das anziehende Bein den Oberkörper und die Arme zurückzieht.

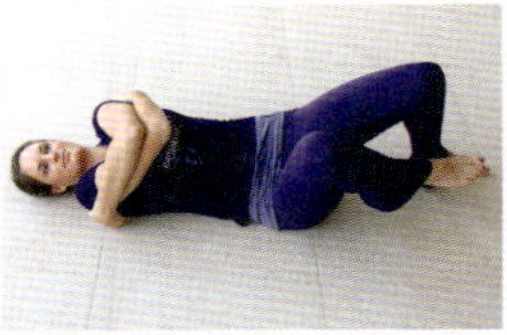

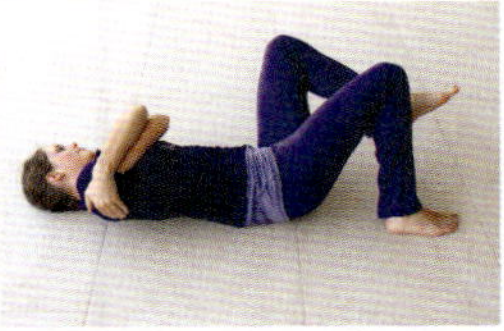

- Umarmen Sie sich und heben Sie dabei abwechselnd den linken und den rechten Fuß langsam vom Boden weg. So rollt der ganze Körper mit.
- Ziehen Sie das Knie, das Sie heben, immer ein wenig nach außen. Das erleichtert es Ihnen zu erfühlen, wie der Körper sich bewegt.

Drehmoment

Integration der Übung »Beinzug«

In je mehr Positionen Sie das Drehmoment spüren können, desto größer ist die Wahrscheinlichkeit, dass Sie die Bewegungen auch so leicht wie möglich ohne Kraftaufwand ausführen und sie in Ihre neue Art zu gehen integrieren können. In der ersten Bewegung bekommen Sie ein Gefühl dafür, wie das Gewicht Ihrer Beine sich durch das Nutzen des Drehmoments verändert.

- Setzen Sie sich an den vorderen Rand eines Stuhls, die Hände liegen locker auf den Oberschenkeln. Nun heben Sie den linken Fuß ein wenig an. Wie schwer empfinden Sie Ihr linkes Bein? Stellen Sie es wieder hin und heben Sie es noch ein paar Mal hoch. Wo spüren Sie die Muskelarbeit?
- Nun ziehen Sie Ihr linkes Knie und die linke Hüfte nach hinten und heben den linken Fuß. Ihr ganzer Körper sollte sich etwas nach links drehen, es entsteht ein Drehpunkt auf Ihrem Sitzbeinhöcker.
- Wie fühlt sich das Bein an? Sie sollten spüren, wie das Bein durch die Drehung leichter wird.

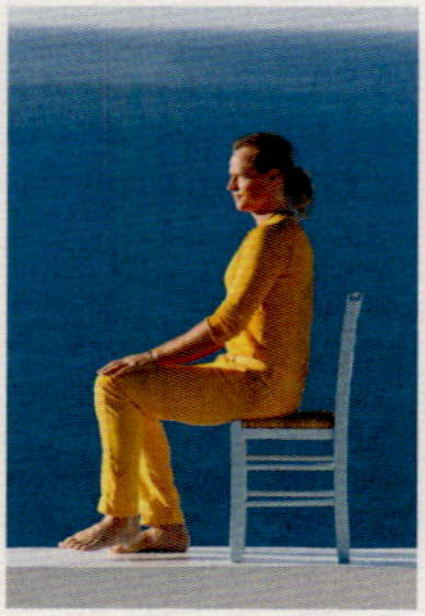

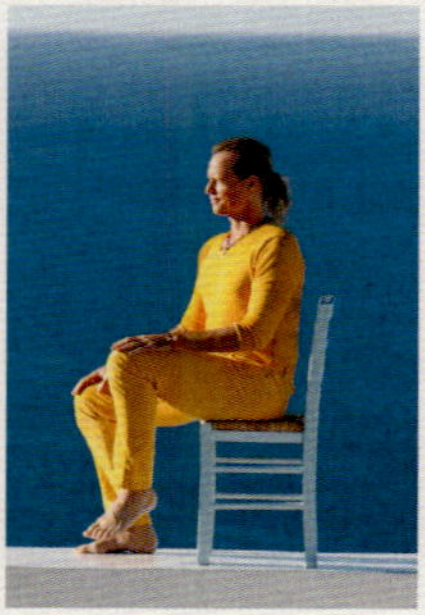

- Stehen Sie auf und legen Sie die Hände auf Ihre Hüften. Heben Sie das linke Bein, indem Sie die linke Hüfte zurückziehen. Dadurch drehen sich Becken und Rumpf. Die Bewegung des Beckens spüren Sie unter Ihren Händen. Wiederholen Sie diesen Hüftimpuls mehrmals.
- Dann machen Sie die gesamte Übung mit Ihrem rechten Bein. Zum Schluss gehen Sie ein paar Schritte, um der Bewegung nachzuspüren.

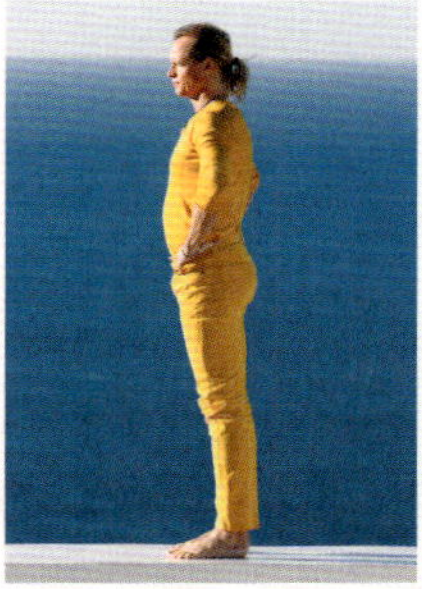
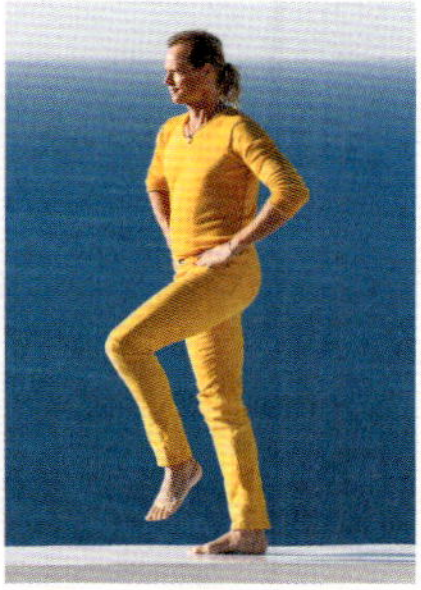

- Legen Sie Ihre rechte Handfläche auf Ihren unteren Bauch und den linken Handrücken auf den Rücken im Bereich der Lenden.

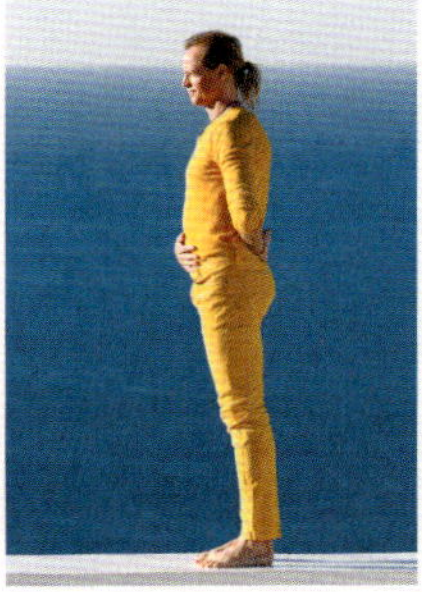
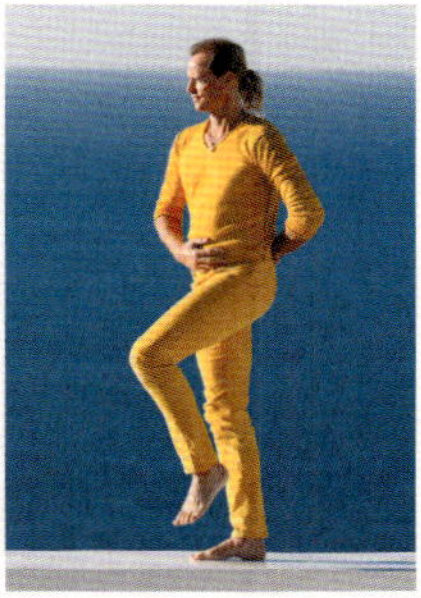

- Heben Sie das linke Bein genauso wie zuvor und spüren Sie mit Ihren Händen genau die Bewegung, die das sich anziehende Bein auslöst.
- Wechseln Sie die Hände und fühlen Sie die Bewegung auf der anderen Körperseite, indem Sie das rechte Bein heben.

- Strecken Sie nun Ihre Arme nach vorne und legen Sie die Handflächen aufeinander. Heben Sie das linke Bein wiederum genauso wie zuvor und beobachten Sie, wie sich Arme und Oberkörper in die gleiche Richtung – nach links – drehen.
- Wiederholen Sie das zur anderen Seite, indem Sie das rechte Bein heben.

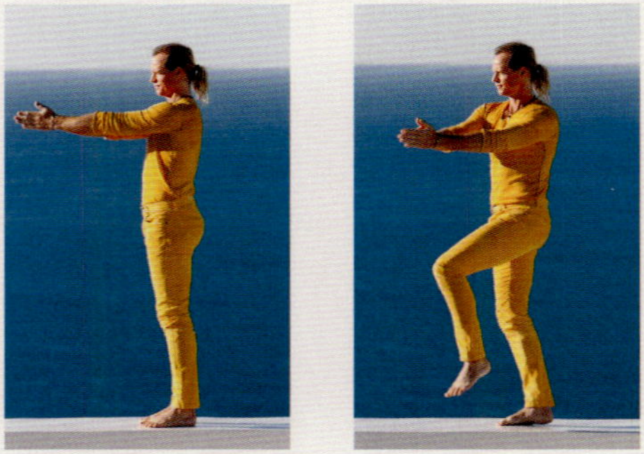

- Umarmen Sie sich. Mit Ihren Armen in dieser Stellung heben Sie das linke Knie. Schauen Sie geradeaus zum Horizont und erlauben Sie trotzdem Ihrem Becken und Rumpf, sich nach links zu drehen. Wiederholen Sie das mit dem rechten Bein.

- Gehen Sie ein paar Schritte, dabei ziehen Sie die Knie übertrieben hoch.
- Zum Schluss stellen Sie sich entspannt hin: Mit welcher Armstellung aus dieser Übung haben Sie das Gefühl, dass die Becken- und Rumpfdrehung für Sie am besten spürbar ist?

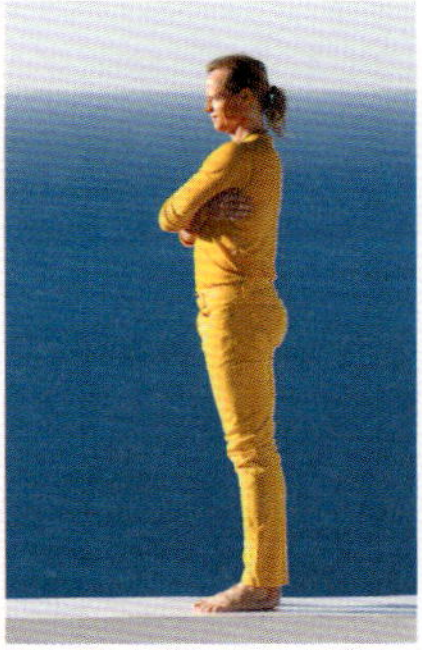

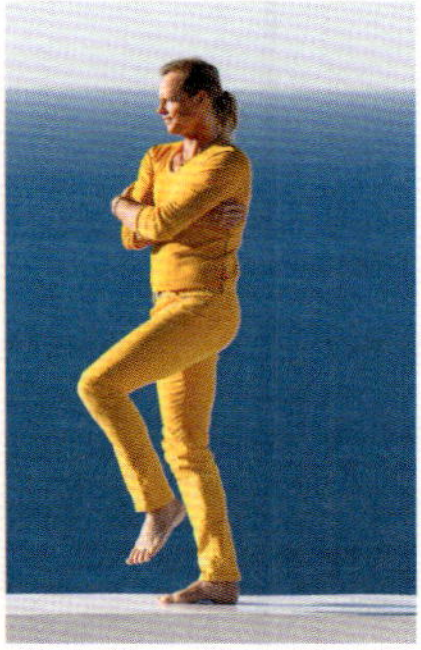

Hüfte öffnen

In dieser Übung werden Sie die Hüftgelenke öffnen und die vorderen Hüftbeugemuskeln strecken, die durch ständiges Sitzen oft verkürzt sind. Eine bewegliche Hüfte sorgt für einen harmonischen Gang.

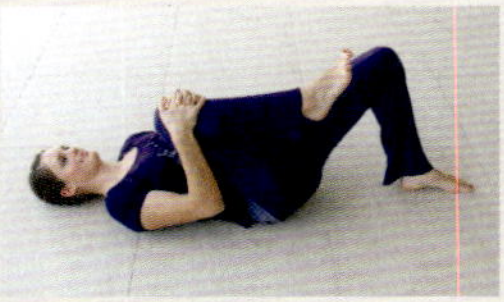

- Legen Sie sich auf den Rücken. Stellen Sie den linken Fuß auf den Boden. Beugen Sie das rechte Knie und umfassen Sie es mit verschränkten Händen.

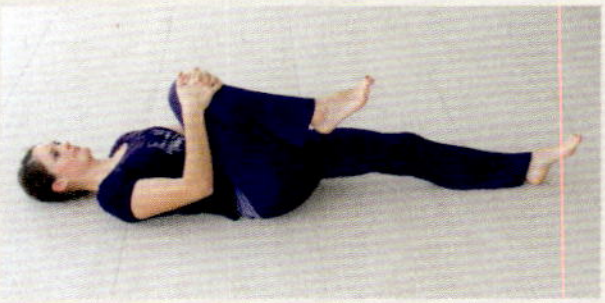

- Ziehen Sie das Knie mehrmals hintereinander langsam zur Brust und führen es wieder zurück. Zum Schluss halten Sie es angezogen fest.
- Nun strecken Sie sehr langsam das linke Bein aus, dann stellen Sie es wieder auf. Dies wiederholen Sie mehrmals.

- Legen Sie die rechte Hand unter Ihren Kopf. Heben Sie den rechten Fuß und halten Sie die Fußsohle mit der linken Hand fest.
- Rollen Sie langsam nach rechts, bis der rechte Oberschenkel den Boden berührt, und wieder zurück. Wiederholen Sie das ein paar Mal.
- Rollen Sie jedes Mal ein wenig weiter und ziehen Sie Ihren Kopf näher zum Knie. Strecken Sie langsam das rechte Bein weiter nach rechts und spüren Sie, wie sich die rechte Hüfte nach außen öffnet.

- Wiederholen Sie diese Bewegung mehrmals, bis sie sehr rund und gleichmäßig abläuft.

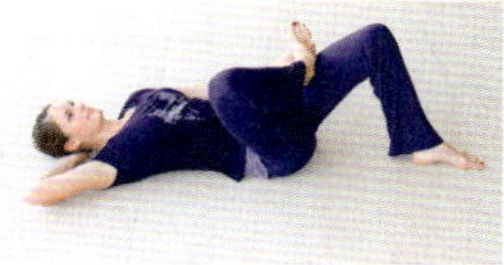
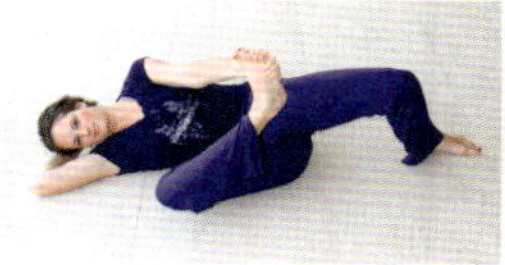
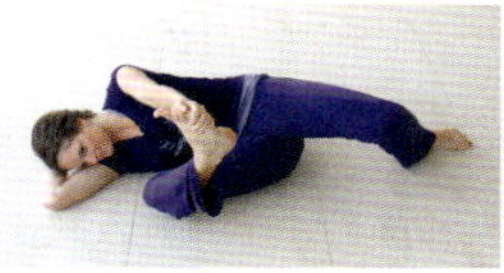

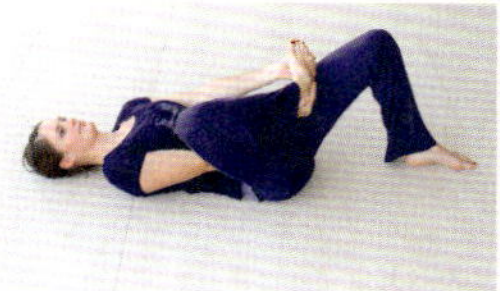

- Dann umfassen Sie Ihren rechten Fuß mit beiden Händen, mit der linken Hand die Fußsohle und mit der rechten Hand die Ferse.
- Öffnen Sie die rechte Hüfte und zielen Sie mehrmals erst mit dem Ober- und dann mit dem Unterschenkel näher in Richtung Boden und wieder zurück. Sie rollen dadurch auf Ihre rechte Seite. Wiederholen Sie die Bewegung mehrmals und versuchen Sie mit jedem Mal das Bein weiter nach außen zu bewegen.

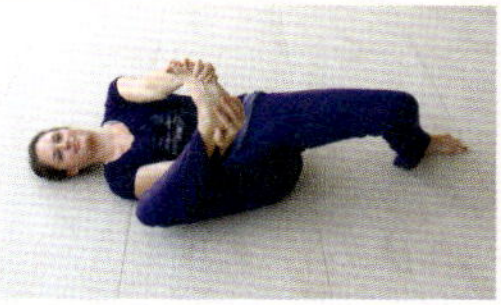

- Dann wechseln Sie die Hände und greifen mit der linken Hand die Ferse und mit der rechten Hand die äußere Kante des rechten Fußes. Wiederholen Sie den Bewegungsablauf und beobachten Sie, ob Sie nun Ihr Bein weiter zur Seite öffnen können. Rollen Sie so weit wie möglich auf die rechte Seite.

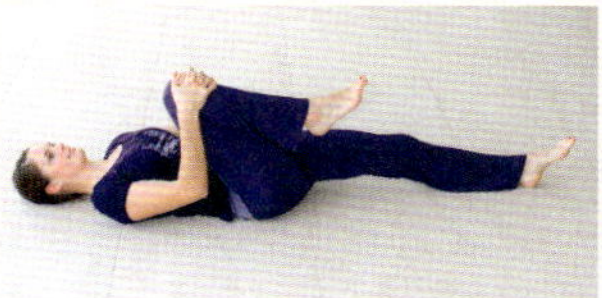

- Halten Sie nochmals das rechte Knie mit verschränkten Händen und ziehen Sie es zur Brust. Strecken Sie mehrmals das linke Bein langsam weiter nach unten und zurück.
- Danach machen Sie die Übung auf der anderen Seite.

Beinschwung

Integration der Übung »Hüfte öffnen«

Bei dieser Übung werden Sie spüren, wie das nach vorne schwingende Bein sich leicht aus der Hüfte nach außen bewegt. Die Streckung der Hüfte geschieht, wenn das Bein nach hinten schwingt.

- Stehen Sie aufrecht. Balancieren Sie auf Ihrem rechten Fuß und schwingen Sie das linke Bein langsam und ganz wenig vor und zurück. Machen Sie die Bewegung klein genug, so dass Sie spüren können, wie Becken, Rumpf und Arme die Bewegungen des Beins mitmachen. Jedes Mal, wenn das Bein vorwärtsschwingt, bewegt sich auch der rechte Arm locker nach vorne.
- Lassen Sie den linken Fuß leicht nach außen und nach vorne schwingen.

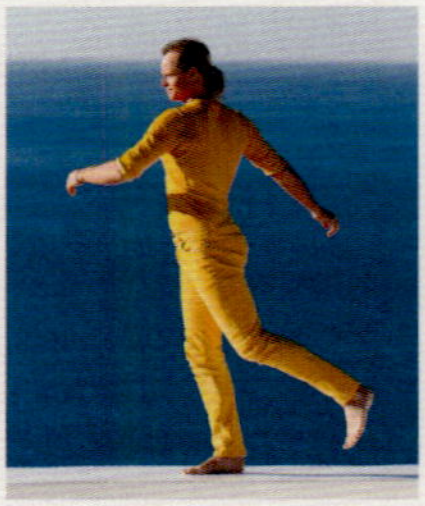
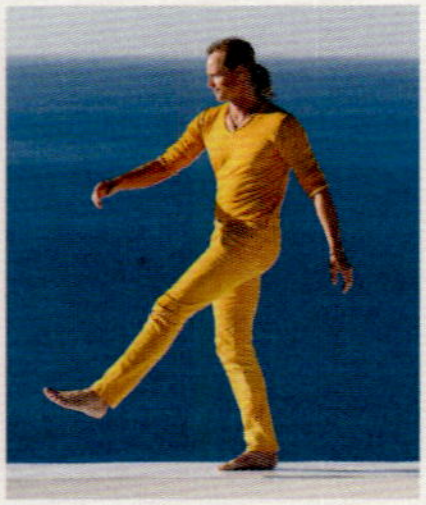

- Schwingen Sie das linke Bein allmählich etwas weiter vor und zurück. Achten Sie während dieser Bewegung darauf, wie sich die linke Hüfte zurückdreht. So, als würden Sie einen Fußball kicken, gleichen Oberkörper und Arme den Beinschwung aus.

- Wiederholen Sie die Bewegung, solange Sie Ihr Gleichgewicht halten können.

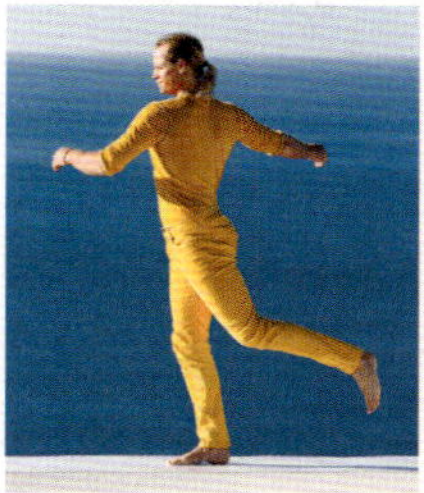

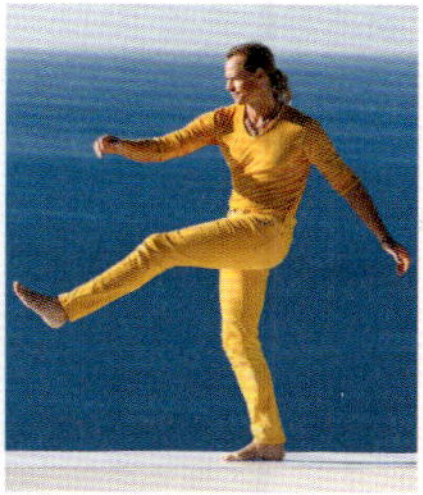

- Gehen Sie nun einige Schritte und konzentrieren Sie sich auf das nach vorne schwingende Bein. Können Sie nun auch beim normalen Gehen diese Drehung des ganzen Körpers leichter nachvollziehen?
- Betonen Sie immer wieder das nach außen schwingende linke Bein, während Sie gehen, übertreiben Sie das Drehmoment des Körpers, um die Bewegung besser in Ihren Gang zu integrieren.
- Wiederholen Sie die gesamte Übung mit dem rechten Bein. Sie können das Gefühl besser beibehalten, wenn Sie Ihre Beine bei der Vorwärtsbewegung leicht nach außen schwingen.

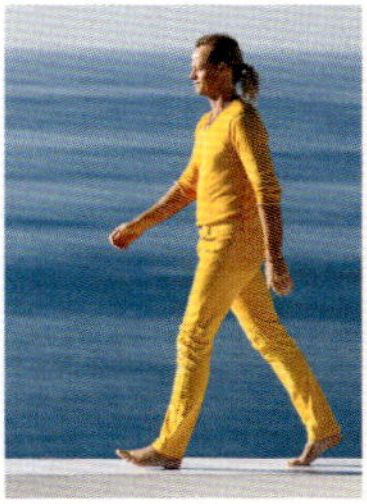

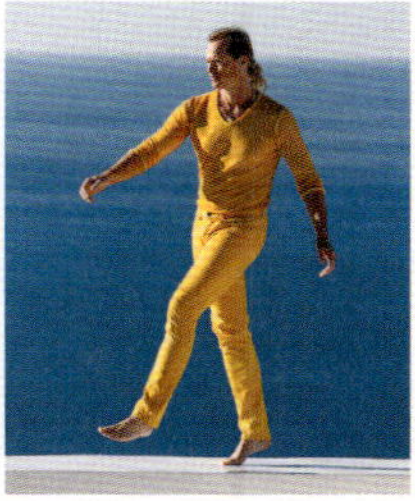

Seitlich beugen

Mit dieser Übung werden Sie die Fähigkeit verbessern, Ihren Körper seitlich zu beugen. Je bewusster Sie spüren, wie Ihre Rippen mit der Bewegung der Hüften und Schultern zusammenhängen, desto leichter wird Ihr Gang. Verspannungen der Muskulatur im Nackenbereich und Beschwerden der Wirbelsäule entstehen oft durch die fehlende Fähigkeit, sich seitlich zu beugen und zu strecken.

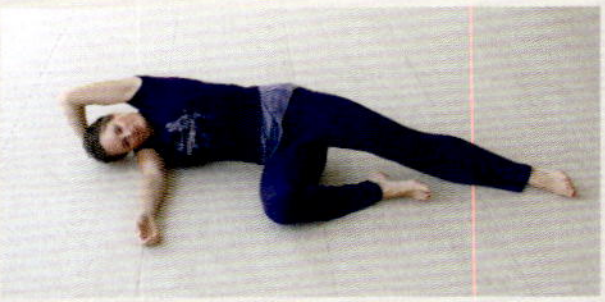

- Legen Sie sich auf die rechte Seite, das rechte Bein ist angewinkelt, das linke Bein ausgestreckt. Strecken Sie den rechten Arm nach vorne aus und umfassen Sie Ihren Kopf mit dem linken Arm.
- Nun verlängern Sie Ihr Bein, indem Sie die Taille vom Boden wegheben. Spüren Sie, wie die linke Körperhälfte länger wird.

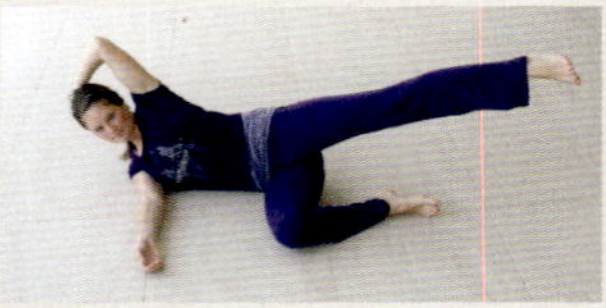

- Heben Sie den Kopf und gleichzeitig das linke Bein. Versuchen Sie ganz bewusst, die Taille auf den Boden zu drücken. Dann senken Sie Kopf und Bein wieder ab.
- Beim Heben atmen Sie aus, wenn Sie Ihr Bein wieder auf dem Boden länger machen, atmen Sie ein. Wiederholen Sie die Bewegung 10-mal und konzentrieren Sie sich darauf, wie die Rippenbögen länger und kürzer werden.

- Danach machen Sie die Übung auch auf der anderen Seite.

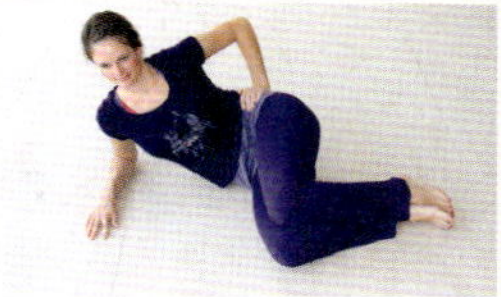

- Richten Sie sich etwas auf und stützen Sie sich mit dem Unterarm auf dem Boden ab. Die Knie liegen aufeinander, die linke Hand liegt auf Ihrer linken Hüfte.

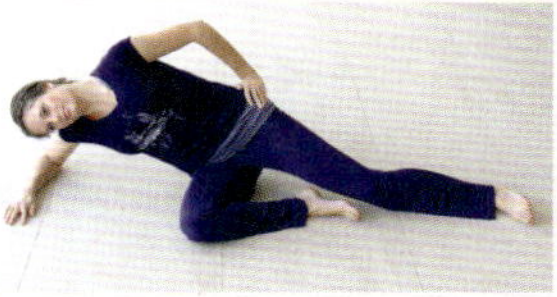

- Strecken Sie nun langsam das linke Bein nach unten weg und wölben Sie Ihre linke Seite nach oben. Bewegen Sie Ihren Kopf zur rechten Schulter. Dann ziehen Sie Ihr linkes Knie wieder an und beugen den Kopf nach links, so dass die linke Seite kürzer wird. Wechseln Sie zwischen den beiden Bewegungen ab und spüren Sie, wie sich Ihre Seiten beugen und strecken.
- Wechseln Sie die Seite und führen Sie die Bewegungen noch einmal durch.

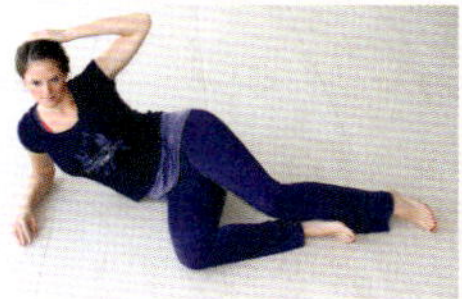

- Stützen Sie sich wieder auf der rechten Seite mit dem Unterarm auf dem Boden ab und legen Sie nun die linke Hand auf den Kopf. Ziehen Sie das linke Knie und die Hüfte an, dabei hilft Ihre Hand dabei, den Kopf näher zur Hüfte zu bewegen.

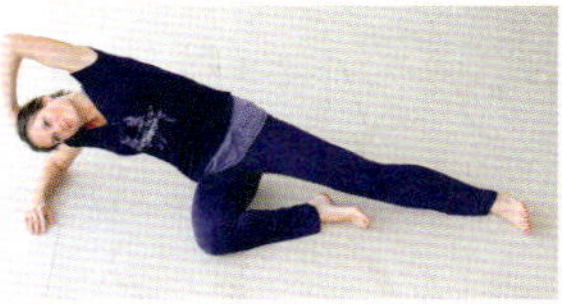

- Dann strecken Sie das Bein und bewegen den Kopf zur rechten Schulter. Wiederholen Sie die Bewegungen langsam einige Male und danach auch auf der rechten Seite.

Wackel-Gang

Integration der Übung »Seitlich beugen«

Die Seitenbewegung beim Gehen extrem zu übertreiben ergibt den Wackel-Gang. Die Hüften bewegen sich beim effizienten Gehen nicht nur nach vorne und zurück, wie wir es bis jetzt in den Übungen gelernt haben. Sie bewegen sich auch auf und ab. Hier werden bewegliche Rippen gebraucht, um das Gleichgewicht des Körpers zu gewährleisten. Dadurch wird jeweils ein Bein länger und eines kürzer. Dies ist besonders beim Bergaufgehen und beim Treppensteigen sehr hilfreich.

- Stellen Sie sich an den Rand einer Treppe oder Ähnliches, wo Sie ein Bein länger machen können, ohne dass Sie den Boden berühren. Halten Sie sich, wenn notwendig, mit Ihrer rechten Hand fest. Strecken Sie Ihren linken Arm nach oben, gleichzeitig machen Sie das linke Bein nach unten länger. Stabilisieren Sie sich gut auf Ihrem rechten Fuß.

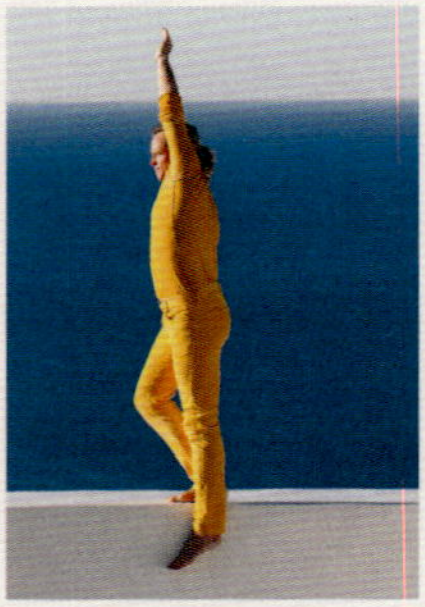

- Nun bewegen Sie Ihren linken Arm seitlich nach unten, während Sie Ihren linken Fuß hochziehen in Richtung linke Hand. Diese Bewegung fordert Ihr Gleichgewicht, also bewegen Sie sich behutsam und langsam.

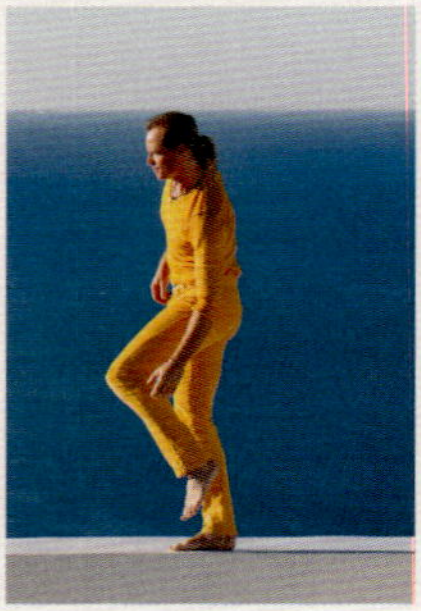

Spüren Sie die Rippen, die bei der seitlichen Beugung zusammenkommen.

- Wechseln Sie das Bein und machen Sie die seitliche Beugung auch mit der rechten Körperhälfte.

- Beugen Sie sich nun abwechselnd von einer Seite zur anderen, indem Sie aktiv das Bein und die Hüfte gleichzeitig hochziehen, eines nach dem anderen, so als würden Sie Treppen steigen. Beobachten Sie, wie eine Seite Ihres Körpers dabei länger wird und die andere kürzer.
- Gehen Sie auf diese Weise ein wenig umher. Der Wackel-Gang fühlt sich im ersten Moment etwas wackelig an, aber er bietet eine gute Möglichkeit, das Gleichgewicht zu schulen.
- Nach einigen Schritten gehen Sie wieder normal und beobachten Sie, ob Ihr Gang jetzt auch ein wenig seitliches Beugen enthält. Es ist möglich, dass er sich nun leichter und beschwingter anfühlt.

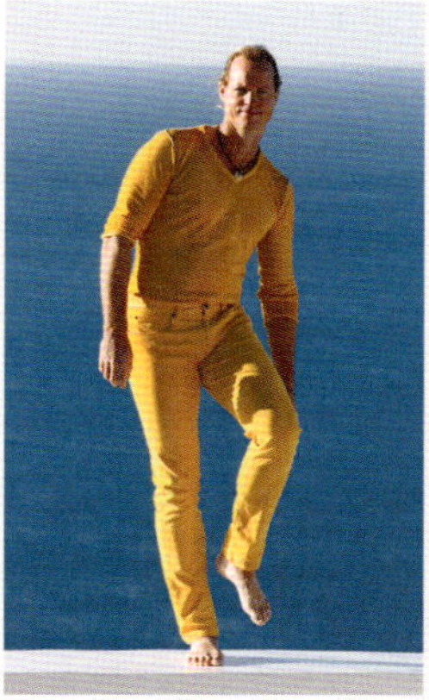
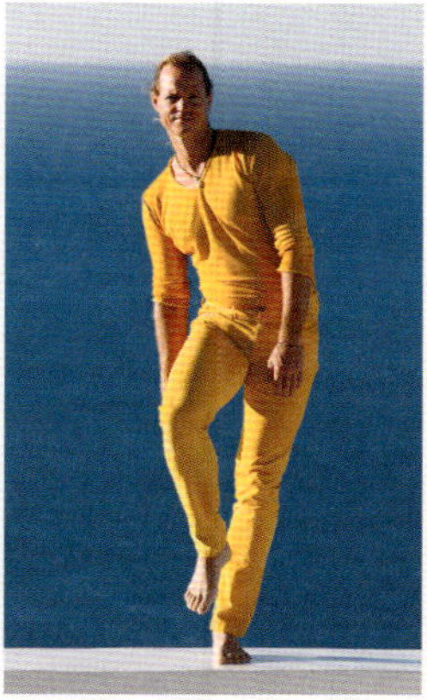

Eidechsenbewegung

Diese Übung verbindet die drei Übungen »Beinzug«, »Hüfte öffnen« und »Seitlich beugen« auf wundervolle Weise. Keine Bewegung auf dem Boden spiegelt die richtige Gehbewegung besser wider als die Eidechsenbewegung bzw. der Echsengang. Durch die räumlichen Beschränkungen, die uns der Boden bietet, zwingt er das Becken, sich zu drehen, wenn wir ein Bein anziehen. Die gesamte Wirbelsäule dreht in die gleiche Richtung wie das Becken. Auch die seitliche Beugung ist Teil dieser Bewegung, sonst könnte das Tier nicht vorwärtskommen. Der bewusste Hüfteinsatz wird der Schlüssel zum Vorwärtskriechen.

- Legen Sie sich auf den Bauch und winkeln Sie beide Arme an. Heben Sie Ihren Kopf und schauen Sie nach vorne in Richtung Horizont. Was müsste passieren, wenn Sie Ihr linkes Knie anziehen wollten?

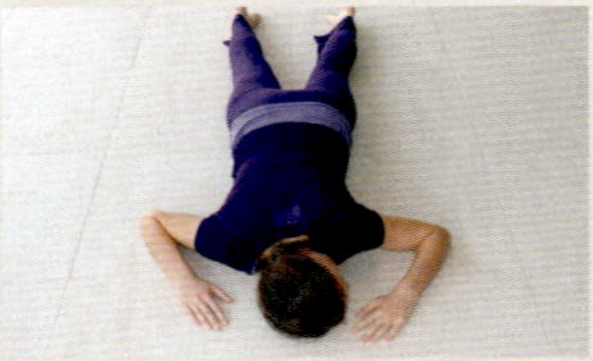

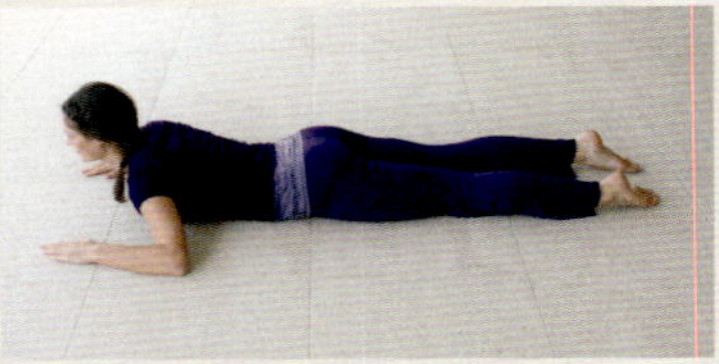

- Drehen Sie nun Ihren Kopf nach links Richtung Ihres linken Armes. Verlagert sich der Druck auf die Hüften? Rollen Sie das Becken nach links und nach rechts und beobachten Sie, ob Sie weiter nach links sehen können, wenn sich die linke Hüfte vom Boden weghebt.

Ziehen Sie jetzt Ihr linkes Knie nach oben Richtung Ellbogen, indem die Innenseite des Knies über den Boden gleitet. Nun können Sie etwas weiter über Ihre linke Schulter sehen.

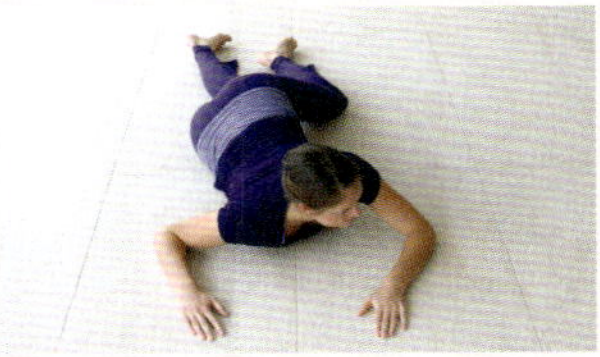

- Schauen Sie wieder nach vorne und strecken Sie das linke Bein aus. Wiederholen Sie diese Bewegung 10-mal.
- Machen Sie die Bewegungen danach in die andere Richtung. Auch hier bewegen Sie das Becken bewusst. Können Sie die Beine leichter anziehen, wenn Sie auf das Becken achten?
- Wechseln Sie nun kontinuierlich von einer Seite zur anderen. Stellen Sie sich vor, wie es wäre, wenn Sie aufrecht auf diese Art gehen würden. Während Sie sich bewegen, blicken Sie zum Horizont. Sie können versuchen, am Boden ein Stück vorwärtszukriechen. Dabei werden Sie aktiv mit einer Hand ziehen und mit der anderen nach vorne greifen.

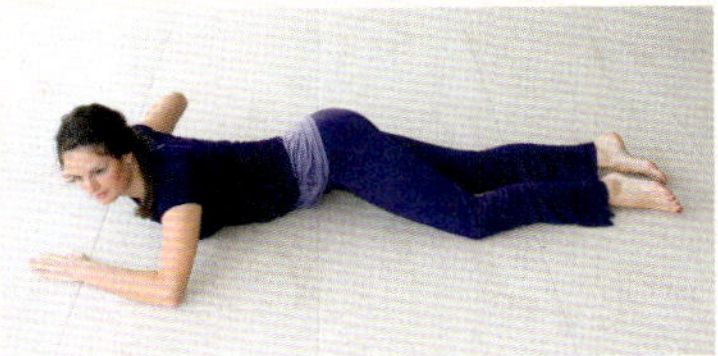

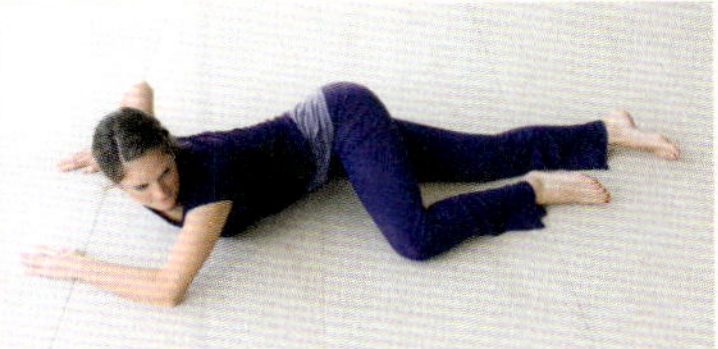

Echsengang

Integration der Übung »Eidechsenbewegung«

- Stehen Sie aufrecht und winkeln Sie die Arme an, so dass Ihre Hände in der Nähe des Kopfes sind. Senken Sie Ihren Schwerpunkt ein wenig, indem Sie in die Knie gehen. Heben Sie das linke Knie nach außen hoch. Beugen Sie sich nach links, so dass der linke Ellbogen und das linke Knie sich einander nähern.
- Nun bewegen Sie sich langsam einen Schritt vorwärts: Drehen Sie den Körper nach links und bewegen Sie den linken Fuß nach vorne. Setzen Sie zuerst die Außenseite der Ferse auf den Boden und rollen Sie dann den Fuß langsam über die Außenkante nach innen ab. Halten Sie Ihr Gleichgewicht und balancieren Sie auf dem linken Fuß.

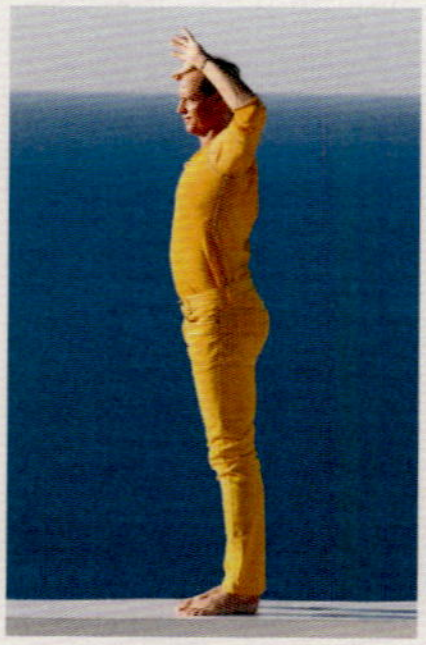

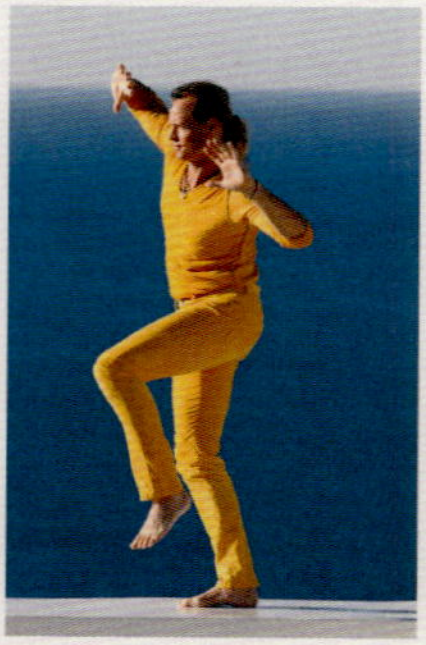

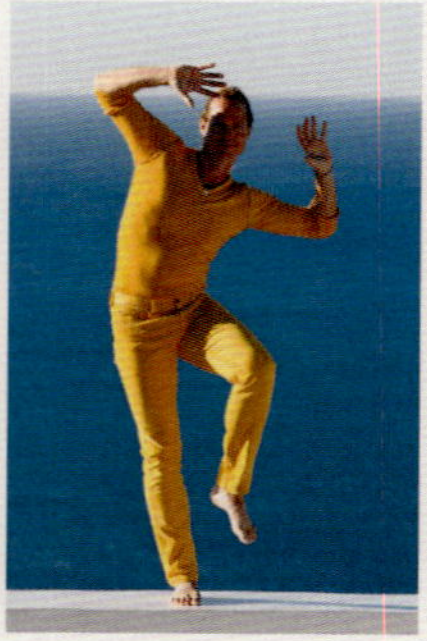

- Nun drehen Sie sich mit dem ganzen Körper aus dem Becken heraus nach rechts und heben gleichzeitig das rechte Bein. Der rechte Ellbogen und das rechte Knie nähern sich einander, indem Sie sich nach rechts beugen. Gehen Sie einen Schritt vorwärts: Setzen Sie zuerst die Außenkante des rechten Fußes auf den Boden, dann rollen Sie ab und drehen sich diesmal nach links, wenn Sie das Gewicht gut auf den rechten Fuß verteilt haben.

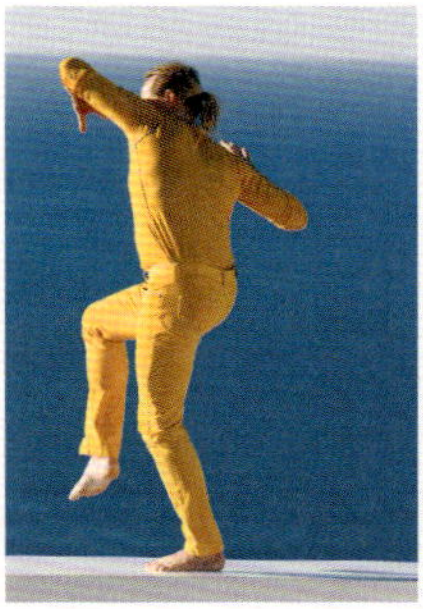

- Machen Sie auf diese Weise etwa zehn Schritte, dann senken Sie langsam die Arme und gehen noch immer leicht übertrieben so weiter. Sie werden bemerken, dass sich eine Schulter gleichzeitig nach unten und nach hinten bewegt. Die andere Schulter geht nach oben und vorwärts.

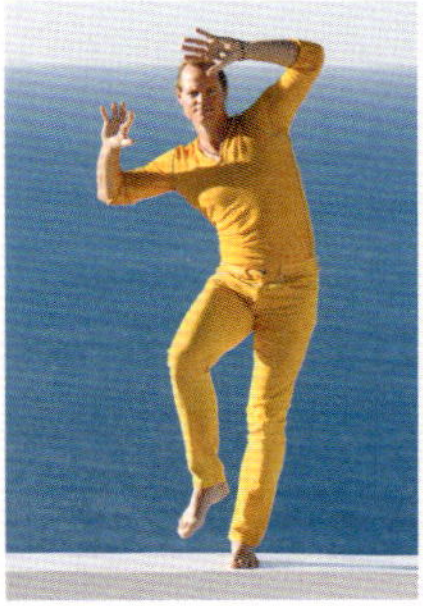

- Gehen Sie nun langsam wieder zu Ihrem normalen Gang über und spüren Sie, dass er noch immer eine Drehung und die seitliche Bewegung enthält.

Wenn man eine Leiter hochklettert, kommt die volle Echsenbewegung zum Einsatz. Der aufrechte Gang des Menschen beinhaltet genau diese Ausgleichsbewegungen von Hüften und Schultern.

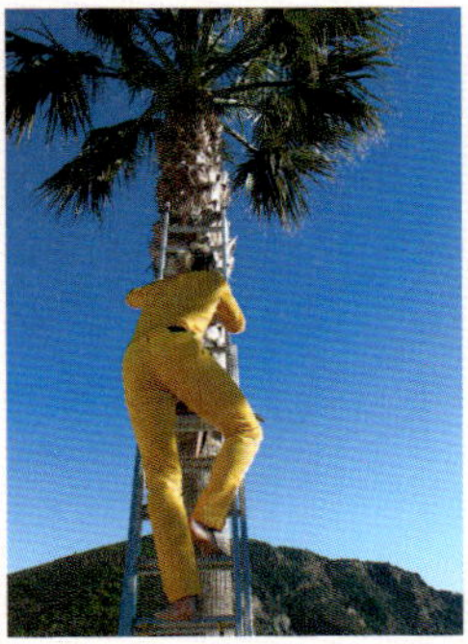

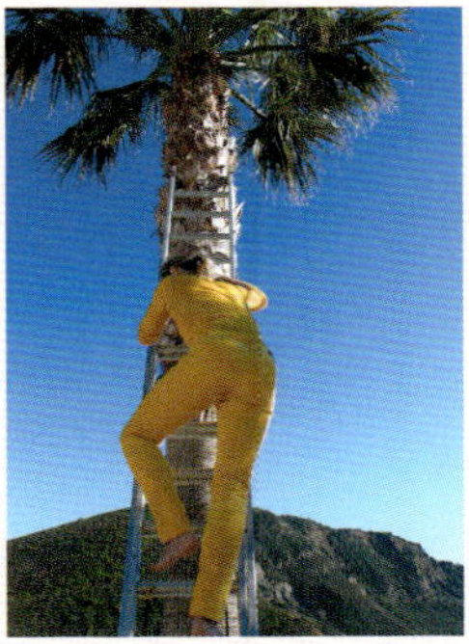

Rückenrolle

Eine aufrechte Körperhaltung hängt davon ab, dass sich der Kopf im richtigen Verhältnis zum Becken befindet. Ähnlich wie bei der Beugeübung (siehe Seite 125 ff.) verbindet die Rückenrolle dieses Konzept nahezu perfekt, um wieder ein klares Verhältnis zwischen Kopf und Becken wahrzunehmen. Der Unterschied liegt im Detail. Bei der Beugeübung werden Brustbein und Schambein gleichzeitig zueinander und auseinander bewegt. Die Rückenrolle ist eine Kettenreaktion.

- Legen Sie sich auf den Rücken. Beugen Sie die Knie und stellen Sie die Füße auf den Boden. Verschränken Sie Ihre Hände und legen Sie sie unter Ihren Kopf.
- Heben Sie langsam das Becken, danach senken Sie es wieder ab. Dabei rollen Sie Wirbel für Wirbel Ihren Rücken hinauf und hinunter. Wiederholen Sie das 10-mal und nehmen Sie sich Zeit, um jeden Wirbel möglichst genau zu spüren.

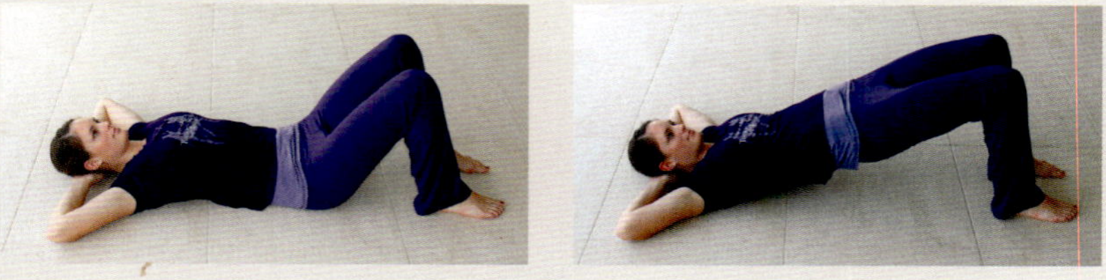

- Wenn Sie das nächste Mal das Becken so hoch wie möglich heben, verweilen Sie für kurze Zeit in dieser Position.
- Dann heben Sie mit Hilfe Ihrer Hände den Kopf, gleichzeitig drücken Sie das Becken langsam zurück zum Boden. Das Ganze wiederholen Sie 10-mal. Diese Bewegung ist wie eine Wippe. Wenn Sie den Kopf heben, bewegt sich das Becken zum Boden, und wenn Sie das Becken heben, dann drückt sich der Kopf zurück zum Boden.
- Atmen Sie ein, wenn Sie das Becken heben, und aus, wenn Sie den Kopf heben.

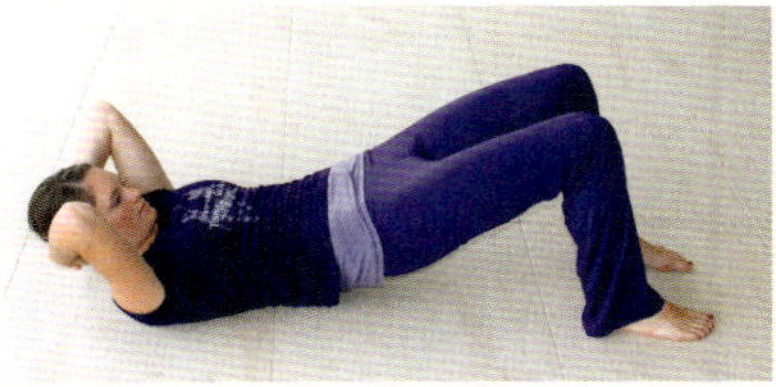

Wirbelkette

Integration der Übung »Rückenrolle«

In dieser Übung werden Sie die volle Beweglichkeit der Wirbelsäule und Hüftgelenke ausschöpfen. Das koordiniert die Streck- und Beugemuskeln und sorgt für bewegliche Gelenke.

- Stehen Sie aufrecht. Schieben Sie das Becken langsam nach vorne, schauen Sie nach oben in Richtung Himmel und strecken Sie Ihren Rücken. Atmen Sie ein und bewegen Sie sich nur so weit, wie es Ihnen angenehm ist.

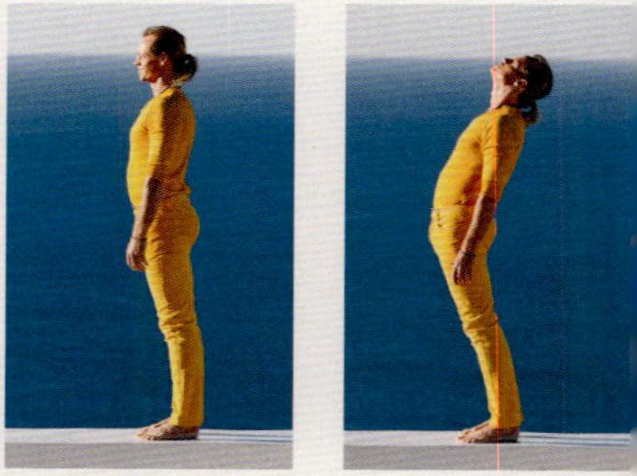

- Bewegen Sie nun Ihr Kinn zum Brustbein und schauen Sie nach unten. Bemerken Sie einen leichten Zug im Nacken?
- Senken Sie langsam das Brustbein und lassen Sie Ihren Rücken Wirbel für Wirbel rund werden. Halten Sie das Becken so lange, wie es angenehm ist, auf der Stelle, bis Sie einen leichten Zug im Rücken spüren.

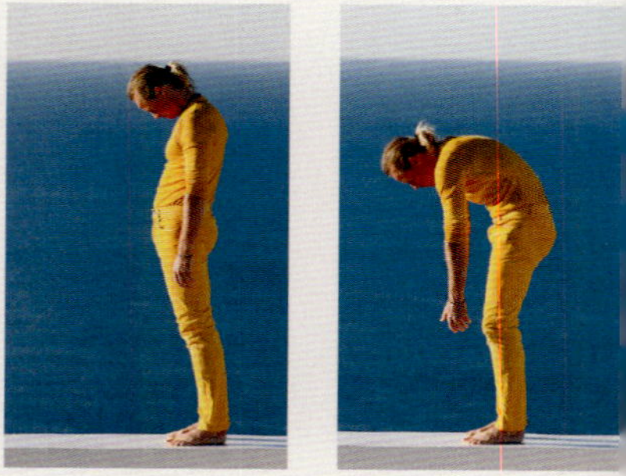

- Je weiter Sie Kopf und Oberkörper senken, desto weiter kann sich das Becken nach hinten bewegen. Lassen Sie Ihre Arme und Schultern locker nach unten hängen.

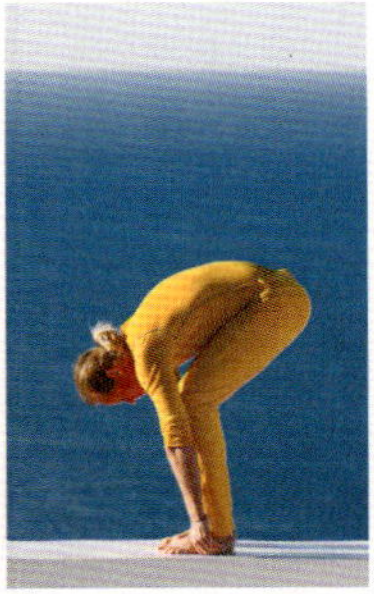

- Nun gehen Sie etwas in die Knie, während Sie den Oberkörper noch weiter nach unten beugen, bis er die Oberschenkel berührt. Senken Sie langsam das Gesäß und gehen Sie in die Entspannungshocke (siehe Seite 63 f.).
- Um wieder hochzukommen, heben Sie das Gesäß und bewegen den Kopf nach unten, bis Sie wieder mit Ihrem Oberkörper die Oberschenkel berühren. Schieben Sie jetzt das Becken vorwärts und richten Sie sich Wirbel für Wirbel ganz langsam wieder auf. Der Kopf kommt zuletzt. Machen Sie den ganzen Bewegungsablauf rückwärts bis in die gestreckte Ausgangsposition. Atmen Sie ruhig und tief.

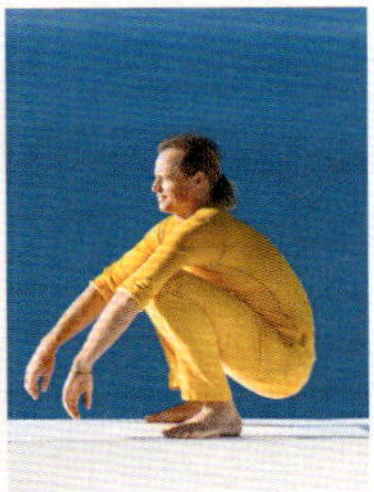

- Wiederholen Sie diese Bewegung langsam und gleichmäßig 10-mal. Wenn Sie sich nach unten beugen, beginnt der Kopf mit der Bewegung, beim Aufrichten übernimmt das Becken die Führung. Verweilen Sie jedes Mal etwas länger in der Entspannungshocke, bevor Sie sich langsam wieder aufrichten.

Drehsitz

Bei dieser Übung werden Sie spüren, wie die Bewegung des Beckens das Drehen des Oberkörpers und des Kopfes unterstützt und wie die Bewegung des Oberschenkels die Drehung des Körpers erleichtert. Der ganze Körper wird dadurch beweglicher und freier, was Ihrem Gang enorm zugutekommen wird.

- Setzen Sie sich auf den Boden, das rechte Bein ist vorne und das linke Bein nach hinten angewinkelt. Legen Sie Ihre rechte Hand bequem rechts neben sich auf dem Boden ab.
- Drehen Sie nun langsam Kopf, Oberkörper und Becken, bis Sie Ihre linke Hand parallel zur rechten Hand auf den Boden legen können. Dann gehen Sie wieder zurück in die Ausgangsposition. Wiederholen Sie die Bewegung langsam 10-mal und fühlen Sie dabei, wie sich das Gewicht immer mehr auf die rechte Seite des Beckens verlagert. Die linke Hüfte bewegt sich nach vorne.

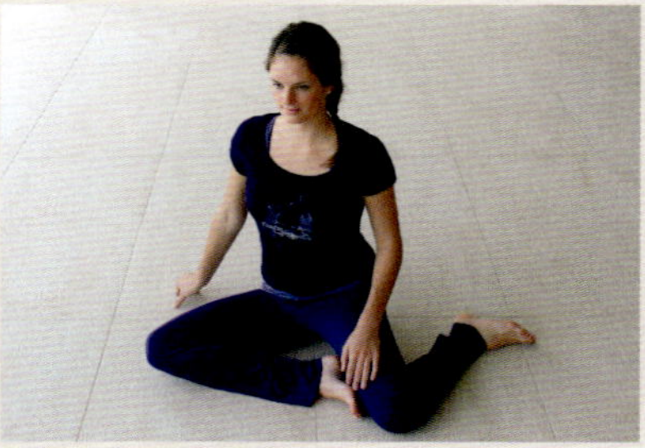

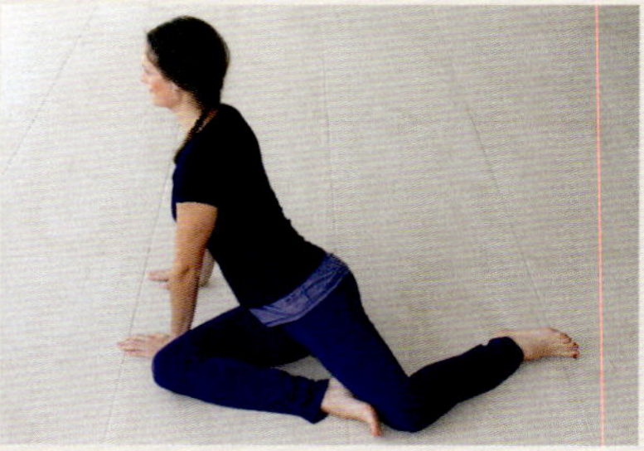

- Drücken Sie sich nun mit der rechten Hand in den Boden und heben Sie dabei langsam das Becken, bis Sie auf einem Bein knien. Der linke Unterschenkel bleibt zunächst am Boden. Wiederholen Sie dies einige Male.
- Nun schauen Sie weiter nach rechts und heben dabei den linken Unterschenkel und Fuß. Der Drehpunkt befindet sich auf dem linken Knie, das linke Bein wird in der Pfanne des Hüftgelenkes gedreht. Sie werden bemerken, dass Sie dadurch weiter schauen können, da die Drehung der Hüfte die Bewegung des übrigen Körpers erleichtert.
- Nun drehen Sie sich wieder zurück zur Mitte. Setzen Sie zuerst Ihren Unterschenkel auf den Boden, dann drehen Sie Becken, Oberkörper und zuletzt den Kopf zurück. Wiederholen Sie die Bewegung 10-mal.
- Danach wiederholen Sie die ganze Übung auf der anderen Seite.

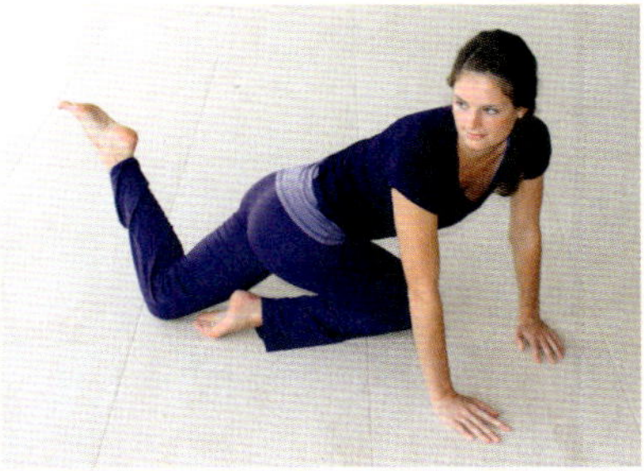

Schneckentempo

Integration der Übung »Drehsitz«

Sie können den »Drehsitz« wunderbar integrieren, indem Sie den Kreuzgang übertreiben. Dadurch verfeinern Sie das Gefühl dafür, dass die drehenden Hüftgelenke und das Becken die Kraftzentren der Gehbewegung sind. Führen Sie die folgende Übung im Zeitlupentempo aus, da die Drehung im Gehen stark übertrieben wird. So können Sie besser die Stabilität in der Bewegung wahrnehmen und die genaue Bewegung der Füße spüren.

- Stehen Sie aufrecht und verlagern Sie Ihren Schwerpunkt nach unten, indem Sie die Knie etwas beugen. Winkeln Sie die Arme an und machen Sie mit dem linken Fuß einen Schritt vorwärts. Übertreiben Sie die Drehung des Beckens und Rumpfes nach links, aber halten Sie Ihren Blick nach vorne zum Horizont ausgerichtet.
- Sobald Sie stabil stehen, drehen Sie das Becken langsam nach rechts. Oberkörper und Arme drehen sich mit, und Sie können den rechten Fuß langsam heben.
- Wenn Sie den nächsten Schritt machen, setzen Sie zuerst die Außenkante des Fußes auf den Boden. Diese Art von Gehen hat etwas Schleichendes, als wären Sie eine Raubkatze auf Beutejagd. Beobachten Sie, wie Sie in jedem Moment der Bewegung verharren können, ohne das Gleichgewicht zu verlieren. Das ist eine große Herausforderung für die feinen Fußmuskeln, die Knie- und Hüftgelenk stabilisieren.

Schleichen Sie auf diese Weise mehrere Schritte vorwärts, bevor Sie sich aufrichten und noch immer sehr langsam wieder normal gehen. Sie können noch eine Weile das bewusste Aufsetzen der Fußaußenkante und die Drehung des Beckens betonen.

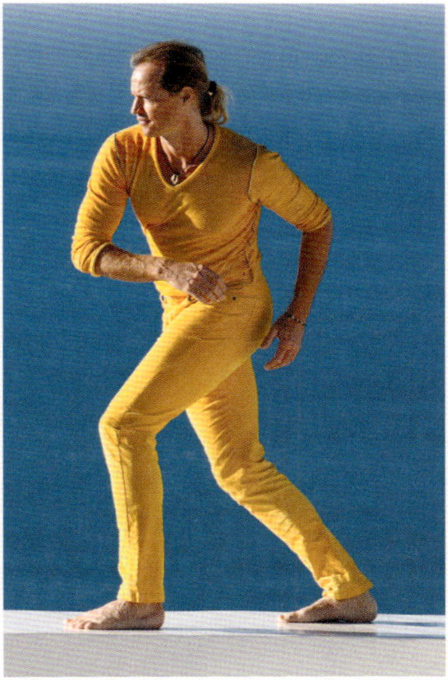

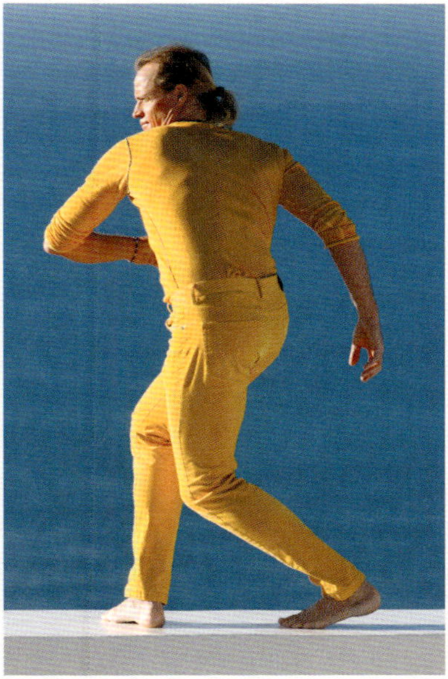

Stabilität

Der Körper ist immer bemüht, seine Stabilität zu gewährleisten. Im Laufe der Jahre fordern wir diese Fähigkeit jedoch immer weniger ein, sondern suchen immer öfter »Sicherheiten« mit steifen, festen Schuhen, Stöcken, auf ebenen Wegen etc. Durch die fehlenden Gleichgewichtsreaktionen der Muskulatur werden wir mehr und mehr instabil und riskieren unsere Gesundheit, da die Gefahr zu stürzen wächst. Um unsere Stabilität zu verbessern, sollten wir Situationen suchen, die unseren Körper fordern, jedoch nicht unsere Gesundheit gefährden.

Diese Übung ist eine Erweiterung der »Rückenrolle«.

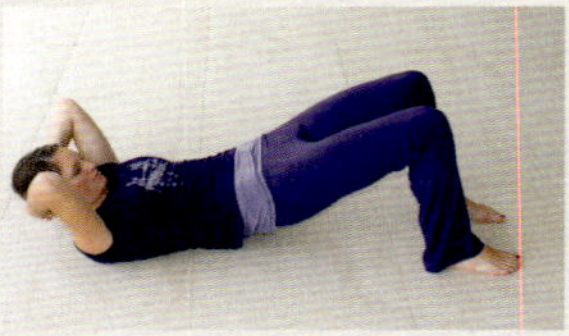

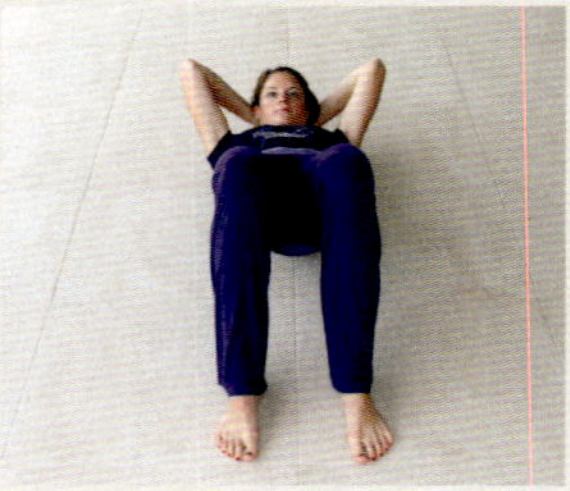

- Legen Sie sich auf den Rücken. Beugen Sie die Knie und stellen Sie die Füße stabil auf den Boden. Verschränken Sie Ihre Hände unter dem Kopf.
- Heben Sie Ihren Kopf mit Hilfe der Arme etwas an, gleichzeitig ziehen Sie das Kinn näher zum Brustbein.
- Nun drücken Sie auch das Becken vom Boden weg. Etwa die Mitte Ihres Rückens bleibt auf dem Boden.

- Schieben Sie das Becken langsam nach links und rechts. Die Stelle des Rückens, die am Boden liegt, wird somit zum Drehpunkt. Ziehen Sie mit den Armen den Kopf jeweils in die entgegengesetzte Richtung. Beobachten Sie, wie Ihre Knie stabil bleiben, sie befinden sich über den Füßen.

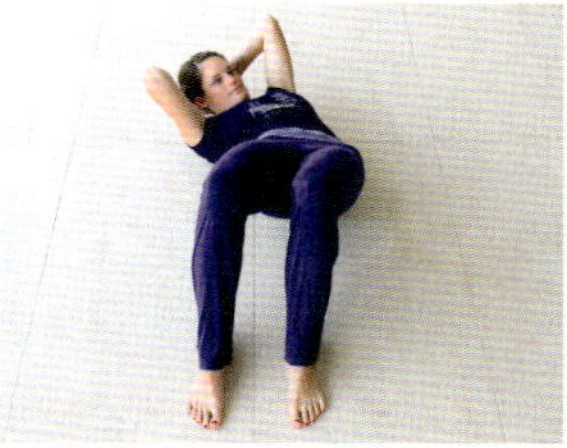

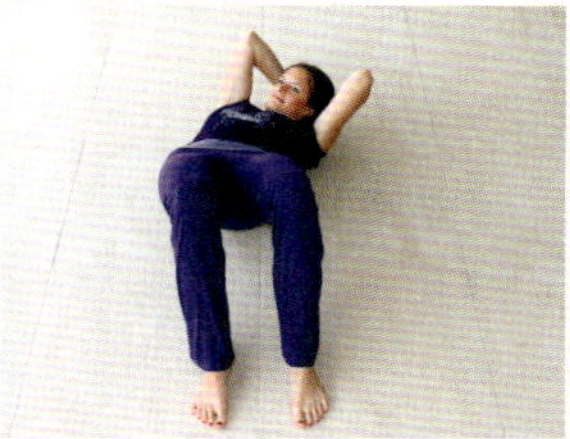

- Jedes Mal, wenn Sie die Bewegung wiederholen, können Sie auf einer anderen Stelle des Rückens den Drehpunkt fixieren. Dadurch fördern Sie die Beweglichkeit des Rückens jedes Mal anders.
- Legen Sie Kopf und Becken ab und machen Sie eine kurze Pause.
- Nun kommt die Kreisbewegung: Das nächste Mal, wenn Sie das Becken nach rechts bewegen, heben Sie es höher. Der Kopf wird zum Boden gedrückt. Dann bewegen Sie das Becken langsam nach links und ziehen den Kopf nach rechts.
- Jetzt heben Sie den Kopf und drücken dadurch das Becken zum Boden. Dazu bewegen Sie einfach das Becken im Kreis. Weil sich der Kopf am anderen Ende der Wirbelsäule befindet, bewegt er sich entgegengesetzt zum Becken ebenfalls im Kreis. Atmen Sie langsam ein und aus und machen Sie diese Bewegung einige Male.
- Legen Sie Kopf und Becken ab und machen Sie eine kurze Pause.

- Schlagen Sie Ihr rechtes Bein über das linke. Heben Sie zuerst Ihren Kopf und dann das Becken.
- Schieben Sie das Becken wieder langsam nach links und rechts und ziehen Sie Ihren Kopf in die entgegengesetzte

Richtung. Bewegen Sie nun das Becken wie zuvor im Kreis. Wenn Sie den Kopf heben, senkt sich das Becken, und wenn Sie das Becken nach rechts bewegen, rollt der Kopf nach links. Machen Sie diese Kreisbewegungen so rund wie möglich.

- Schlagen Sie das linke Bein über das rechte und wiederholen Sie diesen Teil der Übung auf dem rechten Fuß.

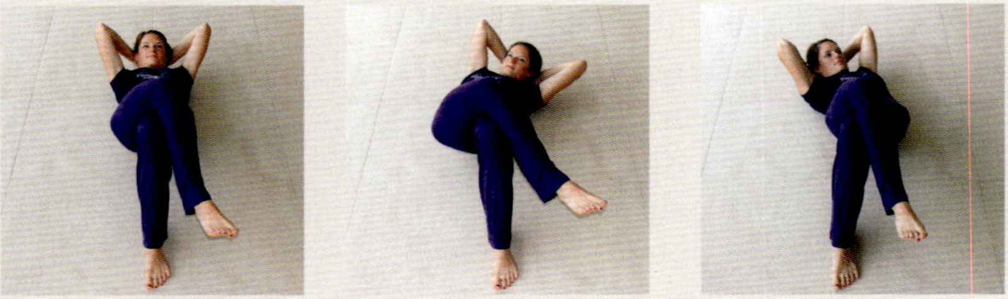

Kranich

Integration der Übung »Stabilität«

Wenn Sie auf einem Bein stehen, werden Sie bemerken, dass Sie ein wenig hin und her schwanken, um Ihr Gleichgewicht zu bewahren. Hierfür sind eine Reihe kleiner Muskeln im Fuß verantwortlich, und das Wackeln ist notwendig, damit diese ständig aktiv sind und trainiert werden. Die Gleichgewichtsreaktionen sind eine wichtige Funktion unserer Füße, wir brauchen sie für viele Bewegungen.

Die Sensoren – Nervenendigungen – in den Fußsohlen nehmen Signale aus dem Gewebe auf, die über die Nerven weitergeleitet werden. So reagieren die Muskeln blitzschnell auf jede noch so kleine Änderung im Druck auf der Fußsohle, um auszugleichen und die Stabilität zu gewährleisten.

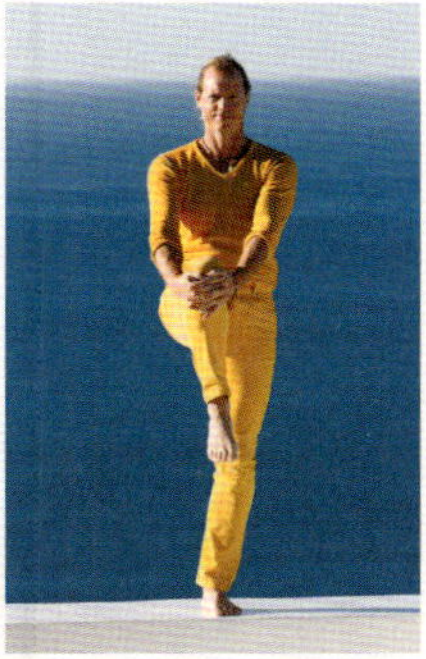

- Stehen Sie aufrecht. Ziehen Sie langsam das rechte Knie an und umfassen es mit den Händen. Versuchen Sie gerade zu bleiben. Lassen Sie sich Zeit, Ihr Gleichgewicht zu finden, und verharren Sie in dieser Position.
- Lehnen Sie sich nun langsam zurück und ziehen Sie Ihr Knie mit. Ihr Standfuß wird an dieser Stelle ein wenig mehr gefordert. Atmen Sie ruhig und spüren Sie, wie der Fuß am Boden arbeitet.

- Ziehen Sie nun mit der rechten Hand das Knie nach außen. Den linken Arm strecken Sie nach links aus, um das Gleichgewicht zu halten. Bewegen Sie das Knie so weit nach außen, wie Sie es als angenehm empfinden. Bleiben Sie dann in dieser Stellung stehen und lassen Ihren Füßen Zeit zum Arbeiten.

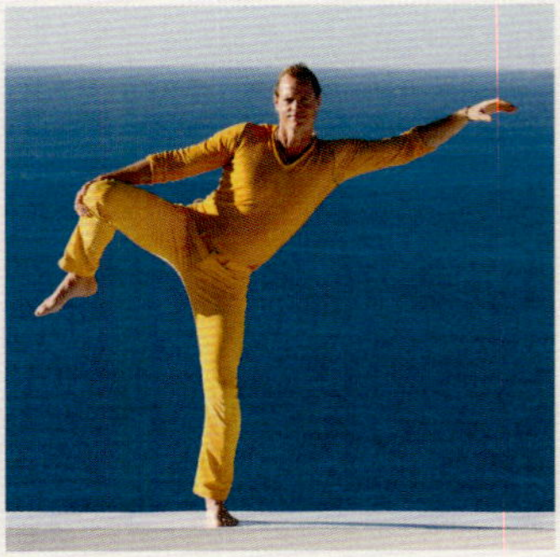

- Nun bewegen Sie das rechte Knie mit der Hand nach hinten. Für die Balance strecken Sie den linken Arm nach vorne. Bewegen Sie sich immer langsam und spüren Sie, wie Sie nun immer mehr gefordert werden, um Ihr Gleichgewicht zu halten. Sobald Sie das Gefühl haben, dass der linke Fuß gut am Boden gearbeitet hat, kommen Sie langsam wieder zurück.
- Danach wiederholen Sie die Übungen auf dem rechten Fuß.

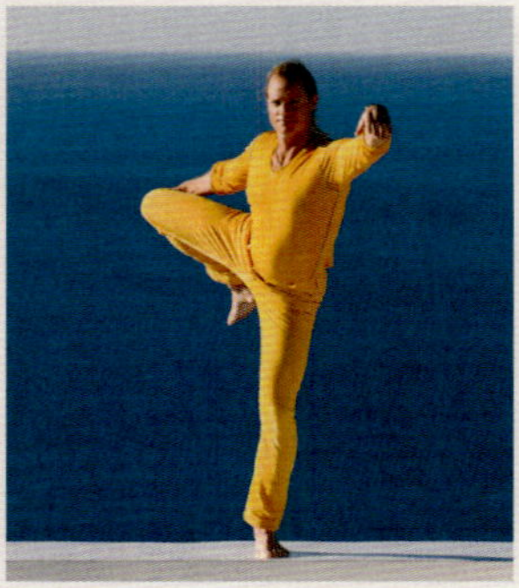

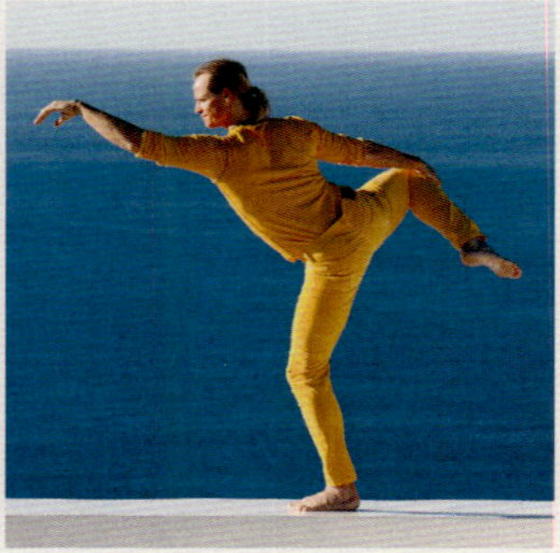

Schraube

In dieser Übung werden Sie ein Gefühl dafür bekommen, wie alle Muskeln und Gelenke des Körpers miteinander verbunden sind. Die kleinste Drehung, die im Fuß beginnt, setzt sich Gelenk für Gelenk fort, wie eine sich gleichmäßig drehende Schraube.

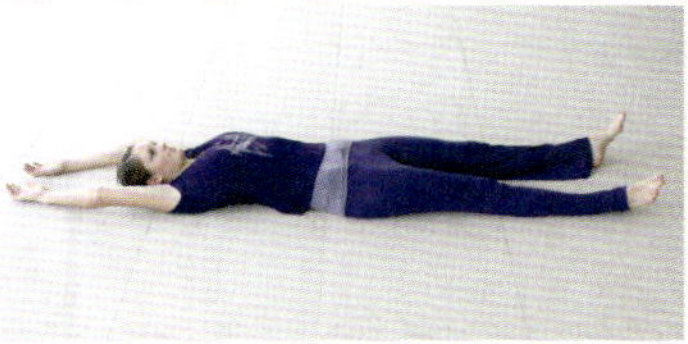

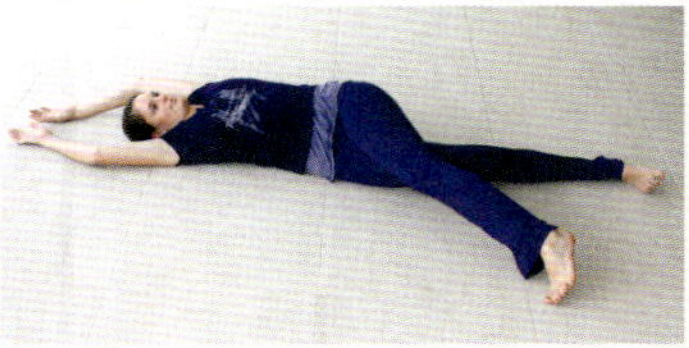

- Legen Sie sich auf den Rücken und legen Sie die Arme über Ihrem Kopf auf den Boden. Arme und Beine sollten in einem angenehmen Abstand zueinander liegen.
- Lassen Sie Ihren linken Fuß auf dem Boden ein paar Mal hintereinander langsam nach rechts und wieder zurück gleiten.
- Danach heben Sie das gestreckte linke Bein an und führen es langsam über das rechte Bein, bis der linke Fuß den Boden berührt. Die linke Hälfte des Beckens und der untere Bereich Ihres Rückens heben sich langsam vom Boden weg. Wiederholen Sie diese Bewegung einige Male, dabei heben Sie das Bein unterschiedlich hoch. Probieren Sie aus, in welcher Höhe Sie am wenigsten Muskelkraft für diese Bewegung benötigen.

- Erweitern Sie nun die Schraubbewegung, indem Sie den Fuß drehen und das Bein länger machen. Das verursacht eine Drehung der Wirbelsäule, wodurch sich immer mehr

Teile der linken Körperhälfte bis hinauf zu Schulter, Arm und Hand ebenfalls drehen. Je weiter sich das linke Bein dreht, desto weiter rollen Sie auf Ihren Bauch.

- Rollen Sie nun zurück, dafür beginnen Sie mit dem linken Arm. Absolvieren Sie den ganzen Bewegungsablauf rückwärts. Heben und drehen Sie Hand und Arm, strecken Sie den Arm nach hinten und ziehen Sie damit Ihren ganzen Körper zurück in die Ausgangsposition.
- Bleiben Sie einen Moment so entspannt wie möglich liegen und atmen Sie bewusst ein und aus.
- Wiederholen Sie diese Schraubbewegung langsam und achten Sie besonders auf eine gleichmäßige Bewegung des gesamten Körpers, vom Fuß bis zur Hand. Sobald Sie die Bewegung vollkommen mühelos ausführen können, richten Sie Ihre Aufmerksamkeit auf die Dreh-Bewegung des Fußes. Der Fuß ist Ausgangspunkt für den drehenden Körper.
- Wenn Sie bereit sind, dann machen Sie die Schraube auch nach links, indem Sie den rechten Fuß heben und drehen, um auf den Bauch zu rollen.

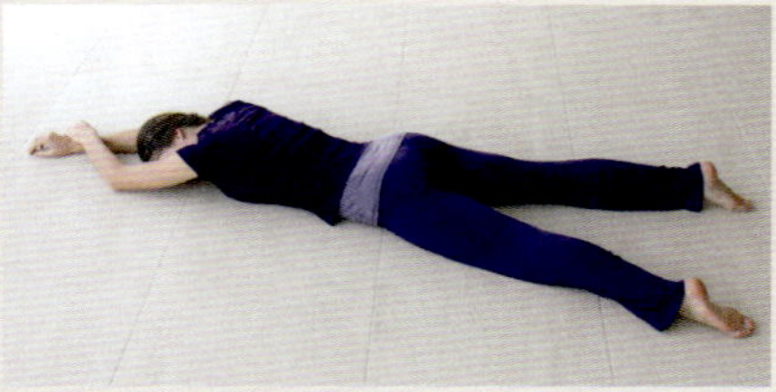

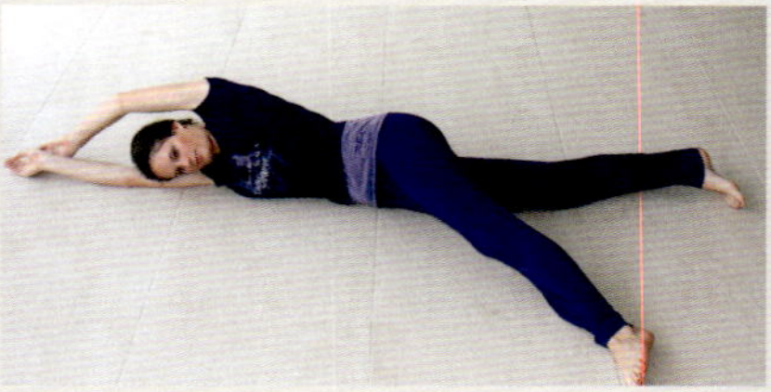

Fuß-Drehung

Integration der Übung »Schraube«

In dieser Übung werden Sie Ihre Füße funktionieren lassen, als wären sie der Motor der Drehbewegung des Körpers. Je entspannter und lockerer Sie Ihren Körper sich mitbewegen lassen, desto effektiver ist die Übung für Sie. Sie werden spüren, dass die Bewegung der Arme aus einem kleinen Drehmoment der Füße entsteht.

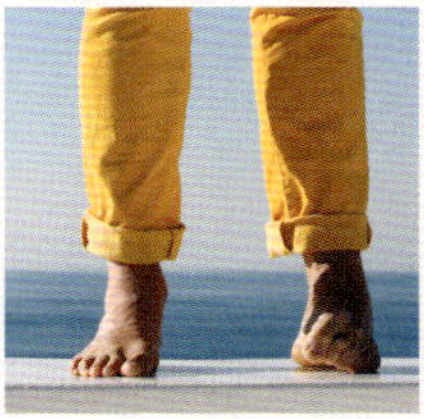

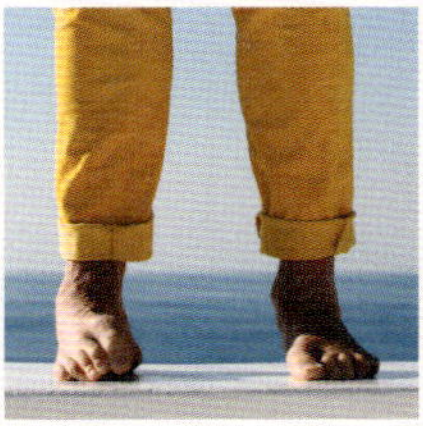

- Stehen Sie aufrecht, die Füße hüftbreit auseinander. Fangen Sie an, Ihr Gewicht zu verlagern: Krümmen Sie die Zehen des linken Fußes und heben Sie damit das Fußgewölbe an. Spüren Sie, wie sich das Gewicht auf die Außenkante des linken Fußes verlagert. Das Gewicht des rechten Fußes verlagert sich nach innen. Beobachten Sie genau, wie das Fußgewölbe flach wird. Nun krümmen Sie die Zehen des rechten Fußes und heben so das Fußgewölbe an.
- Wechseln Sie einige Male das Gewicht von einem Außenfuß auf den anderen Innenfuß und zurück. Beobachten Sie, wie Ihre Knie und Hüften anfangen, sich nach innen und außen mitzudrehen.

- Lassen Sie nach und nach zu, dass Becken und Oberkörper sich in der Bewegung leicht mitdrehen. Sie werden bemerken, dass auch die Arme beginnen mitzuschwingen. Bremsen Sie keinesfalls diese Bewegung.

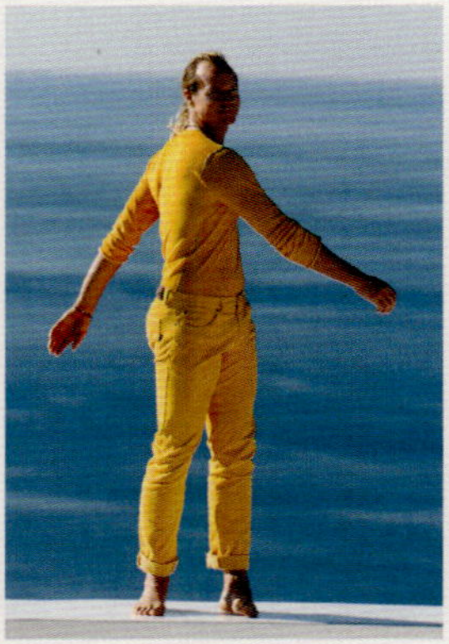
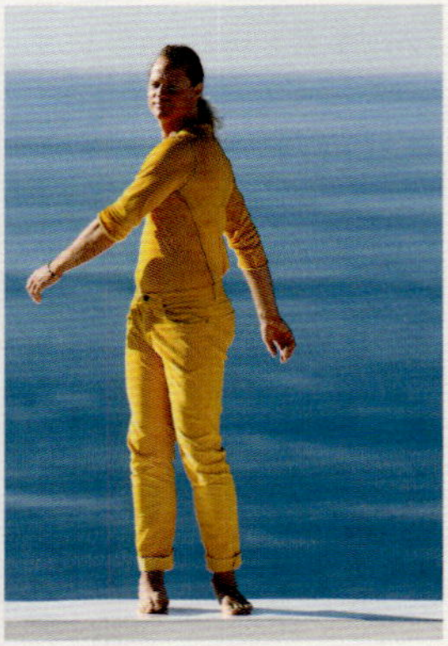

Erspüren Sie nun die Verbindung zwischen der kleinen Innen- und Außenbewegung der Füße und wie sich die Schraube bis in die Hände fortsetzt. Schon eine kleine Bewegung der Füße erzeugt ein Drehmoment, das die Hände weit schwingen lässt. Je mehr Sie das abwechselnde Kippen der Füße betonen, desto weiter werden sich die Arme von Ihrem Körper wegheben.

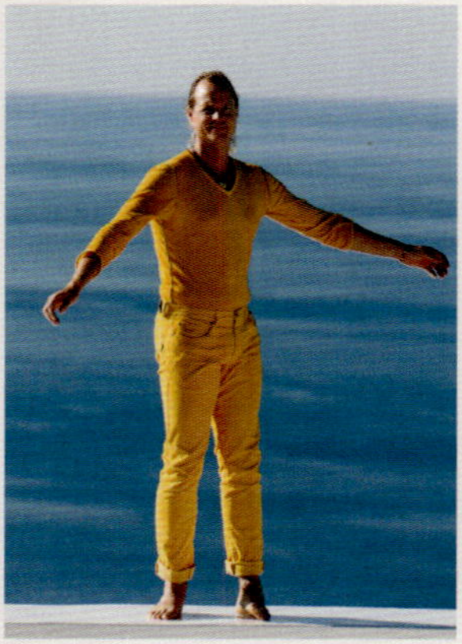
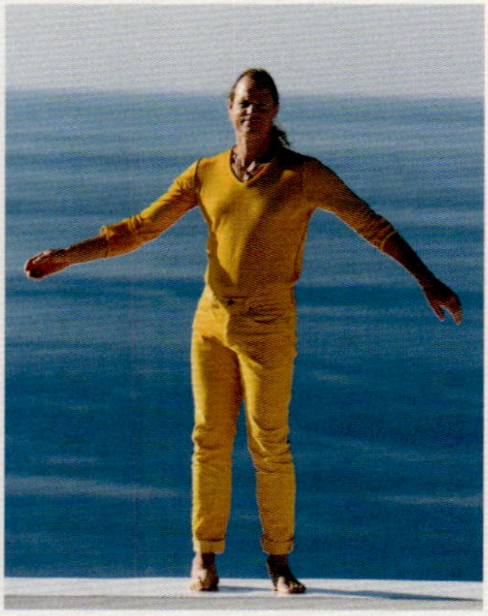

- Entspannen Sie Ihre Schultern und Arme vollkommen und lassen Sie sie zurück zum Körper kommen. Besonders die Hände und Handgelenke sollen sich nur ganz locker mitbewegen. Sie schlagen leicht um Ihre Hüfte herum. Wiederholen Sie diese Bewegung, sooft Sie mögen.
- Dann bleiben Sie kurz stehen. Atmen Sie ruhig. Gehen Sie herum und spüren Sie, wie Sie Ihre Füße nun aufsetzen und wie der Armschwung aus den nach innen und außen drehenden Füßen entsteht. So wird der Fuß zum sinnlichen Organ, das den Kontakt mit dem Boden sucht, ihn leicht berührt und durch seine Innenrotation dem ganzen Körper seinen Schwung ermöglicht. Das ergibt einen mühelosen, schonenden Gang.

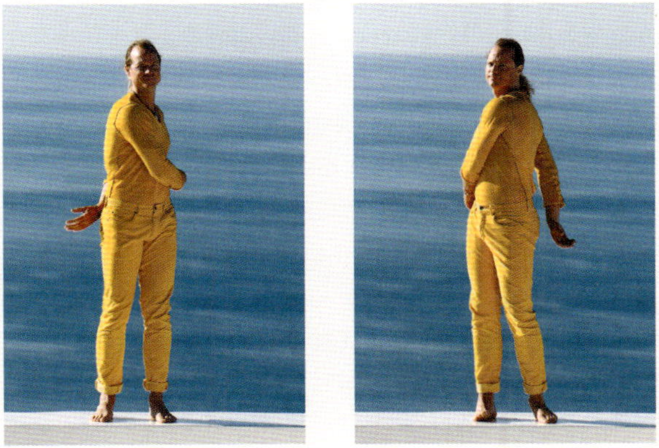

Beckenkreis

Die freie Beweglichkeit des Rückens ist sehr wichtig für das Gehen im Gelände. Unebenheiten des Bodens können leichter ausgeglichen werden, wenn Wirbelsäule, Rippen, Schultern und Kopf die Bewegungen von Hüften und Becken ausgleichen können.

- Setzen Sie sich auf den Boden und stützen Sie sich hinten auf Ihren Händen ab. Die Hände sollten in einem bequemen Abstand voneinander entfernt sein. Legen Sie Ihre Fußsohlen zusammen, so dass die Knie nach außen hängen.

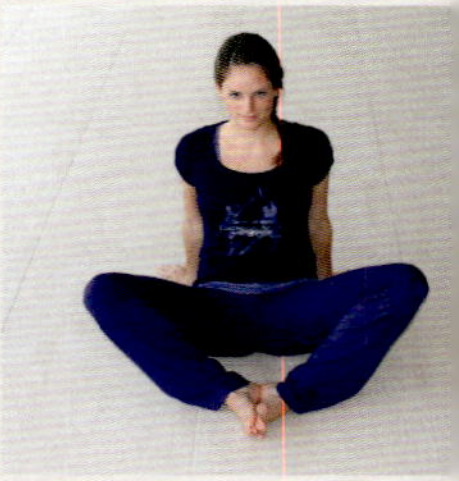

- Drücken Sie nun das rechte Knie langsam in Richtung Boden, dabei ziehen Sie die Rippen auf der linken Seite zusammen, wodurch der Rücken die Bewegung des Beckens ausgleicht. Auch der Kopf beugt sich nach links. Dann lassen Sie los, und das Knie kommt wieder zurück zur Mitte. Wenn Sie mögen, nehmen Sie die linke Hand zu Hilfe und drücken damit das Knie nach unten.

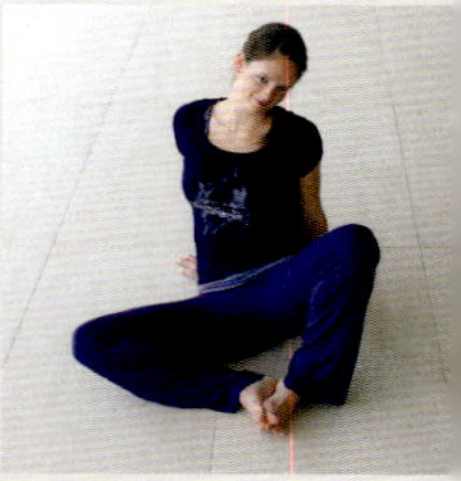

- Nun drücken Sie das linke Knie – wenn Sie mögen mit der rechten Hand – langsam in Richtung Boden und integrieren Kopf und Rumpf in die Bewegung.

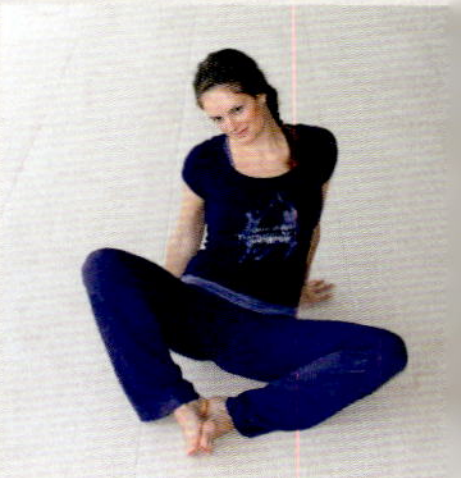

- Wechseln Sie nun von einer Seite zur anderen und beobachten Sie bewusst die Ausgleichsbewegung von Rumpf und Kopf. Schaukeln Sie ruhig von Seite zu Seite, leicht und locker.

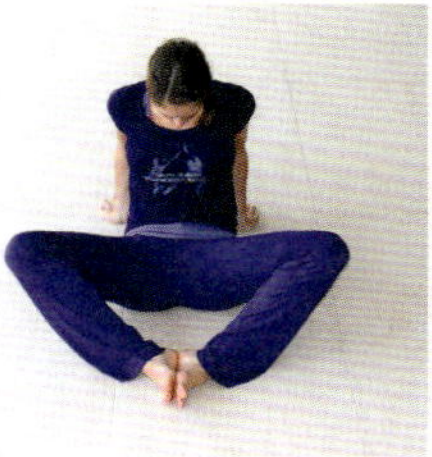

- Zentrieren Sie sich. Stützen Sie sich mit beiden Händen ab und rollen Sie das Becken vorwärts. Ziehen Sie Ihre Schultern nach hinten abwärts und strecken Sie Ihren Rücken. Sie können tief einatmen und Ihren Bauch herausdrücken, um die Streckung des Rückens zu unterstützen.

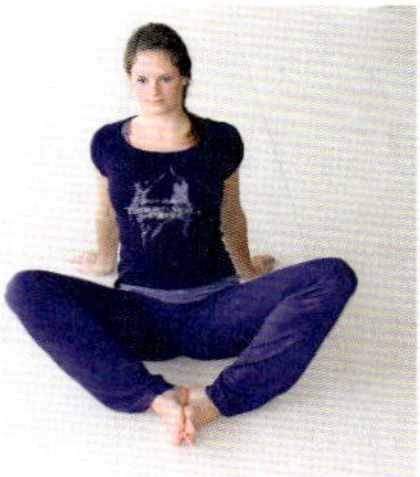

- Senken Sie Kopf und Oberkörper und lassen Sie das Becken in die entgegengesetzte Richtung nach hinten rollen. Atmen Sie aus, wenn Ihr Rücken runder wird.
- Bewegen Sie sich langsam vorwärts und rückwärts, so gleichmäßig wie möglich, und stimmen Sie die Bewegung auf die Atmung ab.
- Nun rollen Sie das Becken langsam im Kreis: zuerst nach vorne, dann nach rechts, nach hinten und schließlich nach links. Sie sollten darauf achten, dass Ihr Rücken, die Rippen, die Schultern und der Kopf in diese Bewegung integriert werden. Unterstützen Sie die Bewegung, indem Sie einatmen, wenn Sie nach links und nach vorne rollen, und ausatmen, wenn Sie nach rechts und nach hinten rollen. Die Bewegung sollte so rund wie möglich werden.
- Wechseln Sie die Richtung mehrmals und rollen Sie das Becken mal langsamer, mal schneller. Anschließend ruhen Sie sich aus.

Hüftkreis

Integration der Übung »Beckenkreis«

Der Hüftkreis ist eine gute Übung, um die starken Muskeln des Beckens zu mobilisieren, also zu lockern und zu dehnen. Besonders bei längeren Wanderungen können Sie diese Übung immer als wohltuenden Ausgleich einbauen.

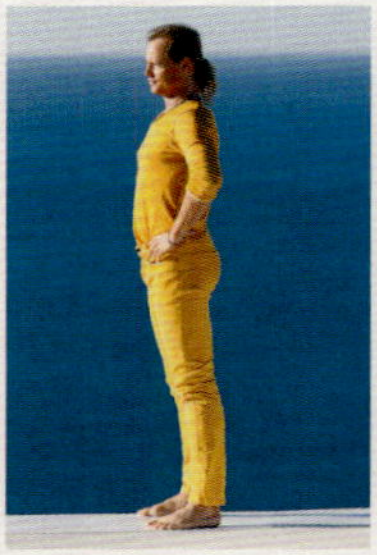

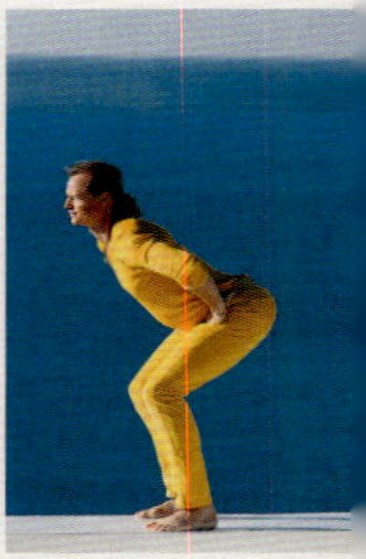

- Stehen Sie aufrecht, die Füße schulterbreit auseinander, und legen Sie die Hände auf Ihre Hüften.
- Strecken Sie das Gesäß nach hinten, als würden Sie sich vorsichtig hinsetzen wollen. Dabei verteilen Sie das Gewicht auf beide Füße gleichmäßig. Um stabil zu bleiben, winkeln Sie die Knie an. Sie sollten einen leichten Zug im hinteren Oberschenkel spüren.

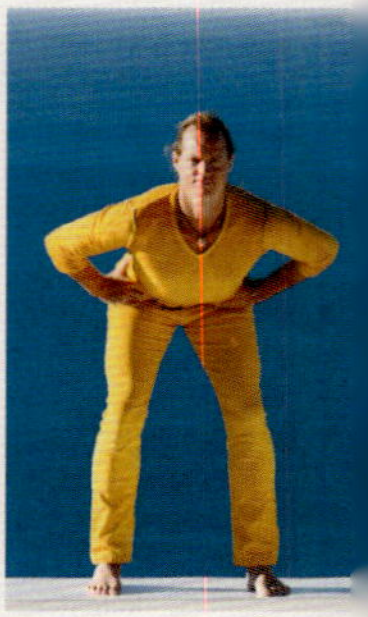

- Sie beginnen mit dem hinteren Halbkreis. Dafür bewegen Sie das Becken langsam nach links und rechts. Sie bleiben mit Ihrem Schwerpunkt tief, um so weit wie möglich einen seitlichen Halbkreis machen zu können. Sie sollten spüren, wie der leichte Muskelzug im Gesäß und hinteren Oberschenkel wandert: erst zur Innenseite des rechten Beines und Außenseite des linken Beines, danach zur Innenseite des linken Beines und der Außenseite des rechten Beines.

- Führen Sie diese Bewegung sehr langsam 20-mal durch. Dabei können Sie sich jedes Mal etwas weiter über die Seiten aufrichten.

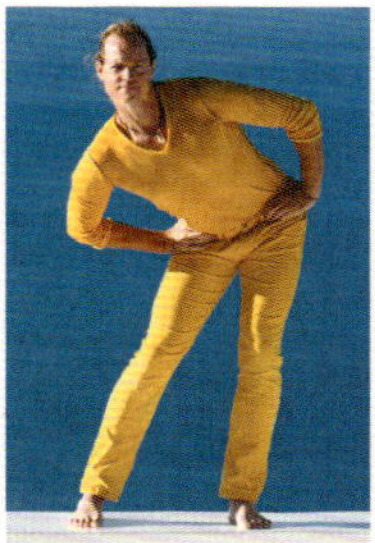

- Für den vorderen Halbkreis richten Sie sich wieder auf und schieben diesmal das Becken nach vorne. Sie werden einen leichten Zug im vorderen Oberschenkel spüren.
- Bewegen Sie nun das Becken nach rechts über die rechte Hüfte zur Seite und wieder zurück. Dann weiter nach links über die linke Hüfte. Wiederholen Sie den vorderen Halbkreis 20-mal so rund und gleichmäßig wie nur möglich. Wichtig ist, dass Sie sich langsam und behutsam bewegen.

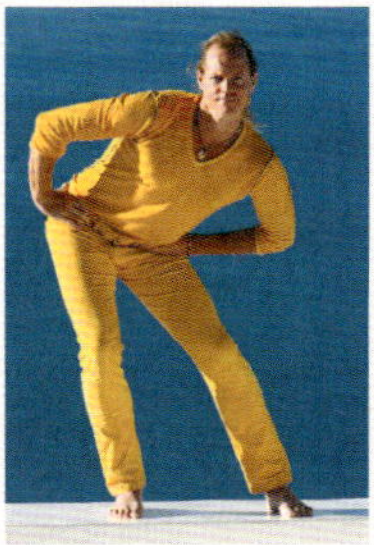

- Dann verbinden Sie beide Hälften des Kreises und kreisen mit dem Becken um Ihre Hüftgelenke herum bis zu 20-mal in die eine Richtung und dann in die andere.

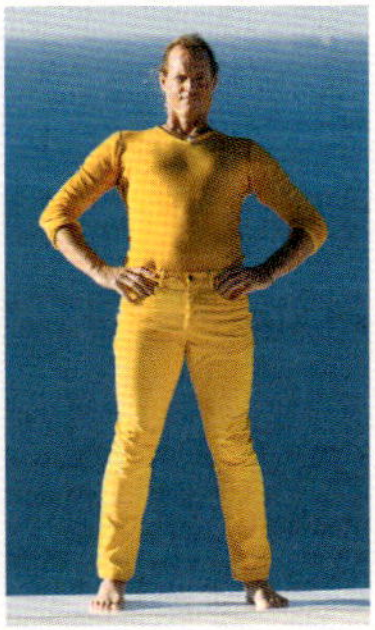

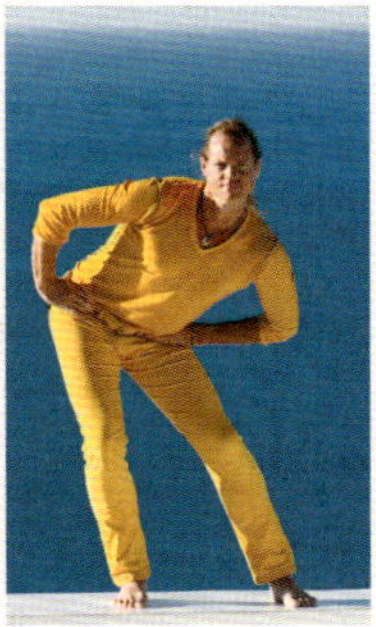

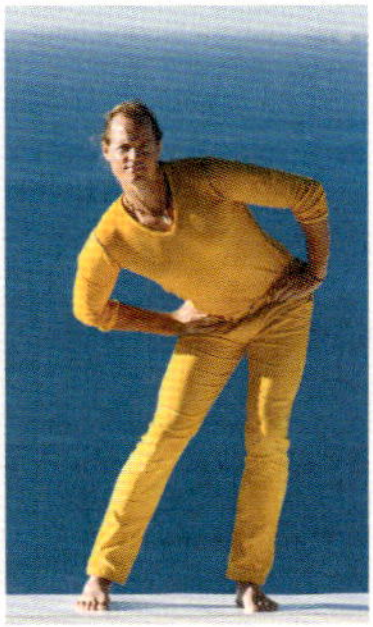

Strecken

Im Bereich des unteren Rückens und des Gesäßes befinden sich starke Streckmuskeln, die uns gegen die Schwerkraft aufrecht halten. Setzen wir diese Muskeln beim Gehen bewusster ein, helfen sie uns, ausdauernder zu sein und aufrechter zu bleiben.

- Legen Sie sich auf den Bauch und drehen Sie den Kopf nach links. Der rechte Arm liegt rechts neben Ihrem Körper. Stellen Sie Ihre linke Hand so auf den Boden, als würden Sie einen Liegestütz machen.
- Drücken Sie mit der Hand in den Boden und heben Sie dabei Ihre Schulter. Beobachten Sie, wie sich die linke Seite des Brustkorbs vom Boden weghebt. Es entsteht eine Drehung im Rücken. Wiederholen Sie die Bewegung einige Male und spüren Sie, wie das Becken immer mehr mitrollt.
- Nun heben Sie Ihren Kopf, während Sie mit der linken Hand drücken, und schauen zu Ihrem Ellbogen. Wiederholen Sie die Bewegung mehrmals. Wenn Sie mit der Hand drücken, atmen Sie ein, wenn Sie die Schulter ablegen, atmen Sie aus.

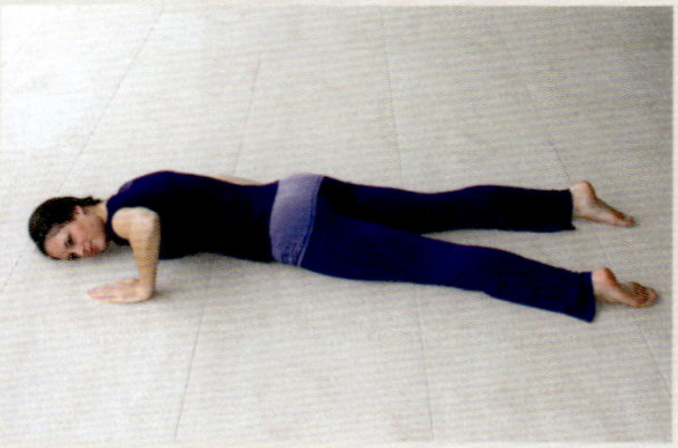

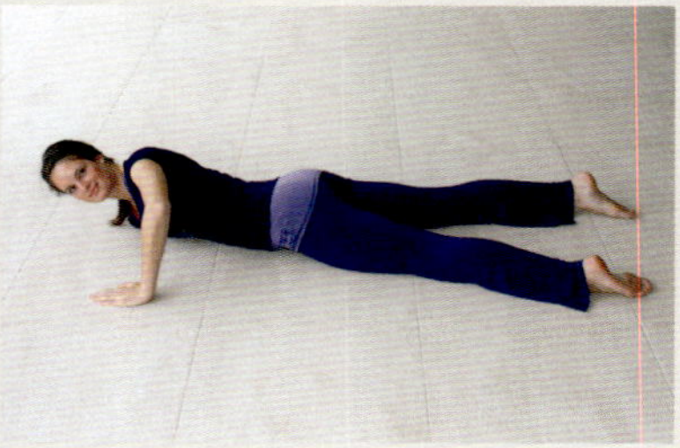

- Drücken Sie wieder mit der Hand in den Boden und heben Ihren Kopf. Gleichzeitig heben Sie das rechte Bein ein wenig vom Boden hoch. Spüren Sie, wie sich die rechte Gesäßhälfte anspannt. Entspannen Sie sich.
- Nun legen Sie den Handrücken der linken Hand unter die rechte Wange. Dann heben Sie den linken Arm, den Kopf und das rechte Bein an. Der Blick ist zum Himmel gerichtet. Beobachten Sie, wie stark Sie den rechten Gesäßmuskel anspannen, um diese Bewegung auszuführen. Erleichtern Sie sich die Arbeit, indem Sie einatmen, wenn Sie heben, und ausatmen, wenn Sie senken.
- Wiederholen Sie diese Bewegungen 10-mal und halten Sie dabei das Bein jedes Mal kurz in der Luft.
- Wiederholen Sie diese Bewegungsabläufe auch auf der anderen Seite 10-mal und versuchen Sie, die Verbindung zwischen der Schulter und dem gegenüberliegenden Bein genau zu spüren.

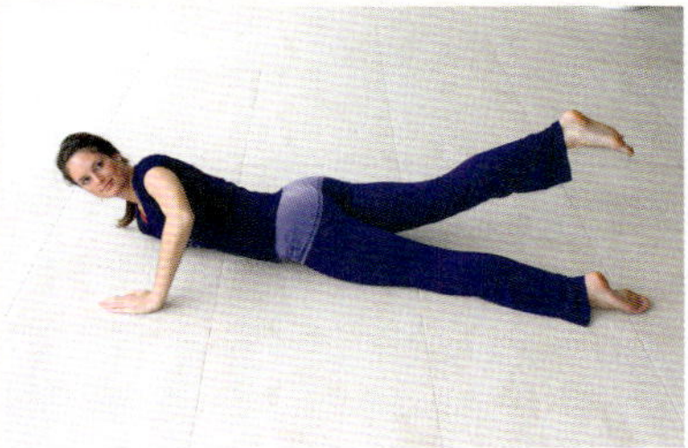

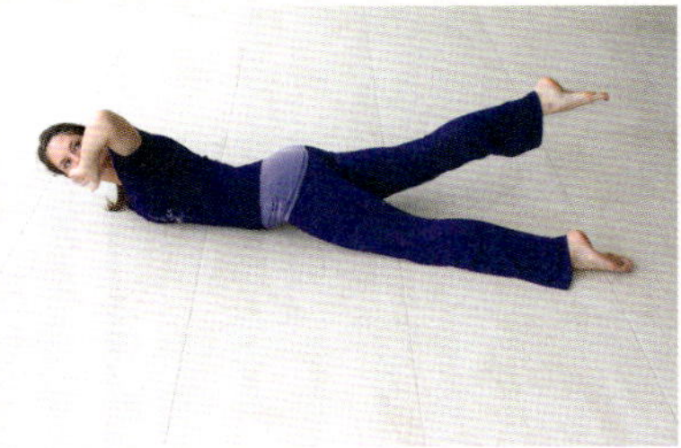

Turbo-Gang

Integration der Übung »Strecken«

Diese Übung wird Ihnen den letzten Kick geben, damit können Sie das Gehen perfektionieren. Hier geht es um den eingebauten Turbo, Ihren Gesäßmuskel. Er hat die Funktion, das Bein rückwärts zu strecken, doch diese Bewegung fehlt den meisten erwachsenen Menschen beim Gehen. Wird der Muskel nicht genutzt, wird er schlapp. Doch eine starke Aufrichtung des Körpers ist unmöglich, wenn das Gesäß nicht genug dazu beiträgt, also trainieren Sie es.

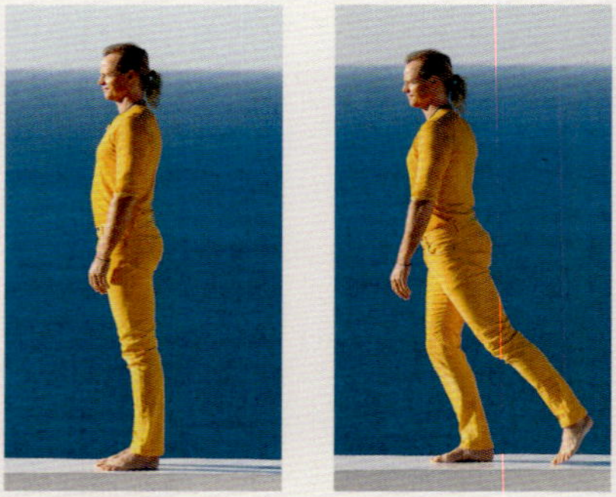

- Stehen Sie aufrecht. Strecken Sie das linke Bein langsam nach hinten. Verlagern Sie gleichzeitig das Gewicht ein wenig nach vorne.
- Legen Sie nun die linke Hand auf die linke Pobacke. Spüren Sie, wie der Gesäßmuskel sich anspannt, wenn Sie das Bein nach hinten strecken. Wiederholen Sie die Bewegung des linken Beines ein paar Mal.

- Winkeln Sie beide Arme an, so dass die Hände in der Nähe des Kopfes sind.
- Spannen Sie die linke Gesäßhälfte an und ziehen Sie das linke Bein nach hinten. Gleichzeitig ziehen Sie die rechte Schulter und den Arm zurück. Der Körper dreht sich nach

rechts. Übertreiben Sie die Verbindung zwischen der linken Gesäßhälfte und dem rechten Ellbogen und der Schulter.

- Wiederholen Sie diese Bewegung, bis Ihnen die Spannung Ihrer linken Gesäßhälfte ganz bewusst ist.

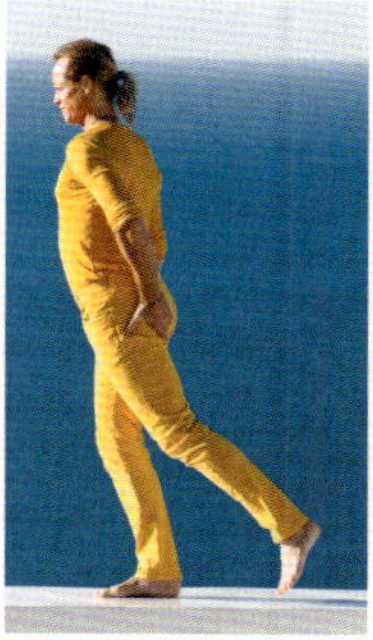

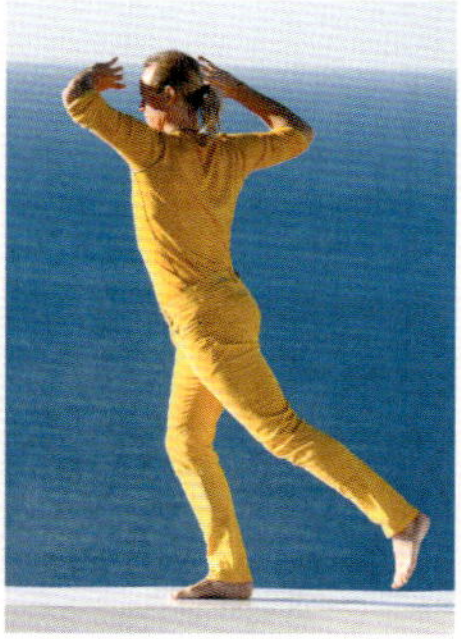

- Gehen Sie ein paar Schritte umher. Strecken Sie das linke Bein betont nach hinten, indem Sie aktiv die linke Gesäßhälfte ein wenig anspannen. Sie werden dadurch leicht hinken. Becken und Oberkörper drehen sich dabei nach rechts.
- Vollziehen Sie nun die gleichen Bewegungen mit der rechten Gesäßhälfte und dem linken Arm, so lange, bis die Verbindung auch auf dieser Seite deutlich zu spüren ist.
- Zum Schluss gehen Sie ein wenig umher und spannen abwechselnd beide Gesäßhälften an. Das betont das Strecken Ihrer Beine nach hinten und verhindert, dass die Schritte nach vorne zu groß werden. Sie bekommen automatisch einen kraftvollen, selbstbewussten Gang. Wenn Sie die beiden Gesäßhälften kürzer und schneller anspannen, werden Sie mühelos schneller gehen.

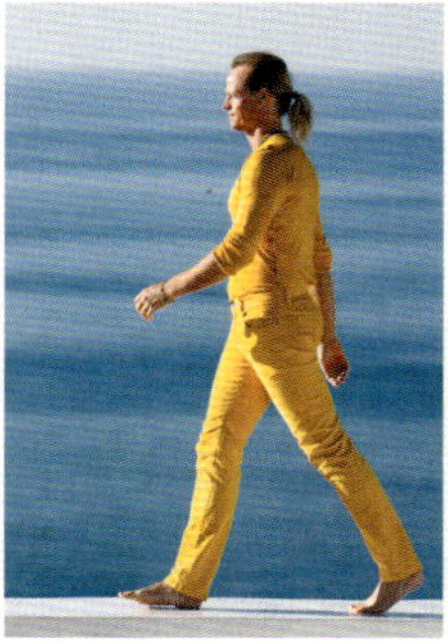

Verinnerlichen der Geh-Schule

Wenn Sie alle Übungen der Geh-Schule durchgeführt haben, verstehen Sie, dass das Gehen eine ganzkörperliche Bewegung ist und nicht nur der Akt, einen Fuß vor den anderen zu setzen. Etwas zu wissen und es dann auch in der Praxis umzusetzen sind allerdings zwei verschiedene Dinge. Daher ist es wichtig, die neu erlernten Bewegungsabläufe zu automatisieren. Zum einen sollten Sie die Übungen der Geh-Schule regelmäßig wiederholen, zum anderen können Sie Ihr neues Geh-Bewusstsein zwischendurch immer wieder trainieren.

Eine schöne Übung ist es, während eines Spaziergangs gedanklich von Kopf bis Fuß durch den Körper zu wandern und in ihn hineinzuspüren. Durch die Aufmerksamkeit, die Sie den verschiedenen Körperteilen widmen, können Sie Ihre Haltung bewusster kontrollieren, so werden Ihre Schritte leichter.

Gedankenwanderung durch den Körper

Bevor Sie mit der Gedankenwanderung beim Spazierengehen anfangen, können Sie erst einmal üben, Ihre Gedanken genauer auf einzelne Teile Ihres Körpers zu lenken. Das ist viel einfacher, wenn Sie entspannt sind, daher machen Sie die Übung im Liegen. In dieser Position müssen nur wenige Muskeln arbeiten, außerdem erhöht sich durch die intensive Berührung des Körpers mit dem Boden Ihre Propriozeption.

Gedankenwanderung im Liegen

- Legen Sie sich bequem auf den Rücken, am besten auf eine weiche Unterlage wie eine Decke oder eine dünne Matratze.
- Strecken Sie die Beine aus, die Arme liegen locker neben Ihrem Körper. Schließen Sie die Augen und atmen Sie langsam tief durch die Nase ein und aus.
- Lenken Sie Ihre Aufmerksamkeit systematisch der Reihe nach auf die folgenden Körperteile: Kopf, Nacken, Schultern, Oberarme, Unterarme, Hände, Rücken, Brust, Bauch, Becken, Hüften, Oberschenkel, Unterschenkel und Füße.
- Fragen Sie sich bei jedem Körperteil, wie er sich anfühlt. Wenn der Bereich verspannt oder verkrampft ist, dann atmen Sie tiefer ein und aus und verweilen dort mit Ihren Gedanken. Schicken Sie die Botschaft in den jeweiligen Bereich: loslassen, entspannen, schwer sinken lassen.

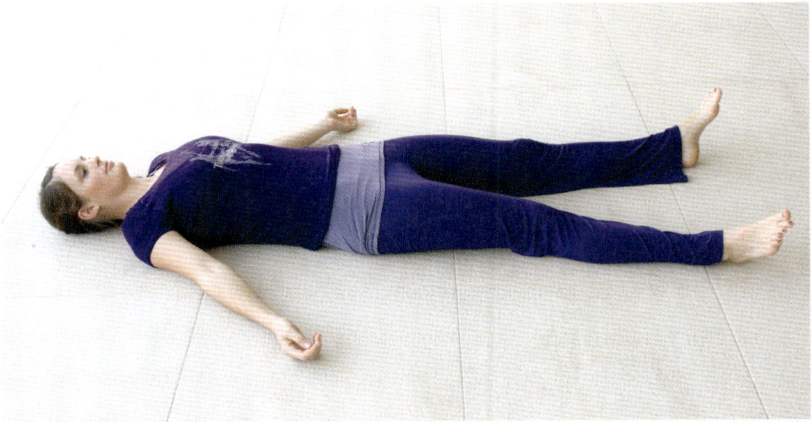

Gedankenwanderung im Gehen

Unsere Gedanken beeinflussen unseren Gang, und unser Gang beeinflusst unsere Gedanken. Gehen Sie bewusst, werden Sie auch selbstbewusster. Das können Sie täglich trainieren. In dieser Übung geht es um bestimmte Bewegungen und Haltungen beim Gehen, die Sie mit bestimmten Fragen systematisch abrufen können. Allein indem Sie diese Fragen stellen, wird sich Ihr Gang verändern.

- **Kopf:** Zieht mich ein Faden nach oben und nach vorne? Ist mein Gesichtsausdruck entspannt und lächle ich zufrieden?
- **Schultern:** Sind meine Schultern locker? Schwingen die Schultern mit meinem Oberkörper mit?
- **Arme:** Lasse ich meine Arme bei jedem Schritt locker mit meinen Schultern mitschwingen?
- **Oberkörper:** Bewegen sich Schulter und Hüfte der Seite, an der das Bein nach vorne schwingt, ein wenig zueinander?
- **Atem:** Atme ich tief durch die Nase ein, um mich dadurch größer zu machen? Atme ich vollständig aus?
- **Becken:** Dreht sich mein Becken zu der Seite, an der das Bein nach vorne schwingt? Bewegt sich die Hüfte hier auch ein wenig aufwärts?
- **Gesäß:** Spanne ich die Gesäßhälfte an, wenn sich das Bein nach hinten bewegt?
- **Beine:** Sind meine Schritte länger nach hinten als nach vorne?

- **Füße:** Setze ich die Außenkante des Fußes sanft auf den Boden auf, bevor er nach vorne innen abrollt? Dreht sich mein ganzer Körper, wenn ich den Fuß zwischen dem ersten und zweiten Zeh abstoße?
- **Körper:** Schwingt mein ganzer Körper bei jedem Schritt leicht, locker und stetig mit?

Sie müssen sich natürlich nicht alle Fragen gleichzeitig stellen. Suchen Sie die Körperteile aus, von denen Sie im Moment am meisten profitieren können, weil sie Ihnen dabei helfen, die Gehbewegung so gleichmäßig und bewusst wie möglich zu machen. Stellen Sie sich diese Fragen beim Spazierengehen, wenn Sie gerade Einkäufe erledigen oder zur Arbeit gehen. Je öfter Sie Ihre Aufmerksamkeit darauf lenken, desto selbstverständlicher wird Ihr neuer Gang für Sie.

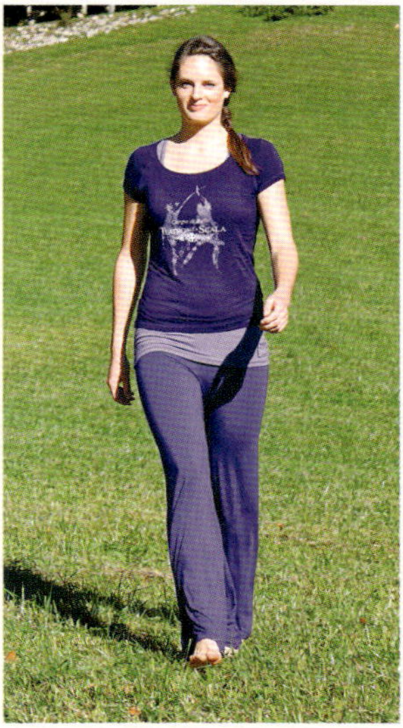

Pilgern – wenn nichts mehr geht, dann geh

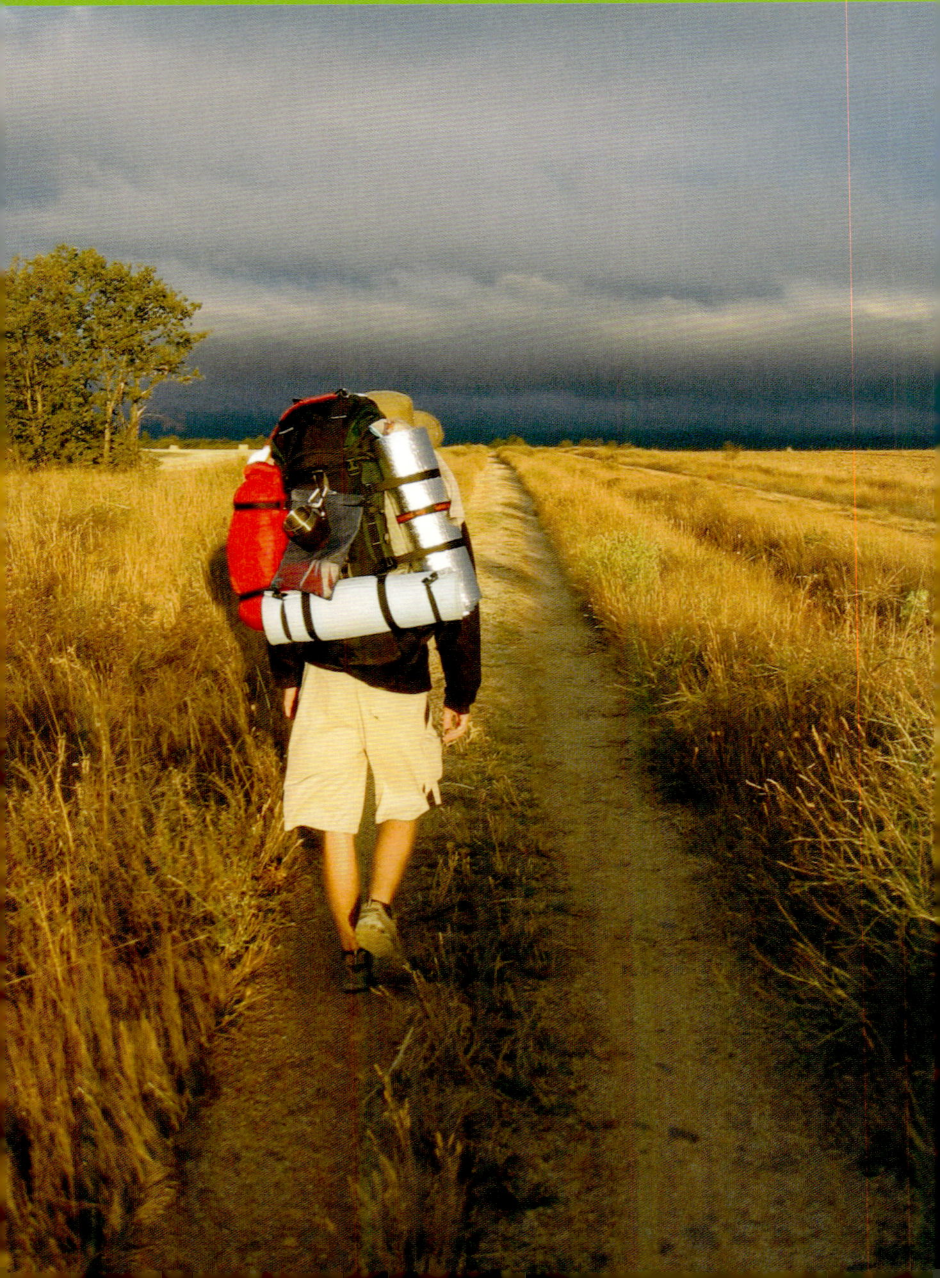

Die konsumorientierte Lebensweise hat ihren Preis. Offenbar ist die Zeit gekommen, einen neuen Weg einzuschlagen. Sosehr wir die guten Seiten des Wohlstandes schätzen, erkennen wir doch, dass er allein unsere Sehnsucht nach dem Sinn des Lebens nicht stillen kann. Also machen wir uns auf den Weg: Wir lassen uns berühren von neuen Erfahrungen und Begegnungen und Botschaften. Jede kleine Entdeckung ist eine Bereicherung. Je näher wir dem Wesentlichen kommen, desto intensiver spüren wir das Leben.

Auf dem Weg zum Wesentlichen

Wer pilgernd unterwegs ist, erlebt und genießt mit allen Sinnen die Schönheit und Vielfalt der Natur. Achtsamkeit weckt die Liebe zu allem, was lebt. Pilgern führt zur Mitte und verschafft der Seele Raum zum Atmen. Ruhige Orte der Kraft laden ein zum Innehalten und Meditieren, zum Schweigen und Hören. Lieder und Texte wecken immer wieder die Sehnsucht nach Frieden, Gerechtigkeit und Umkehr zum Leben. Pilgernde erleben auf ihren Wegen herzliche Gastfreundschaft, wenn sie anklopfen und um Aufnahme bitten. Menschen öffnen sich füreinander, Begegnung wird zum Geschenk.

Wer den Weg nach innen wagt, wird auch seine Verantwortung für die Welt entdecken und wahrnehmen. Es kann heilen, was verwundet, es wird gesund, was aus dem Gleichgewicht geraten ist. Wer alte Wege verlässt und aufbricht, gewinnt neue Perspektiven und findet Frieden im Herzen. Hoffnung bricht sich eine Bahn und ermöglicht ein Leben in Gelassenheit und Fülle.

Verbindung von Himmel und Erde

Wenn wir pilgern, sind wir der Natur nahe. Wir lernen sie zu achten, zu lieben, wir ahnen, dass sich Größeres dahinter verbirgt. Die unsichtbare Wirklichkeit bildet sich in der sichtbaren Welt ab. Beides gehört zusammen wie Himmel und Erde, wie Winter und Sommer, wie Geist und Seele.

Pilgern ist ein Weg zu uns, zu unseren Mitmenschen und zur Umwelt. Wer sich auf eine Pilgerreise begibt, macht sich auf den Weg, der von dem Gewohnten wegführt, vom eigenen Haus, dem Dorf oder der Stadt. Das kann helfen, Distanz zum Alltag zu gewinnen und wieder klarer auf das eigene Leben zu schauen, zu sehen, wofür man dankbar ist, was einen glücklich macht, wo das Leben gelingt oder was einen bedrückt, was die tiefste Sehnsucht ist.

»Spiritualität des Pilgerns ist die Kunst der Bewegung – es kommt auf den Geist an, der mich bewegt.«
Benediktinerpater Johannes Pausch

Zu pilgern heißt ausgerichtet sein auf ein Ziel, das mit Heil und Leben verbunden ist. Man begibt sich von einer äußeren Realität auf einen inneren Weg.

Die meisten Menschen pilgern mit einem Anliegen: Dank, Bitte, Loslassen. Das Pilgern ermöglicht die Auseinandersetzung mit der eigenen Person, neue Wege zu suchen und zu finden. Es ist die Bereitschaft, nicht mehr ins »Alte« zurückzukehren. Denn eine spirituelle Erfahrung verändert immer. Der Pilger kehrt in den Alltag zurück, aber gewandelt, mit neuen Erkenntnissen. Man kommt immer anders heim, als man weggegangen ist. Dies merkt man am Wirken und Tun.

Pilgern ist keine Spaßbewegung, sondern eine klare Ausrichtung auf Mensch und Natur. Es bedeutet, sich aufmachen, suchen, Endlichkeit erleben, Grenzen erfahren. Dazu ist es

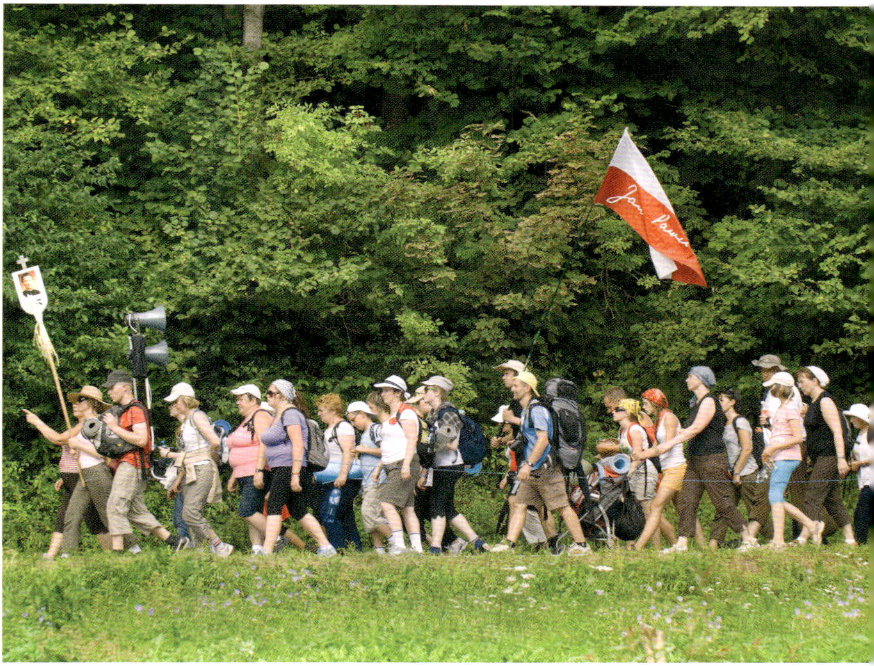

wichtig, den Kurs zu halten und nicht gleich umzukehren, wenn es gerade mal nicht angenehm erscheint.

Sinn-Voll

Wir sind leibliche, sinnliche Wesen; alle Erfahrung und Erkenntnis wird durch die Sinne vermittelt. Pilgern bietet dazu viele Wegerfahrungen, unsere Sinne werden intensiv belebt: Wir sehen, hören, riechen, schmecken und fühlen alle Eindrücke auf unserem Weg. »Besinnungsfragen« beim Beginn der Pilgerreise und bei jedem neuen morgendlichen Aufbrechen sind Begleiter.

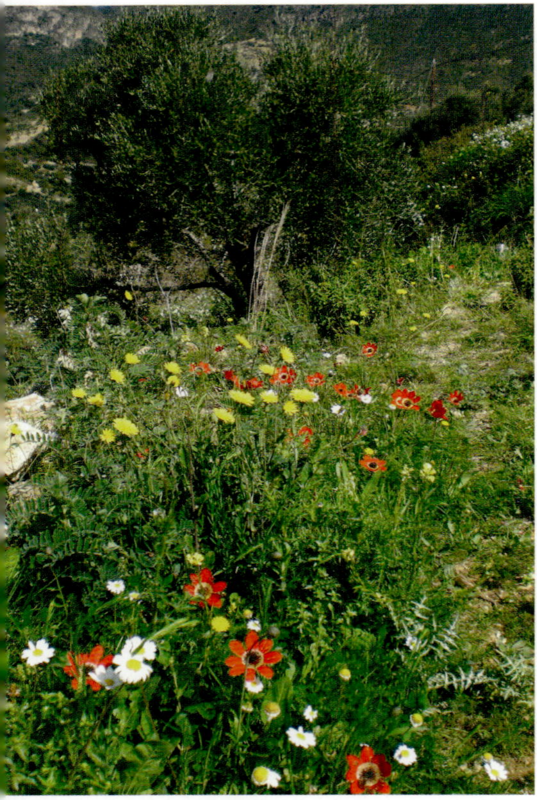

Der moderne Wertewandel und der Trend zum Pilgern hängen zusammen. Viele Menschen suchen nicht mehr nur Konsum und Wellnessspaß. Die Auseinandersetzung mit fundamentalen Lebensfragen, die Suche nach einem Sinn und die Sehnsucht nach Spiritualität lassen sie aufbrechen auf alten und neuen Pilgerwegen.

Aufbrechen ist der Entschluss, seinen Traum zu verwirklichen. Es bedeutet auch, sich der Herausforderung ungewohnten Gehens, körperlicher Bewegung, einer neuen Umgebung, der Natur, dem Verzicht auf Komfort und der Stille zu stellen; etwas zu verlassen und sich für Neues zu öffnen. Ungewöhnliche Situationen sind Chance zur Wandlung. Pilger folgen unbewusst der Sehnsucht nach Erfüllung. Sie machen sich auf den Weg, weil sie das innere Glück suchen, nicht nur, weil sie ein konkretes inneres Ziel haben – denn Wandlung ist nicht berechenbar. Sie beginnen eine besondere, bewusste Wanderschaft am Lebensweg.

»Im Menschen lebt die Sehnsucht, die ihn hinaustreibt aus dem Einerlei des Alltags und aus der Enge der gewohnten Umgebung.«
Pater Augustinus

In vielen Religionen führt der Weg zur Selbstfindung und spirituellen Erfahrung über den freiwilligen Verzicht, die Askese. Loslassen üben – sich lösen vom Alltag, von Belastendem, von Fixierungen – und offen werden für neue Lösungen. Die Übung des Loslassens hilft auch im Alltag Stress und Fixierungen zu lösen; so kann ich erfahren, dass ich nicht gelebt werde, sondern mein Leben selbst gestalte.

Tradition in allen Religionen

Pilgern im Christentum

Ab dem 4. Jahrhundert pilgerten Christen zu den Gräbern der Heiligen in Rom und seit dem 9. Jahrhundert nach Santiago. Man suchte die Nähe der Menschen, die schon am Ziel der irdischen Pilgerschaft angekommen waren, und erhoffte sich die wundertätige Hilfe der Heiligen. Ab dem 11. Jahrhundert zog sich ein dichtes Netz von christlichen Pilgerwegen durch Europa, im 13. Jahrhundert wurde Pilgern zum Massenphänomen. Es ist die Rede von 10 000 Pilgerorten, meist mit besonderen Reliquien. Im Mittelalter gab es drei große Pilgerziele: Jerusalem, Rom und ab dem 9. Jahrhundert Santiago de Compostela.

Pilgerreisen ins Heilige Land werden auch heute noch vorrangig unternommen, um die Wirkstätten Jesu zu besuchen. Weitere christliche Pilgerstätten entstanden durch die Ausbreitung des Christentums über Kleinasien, Griechenland, den Balkan, Italien, Spanien, Gallien nach Britannien und Irland.

Zu den neueren heiligen Stätten zählt Fátima in Portugal. Den drei Hirtenkindern Lucia, Francisco und Jacinta erschien hier am 13. Mai 1917 auf einem Feld die Gottesmutter Maria, danach noch weitere fünf Male. Hierher pilgern Menschen aus ganz Europa, um die Muttergottes um Fürsprache in schwierigen Lebenssituationen zu bitten.

Auch im französischen Lourdes gab es eine Marienerscheinung. Bernadette, Tochter eines Müllers, erblickte am 11. Februar 1858 eine wunderschöne junge Frau in einer goldenen Wolke und mit einem Rosenkranz in der Hand. Das Mädchen kratzte am Felsen, und ein klarer Quell sprang hervor. Hier fanden viele wundersame Heilungen statt. Jährlich kommen Millionen von Pilgern nach Lourdes und bitten um Heilung körperlicher Leiden. Das »Lourdeswasser« hat Weltberühmtheit erlangt.

Orthodoxes Pilgerziel: der heilige Berg Athos

Der heilige Berg Athos auf der Halbinsel Chalkidiki im Norden Griechenlands ist als orthodoxes Pilgerziel weltbekannt. Er zieht aber auch viele Pilger aus anderen christlichen Religionen an.

Athos heißt nicht nur der gut 2000 Meter hohe Berg, sondern auch die Mönchsrepublik sowie der »Finger« der Halbinsel, auf dem sich der Berg befindet. Die Mönchsrepublik Athos steht unter griechischer Souveränität, ist aber so autonom, dass sie sich verfassungswidrige Regeln geben darf. So ist es zum Beispiel Frauen nicht erlaubt, den Mönchsstaat zu betreten. Die Wurzeln des Klosters gehen auf Behausungen von Eremiten noch vor dem Jahr 850 zurück.

Der Lebensrhythmus der Mönche, der hier alles bestimmt, wirkt wohltuend auf Menschen, die aus ihrem hektischen Alltag herausgefunden haben.

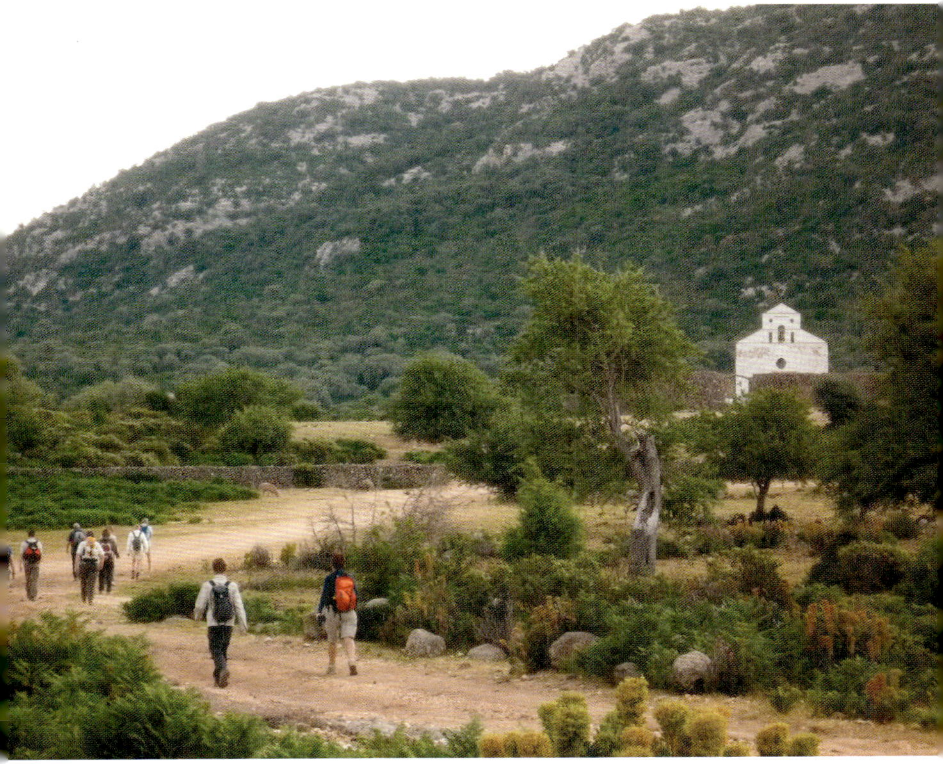

Pilgerziel für Juden: Jerusalem

Schon seit frühen Zeiten pilgerten Juden nach Jerusalem, um an der zerfallenen Westwand des herodianischen Tempels – der Klagemauer – Gott ihr Leid der Verfolgungen zu klagen. Bis in die Zeit Christi war bei den Israeliten das Pilgern zum Tempel in Jerusalem, dem höchsten und einzigen Heiligtum des Alten Bundes, für jeden männlichen Juden ab dem 13. Lebensjahr vorgeschrieben.

Islam: Pilgern auf den Spuren Mohammeds

Im Islam sind die Orte, die im Leben des Propheten Mohammed (um 570–632) eine große Rolle gespielt haben, bevorzugte Pilgerziele seiner Anhänger. Mohammed verpflichtete die Muslime ausdrücklich zu einer Pilgerfahrt (Hadjdj/Haddsch) als eine der fünf Grundpflichten des Glaubens. Wenigstens einmal im Leben sollen alle Gläubigen, ob Mann oder Frau, die heiligen Stätten in Mekka/Saudi Arabien aufsuchen.

Bis heute sind die Kaaba und der Brunnen Zamam – die Quelle, die Allah entspringen ließ, um Ismael vor dem Verdursten zu retten – Ziel der gebotenen Pilgerfahrt.

Pilgerstätten der Buddhisten

Die Anhänger der beiden Hauptrichtungen des Buddhismus, »Theravada-Buddhismus« und »Mahayana-Buddhismus« verfolgen beim Pilgern jeweils ihren eigenen Weg zum Nirvana, dem »Zustand glückseliger Ruhe«. Sie pilgern im Streben nach geistiger Offenbarung. Traditionelle Pilgerorte sind Lumbini in Nepal, Bodh Gaya in Indien sowie der Berg Sri Pada (Adam's Peak) in Sri Lanka.

Der tibetische Buddhismus hat Pilgerreisen geschaffen, die zu Orten mit einer tiefen Symbolik führen. Der Berg Kailash ist der wichtigste unter ihnen, »das Mandala der höchsten Glückseligkeit«.

Hinduismus: Kumbh Mela in die heiligen Stätten

An Pilgerstätten des Hinduismus wollen sich viele Menschen Verdienste für dieses und ihre zukünftigen Leben erwerben. Die Pilger streben das Ende des Zyklus der Wiedergeburten an, indem sie zu einer glückverheißenden Zeit an einem bestimmten Ort in die heiligen Wasser eines Flusses eintauchen. So wird ihnen Erlösung gewährt. Zur Pilgertradition der Hindus gehört es einerseits, sich von allem Irdischen zu lösen, andererseits den vielen Göttern Ehre zu erweisen. Man bittet um ein glückliches Leben, für den Frieden der Ahnen und erhofft sich eine gute Zukunft.

In Indien gibt es zahlreiche heilige Orte, sie liegen meist an Flussufern, Küsten oder auf Bergen. Zu den Hauptorten gehören Varanasi (Benares) und Haridwar am Ganges sowie Allahabad am Zusammenfluss von Yamuna und Ganges.

GASTAUTORIN
Christine Dittlbacher

Ausbildungsleiterin für Pilgerbegleiter, MAS Spiritual Theology, Diözese Linz, Österreich
www.dioezese-linz.at

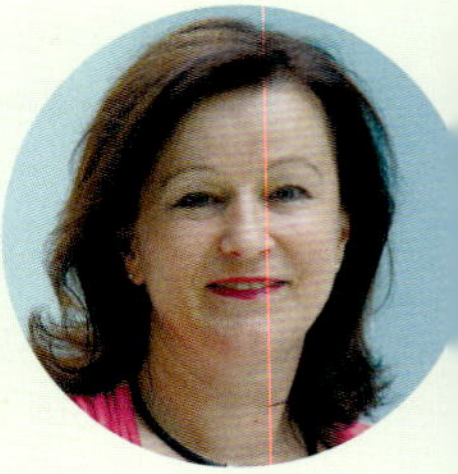

Mit den Füßen dem Leben begegnen – die Heilkraft des Pilgerns

Eine Pilgerwegerfahrung ist für mich immer ein »Heimweg zum Ich«. Meine ersten Erinnerungen, die ich mit dem Begriff Pilgern verbinde, kommen aus meiner frühen Kindheit. In unmittelbarer Nähe meines Elternhauses befand sich eine Kapelle mit zwei uralten Kastanienbäumen. Hier rasteten immer wieder Pilger und Pilgerinnen, die an bestimmten Feiertagen oder zu anderen überlieferten Zeiten nach St. Wolfgang pilgerten oder – dies eher seltener – auf dem Jakobsweg unterwegs waren. Die Ersteren kamen in größeren Gruppen, in Festtagskleidung, beteten und sangen gemeinsam. Die anderen waren kaum von Zigeunern zu unterscheiden – die damals in unserer Gegend noch als Korbflechter, Bürsten- und Besenverkäufer, Pfannenflicker etc. unterwegs waren. Ich erinnere mich noch gut an den Satz meines Großvaters: »Die heiligen Geher müssen wir bei uns übernachten lassen.«

Eine weitere Erinnerung ist das »Augenbründl« in der Nähe des Wohnortes meiner Großeltern. Viele Menschen kamen hierher und füllten ihre Flaschen mit dem »heiligen Wasser«.

Pilgerwege in Irland

Viele Jahre später, 1984, entdeckte ich auf einer Wandertour durch Irland die »Pilgrim-ways«. Da die Straßenverhältnisse dort für Wanderer lebensgefährlich waren, war ich sehr erleichtert über diese Pilgerwege. Sie führten mitten durchs Bauernland und zum Teil durch die traumhafte Wildnis. An den Steinmauern, die die Straßen begrenzten, waren auf beiden Seiten kleine Holzleitern angelehnt. Diese Pilgerwege führten von Klosteranlagen zu heiligen Quellen, spirituellen Kraftplätzen, alten Kultstätten, Kirchenruinen, Kapellen und prähistorischen Steinkreuzen. An diesen Orten erlebte ich eine ganz besonders berührende Stimmung der Geheimnisse, der Ruhe und Einkehr. Irgendwie schien die Zeit stillzustehen, und plötzlich beschäftigten mich fundamentale Lebensfragen.

Inzwischen bin ich immer wieder auf diese Pilgerwege zurückgekehrt. Glendalough, eine mystische Klosteranlage in den Wicklow Mountains, Sligo im Norden Irlands, Fermanagh, die Klosterinsel im Lough Erne, und die Halbinsel Dingle mit dem Gallarus Oratory haben eine sehr heilsame Wirkung auf mich.

Eine besondere Erfahrung war ein Besuch der Eremitage auf der Insel Skellig Michael. Erst 2006, auf meiner vierten Reise nach Irland, gelang es mir, diese bedeutende Klosterinsel zu betreten. Dieses wildzerklüftete Eiland im Atlantik ist nur bei ruhiger See zu erreichen, da es keinen Hafen gibt und die Boote direkt am Felsen anlegen müssen. Sie gehört zum UNESCO-Weltkulturerbe, und es dürfen sie täglich nur fünfzig Personen betreten.

Ich erlebte es so, als würde ich heiligsten Boden berühren: Wind, Erde, die peitschende Brandung des Ozeans, das fun-

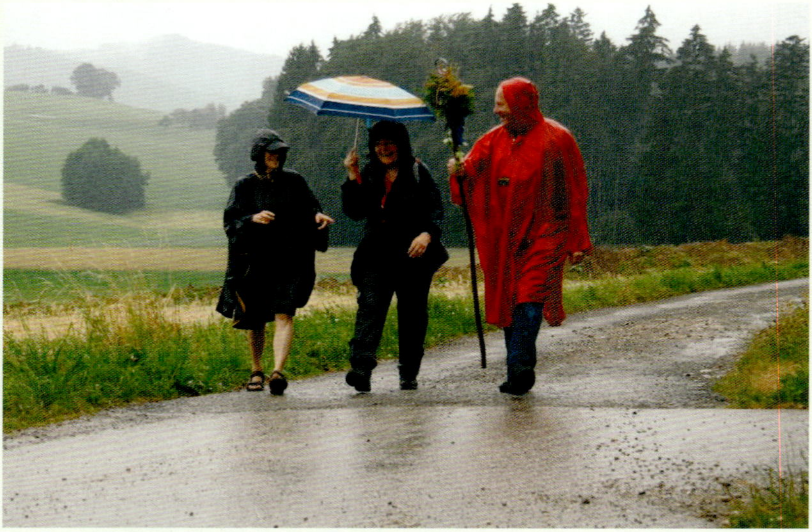

kelnde Sonnenlicht und der anstrengende Aufstieg über tausende kleine Steinstufen zur Klosteranlage auf dem Berggipfel waren eine tiefe innere Erfahrung. Dann ganz oben stehend, mit einem nicht zu beschreibenden gigantischen Blick aufs Meer, ergriff mich tiefe Ehrfurcht.

Hierher hatten sich die ersten irischen Mönche zurückgezogen, sie hielten inne, gingen in die Tiefe, erlebten Seelenberührung, bevor sie wandernd, pilgernd nach Europa zogen, um den neuen Glauben zu verkünden. Seither bin ich oft auf den Wegen der Heiligen Patrick, Kevin, Rupert, Gallarus, Kolumban, Kilian und Virgil gepilgert und werde es hoffentlich noch viele Male tun.

Pilgern ist Trend

Die uralte Tradition des Pilgerns erlebt seit Jahren eine Renaissance. Menschen brechen ganz bewusst auf und begeben sich auf eine mehrtägige oder mehrwöchige Pilgerreise. Sie suchen nach Sinn und Orientierung in ihrem Leben.

Das Pilgern ist getragen von einer Struktur: Anlass, Aufbrechen, Unterwegssein, Ankommen, Dasein. Im kollektiven Schweigen auf die innere Stimme hören. Innehalten, die Kraft und Energie aufnehmen, die von heiligen Orten und wunderbaren Landschaften ausgeht. Wie geht man weiter, mit dem Blick auf das Ganze? Gestärkt und ermutigt ankommen. Es ist eine Erfahrung der Selbstannahme und Selbstliebe, um andere lieben zu können.

Manche Menschen folgen erst nur einem Trend, sie gehen pilgern, weil es ihre Freunde tun. Die spirituelle Erfahrung ergibt sich dann auf dem Weg. Wenn sich die Füße in Gang setzen, kommt auch vieles andere in Bewegung. In unserer schnelllebigen und leistungsorientierten Zeit nehmen sich aber auch immer mehr Menschen bewusst eine Auszeit, um ihrem Leben Sinn zu geben, nach einer neuen Ausrichtung zu suchen.

Vielleicht ist einer der Gründe für den momentanen Pilgerboom der folgende: Heilung ist spürbar – die Heilkraft in uns unerschöpflich!

Christine Dittlbacher

Heilsames Wandern

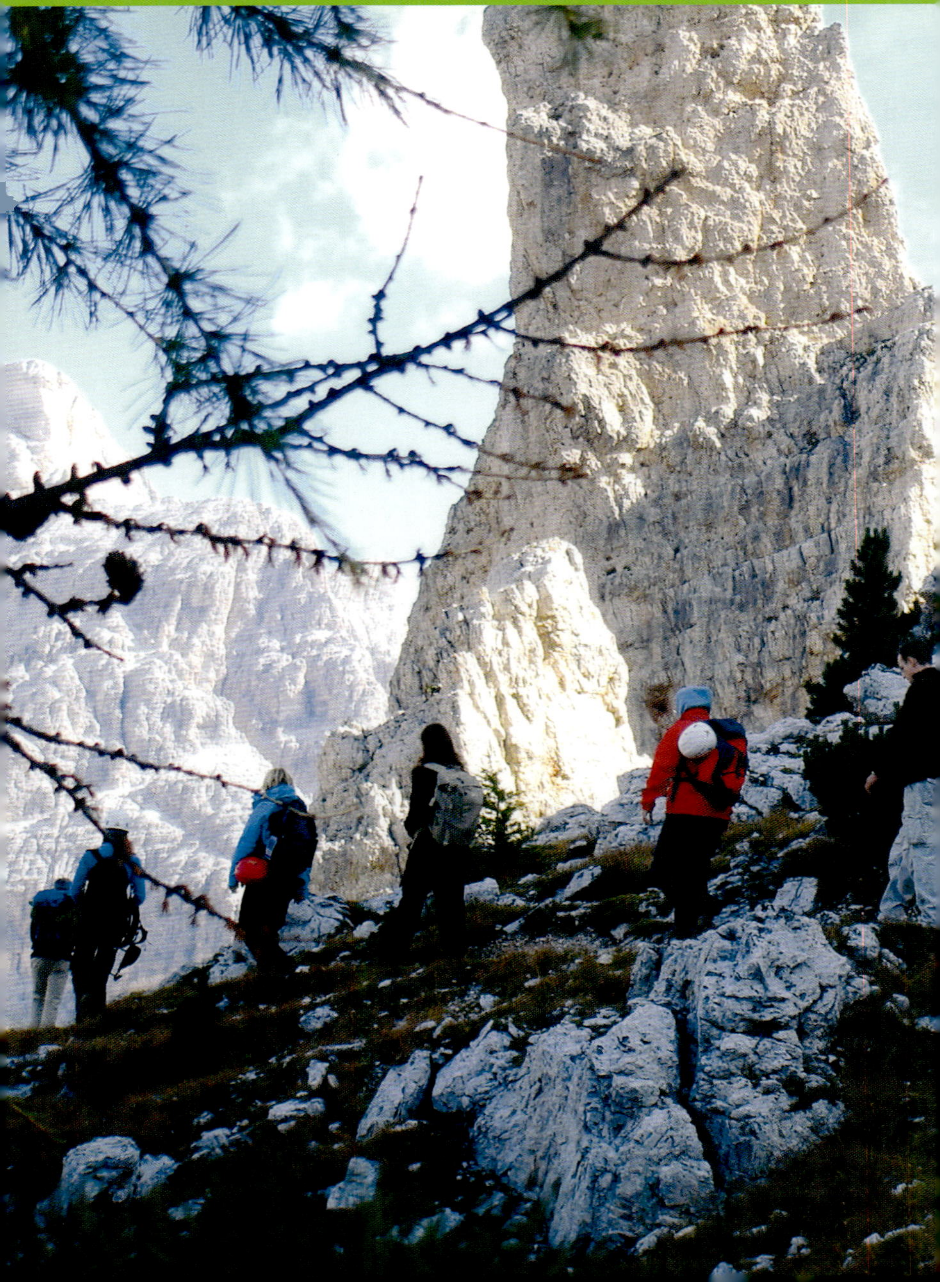

Wandern ist »Gehen in der Natur« über lange Strecken. Früher war es eine Art des Reisens, doch heute ist es hauptsächlich eine erholsame Freizeitbeschäftigung. Vielerorts, vor allem in den Alpenländern, ist Wandern sehr beliebt und ein wichtiger Teil des Tourismus. Selbst wenn die Absicht eine andere ist, trifft vieles von dem, was Sie im Pilgerkapitel gelesen haben, auch auf das Wandern zu.

Zurück zu den Wurzeln

Die Natur ist aus unserem täglichen Leben weitgehend verbannt, so entfremden wir uns mehr und mehr von natürlichen Lebensabläufen, aber auch von uns selbst. Die Erfahrung natürlicher Rhythmen und Abläufe wird durch Technik, Autos, Häuser und Beton ersetzt. Wir wachsen in einer digitalen, künstlichen Welt auf, in der es schwerfällt, das große »natürliche Netz« zu erleben, in das wir Menschen eingebunden sind. Wir alle kennen das Gefühl der Gelassenheit und des Friedens, wenn wir Zeit in der Natur verbringen. Dieses Gefühl ist ein Hinweis darauf, wie notwendig die Naturverbundenheit für uns Menschen ist.

Grüne Heilung

Das Grün der Natur wirkt auf den Menschen beruhigend, ohne zu ermüden. Die Farbe Grün fördert Eigenschaften wie Hilfsbereitschaft, Ausdauer, Toleranz und Zufriedenheit. In der medizinischen Farbtherapie gilt Grün als Farbe, die den Rhythmus von Herz und Nieren ausbalanciert. Auch bei Magenge-

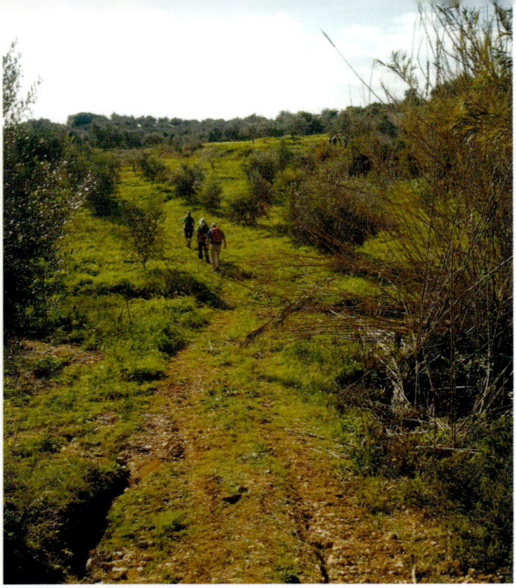

schwüren und Allergien sowie bei Anzeichen vorzeitigen Alterns wird Grün eingesetzt. Die Farbe Grün dient als neutrale Heilfarbe, die keinerlei körperliche Beschwerden oder Gegenreaktionen hervorruft. Sie lässt Kräfte sammeln und bringt Regeneration. Grün entspannt die Augen, denn der Blick ins Grüne ist niemals anstrengend, sondern stärkt das Auge für alle anderen Eindrücke.

Verbunden mit der heilenden Energie der Erde

»Earthing« oder »Erden« bedeutet, in Verbindung mit der heilenden Energie der Erde zu sein. Es ist eine einfache Möglichkeit, die gesunde elektrische Ladung der Erde in unseren Körper aufzunehmen, indem wir den direkten Kontakt mit dem Boden herstellen. Die Erde ist im Grunde eine riesige Batterie, aufgeladen durch ständige Sonneneinstrahlung, Blitze und die Wärme, die der Erdkern erzeugt. Diese natürliche Energie durchströmt die gesamte Oberfläche und ist für den Rhythmus des Lebens verantwortlich.

1998 entdeckte Clint Ober, früher ein Pionier der amerikanischen Kabel-TV-Industrie, dass erkrankte Menschen schneller gesund wurden, indem sie einfach nur ihre Schuhe auszogen und barfuß auf der Erde gingen. Das ist eine einfache und sehr kostengünstige Therapie. Die gesamte westliche Welt trägt jedoch undurchlässige Gummisohlen, die den Kontakt zur Erde verhindern. Ober formulierte das so: »Der moderne Mensch ist eine Schnittblume, losgelöst und abgeschnitten von der nährenden Erde.«

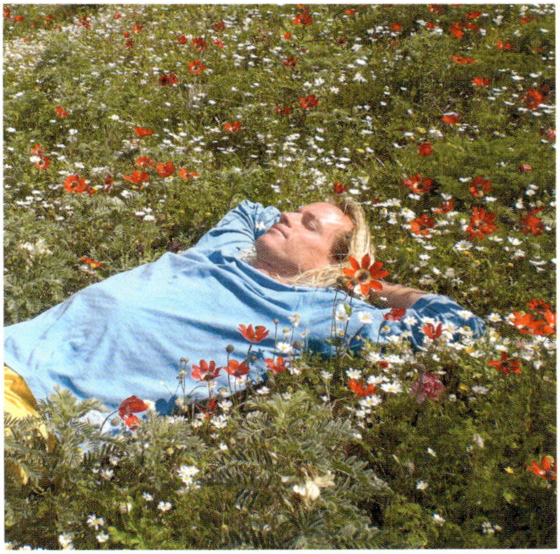

Wir verbringen den Großteil unserer Lebenszeit in Innenräumen, und wenn wir uns im Freien aufhalten, tragen wir Schuhe mit Gummisohlen, die verhindern, dass unsere Füße die Energie der Erde absorbieren. Gummi, Holz, Asphalt oder Vinyl sind keine leitfähigen Materialien. Hingegen sind Sand, Steine, Kiesel, Schlamm oder Beton leitfähige Oberflächen, die die starke Energie der Erde durch unseren Körper strömen lassen. Auch Schuhe mit Ledersohlen leiten gut.

Gummi, Holz und Asphalt sind keine leitfähigen Materialien. Hingegen lassen Leder, Sand, Steine, Kiesel, Schlamm oder Beton die starke Energie der Erde durch unseren Körper strömen.

Mehrere Pilotstudien zur Erdung haben sehr spannende Implikationen. Eine Studie mit Blutzellen hat gezeigt, dass Erdung Viskosität (Blutdicke) und den Blutfluss deutlich verbessert und Entzündungen verringert. Es gibt klare Hinweise darauf, dass Menschen mit Diabetes, die Entzündungen im Blut und ein hohes Risiko für Herz-Kreislauf-Erkrankungen haben, sowohl präventiv wie auch therapeutisch stark von Erdung profitieren können. Berichte von Patienten

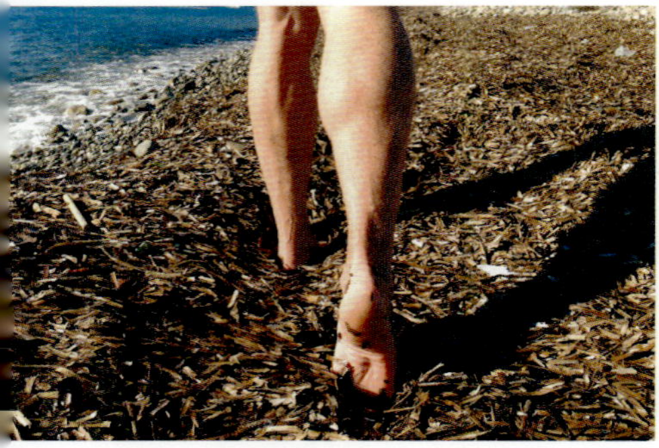

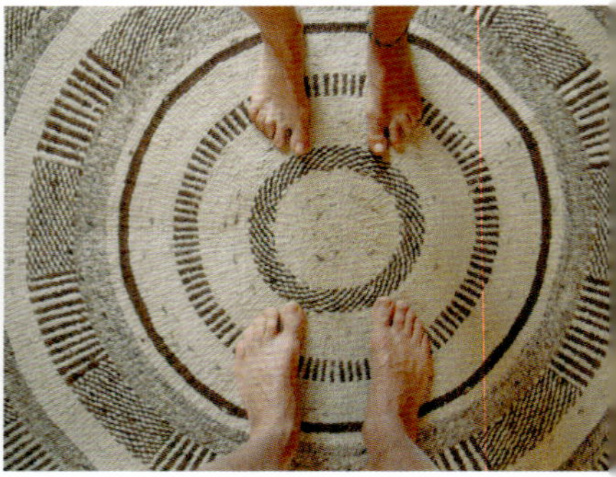

und Ärzten bestätigten Verbesserungen bei Problemen mit Kreislauf und Blutdruck, bei Herzrhythmusstörungen und Neuropathie.

Entzündungen sind die häufigste Ursache für chronische Schmerzen und die meisten großen Gesundheitsstörungen. Immer mehr Forscher sind der Meinung, dass alle Wege zu Krankheiten über chronische Entzündungen führen. Der Körper »ist entflammt«. Hier scheint Earthing die Flammen zu löschen, indem negativ geladene Elektronen von der Oberfläche der Erde in den Körper übertragen werden; damit werden die positiv geladenen destruktiven freien Radikale, die bei jeder chronischen Entzündung beteiligt sind, neutralisiert. Die Energie der Erde macht also den Boden unter unseren Füßen zu einem äußerst wirksamen Antioxidans.

Freizeitspaß für jedermann

Wandern ist ein Trend. Viele Menschen genießen das lustvolle, entspannte Gehen in der freien Natur, auf Bergen, in Wäldern, über Wiesen und natürlich auf den vielen markierten Wanderwegen.

Laut Deutschem Wanderverband zählen sich rund 40 Millionen der deutschen Bevölkerung ab 16 Jahren zu aktiven Wanderern, die mehrmals im Jahr unterwegs sind. Dabei ist das Mittelgebirge die beliebteste Landschaft. Das häufigste Motiv für das Wandern ist das aktive Naturerlebnis. Dass es auch eine positive Auswirkung auf die Gesundheit hat, ist für die meisten eine angenehme Nebenerscheinung. Soziale Kontakte spielen für Wanderer sicherlich ebenfalls eine große Rolle.

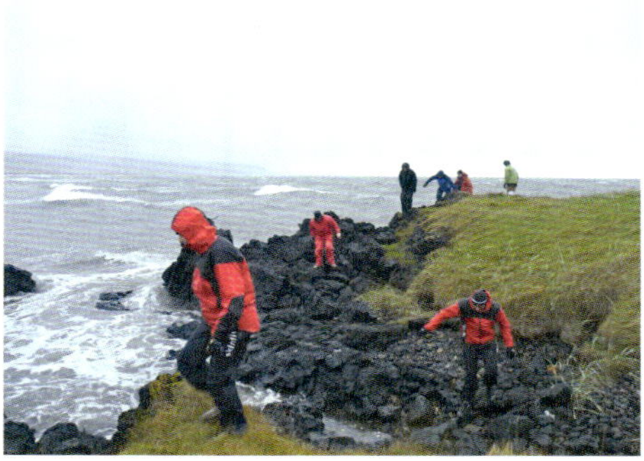

Ein Wanderer ist mit einem durchschnittlichen Tempo von 4 Kilometern pro Stunde unterwegs, eine durchschnittliche Wanderung dauert zwei bis drei Stunden. Allein ihr Ziel treibt die Wanderer, sie gehen mit festem Schritt, aber ohne Zeitdruck oder Ambitionen, etwas leisten zu müssen. Durch die moderate, lang anhaltende Ausdauerleistung in grüner Umgebung ist Wandern mehr als Spazierengehen, und doch ist es kein Sport.

Bergwandern

Im bergigen Gelände zu wandern ist meist anstrengender als auf der Ebene. Es geht auf und ab, was die Gelenke stärker belastet und höhere Ansprüche an die Technik stellt.

Bergauf zu gehen ist das Gleiche wie Treppensteigen, also wird auch die gleiche Technik angewandt (siehe Seite 74 f., »Die Kunst des Treppensteigens«). Denken Sie daran, bei jedem Schritt die Fersen zum Boden zu drücken. Das streckt das Knie nach hinten und entlastet die Oberschenkelmuskulatur.

Bergab zu gehen ist ein Kinderspiel, vorausgesetzt Sie machen es so wie Kinder. Die traben mit kleinen, schnellen Schritten bergab, so wie sie auch Treppen hinunterlaufen. Das ist sehr effizient, weil dadurch Knie und Knöchel weniger belastet werden. Der Körperschwerpunkt senkt sich gleichermaßen mit dem Hang.

Beim Bergsteigen können Stöcke eine Hilfe sein, Sie sollten sie jedoch bewusst und nur gezielt einsetzen. Mit Stöcken zu gehen sollte nicht zur Gewohnheit werden.

Möchten Sie nicht hinuntertraben, dann können Sie Ihre Stabilität auch halten, indem Sie gehen, aber ebenfalls mit kleinen, schnellen Schritten, und Ihre Knie die ganze Zeit leicht gebeugt halten. Ihr Oberkörper sollte aufrecht und locker sein, oder Sie lehnen sich leicht nach vorne. Vermeiden Sie auf jeden Fall eine Rücklage. Rutschgefahr!

An sehr steilen Hängen oder solchen mit losem Untergrund nehmen Sie einen Serpentinenweg, indem Sie immer ein paar Schritte nach links und ein paar Schritte nach rechts gehen.

Stöcke – Hilfe oder Behinderung?

Stöcke können eine Hilfe für Ihr Gleichgewicht sein, wenn es bergab geht, weil Sie den Körper auf zwei weiteren Punkten abstützen können. Sie sollten allerdings nicht das gesamte Gewicht darauf geben, nur so viel wie unbedingt notwendig. Wenn Sie verstellbare Wanderstöcke besitzen, verlängern Sie diese beim Abstieg, damit Ihr Körper in aufrechter Position bleibt.

Bei Wanderungen im ebenen Gelände sind Stöcke für gesunde Menschen völlig unnötig. Schulen Sie besser Ihren

Gleichgewichtssinn auf wechselndem Untergrund. Ich bin grundsätzlich kein großer Freund von Stöcken als Gehhilfe, weil sie meiner Meinung nach das natürliche Balancegefühl verkümmern lassen. Stöcke haben auch den Nachteil, dass Ihre Hände nicht frei sind, um zu greifen oder sich im Falle eines Sturzes schnell abzufangen.

Wechseln Sie ab

Jeder Mensch sollte bemüht sein, seinen Gang zu verbessern und zu perfektionieren. Solange wir beim Gehen auf die Hilfe von Stöcken verzichten können, sollten wir uns darüber freuen. Auch im Gelände ist es auf Dauer effektiver, die unter-

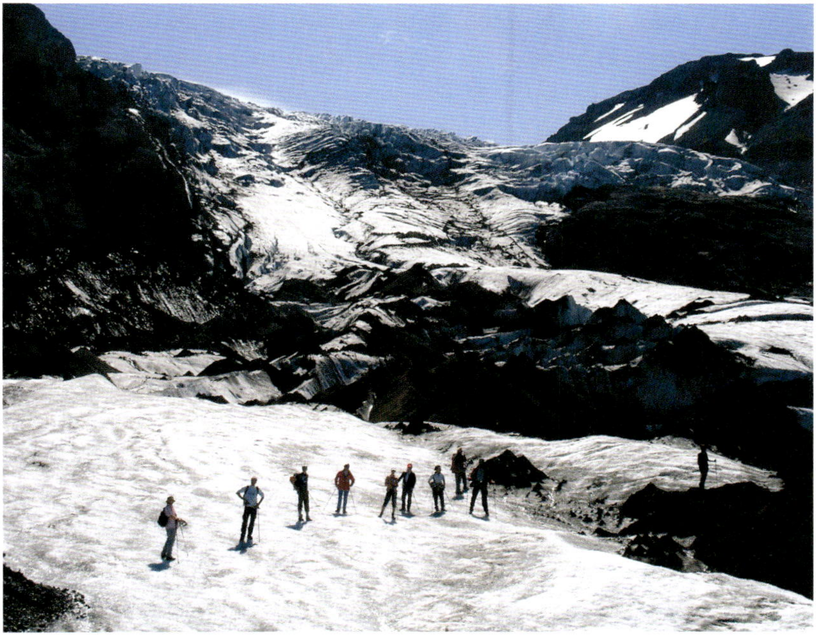

schiedlichen Böden nicht mit Krücken auszugleichen, sondern mit der natürlichen Beweglichkeit des Körpers. Und diese sollten wir lebenslang vorrangig trainieren. Das geht am besten, indem man so lange wie möglich auf Stöcke verzichtet.

Allen Stock-Fanatikern kann ich nur empfehlen öfter abzuwechseln. Wandern oder gehen Sie mal mit Stöcken, mal ohne, dadurch können Sie vermeiden, dass die Stöcke zur Gewohnheit und Sie von ihnen abhängig werden.

Nordic Walking – Gehen mit Stöcken

Nordic Walking soll gesünder sein als Laufen und effektiver, als ohne Stöcke zu gehen. Angeblich werden dabei mehr Muskeln eingesetzt als beim normalen Gehen, was den Kalorienverbrauch erhöht, und die Belastung der Gelenke soll niedriger sein als beim Laufen. Ich sehe das kritisch, denn durch die Stöcke wird eine ungesunde Körperhaltung erzwungen.

Der Körper kann sich mit dem Druck, den er durch den Stockeinsatz bekommt, nicht weit genug nach vorne bewegen, die Energie bleibt in den Schultern stecken. Ein viel zu großer, unnatürlicher Schritt wird erzwungen, den man nebenbei gesagt nur mit gut gedämpften Schuhen ausführen kann. Dadurch verändert sich die gesamte Haltung des Menschen. Durch die großen Schritte geht er leicht nach hinten geneigt, und sein Kopf muss sich nach vorne strecken, damit er das Gleichgewicht nicht verliert.

Wenn Sie jedoch gerne mit Stöcken gehen und es Sie aus Ihren vier Wänden raus in die frische Luft bringt, nur zu. Sie sollten allerdings die Stöcke dabei nicht wirklich einsetzen. Die sind eher stille Begleiter.

Richtig gehen mit Stöcken

- Lassen Sie sich vom goldenen Faden nach vorne und nach oben ziehen.
- Nehmen Sie Ihre Stöcke und schleifen Sie sie hinter sich her.
- Erhöhen Sie die Schrittfrequenz, wobei Sie den Einsatz der Gesäßmuskeln betonen. Das hält die Schritte nach vorne kürzer und macht sie nach hinten länger.
- Drehen Sie Ihr Becken so, dass sich der ganze Rumpf in die gleiche Richtung dreht wie das Bein, das nach vorne schwingt.
- Nun werden Sie bemerken, dass Sie einen Stock ein wenig einsetzen. Lassen Sie es zu und machen Sie es beim nächsten Schritt genauso. Ihre Haltung bleibt die gleiche wie beim normalen Gehen, Sie unterstützen es nur leicht mit den Stöcken, weil Sie damit den Boden zusätzlich spüren können.

GASTAUTOR

Mag. phil. Franz A. Mühlbauer

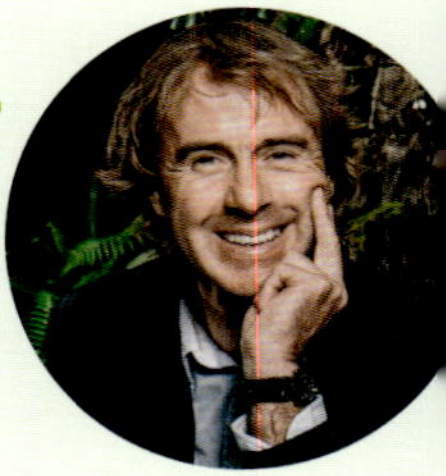

**Seminarleiter, Regenerationstrainer
und Autor, Österreich
www.be-in-motion.eu**

Wandern – Heilkraft und Regeneration

Werden Sie Ihr eigener Regenerationstrainer, das Wandern ist einer der idealsten Helfer dafür. Wandern bringt uns auf mehreren Ebenen unseres Menschseins mit dem heilsamen Gegenpol in Verbindung, was unabdingbar für unser Gleichgewicht ist. Sie werden kaum regenerative Maßnahmen finden, die derart positive Auswirkungen in so vielen Bereichen haben, wie das beim Wandern der Fall ist. Im Sinne Ihres Zeitmanagements handeln Sie damit äußerst ökonomisch.

Regeneration beginnt im Kopf

Regeneration beginnt im Kopf, unser Verhalten passt sich ganz automatisch der neuen inneren Haltung an und wird unverzichtbarer Bestandteil unseres Lebens. Damit entsteht ein kreativer Dialog mit uns selbst, und wir müssen nicht weiter unseren »Ego«-Themen hinterherhetzen. Gesund, glücklich und leistungsfähig zu sein steht auf der Wunschliste vieler moderner Menschen an erster Stelle. Blicken wir uns um, stellen wir sehr schnell fest, dass es nur ganz wenige Menschen gibt, die diesem inneren Wunsch in ihrem äußeren Leben auch zu seiner Krönung verhelfen. Der überwiegende Teil träumt nur davon.

Der Mensch hat eine große Tendenz zum »Plus« und möchte das »Minus« aus seinem Leben am liebsten ausschließen, wenigstens solange es irgendwie geht. Er erkennt nicht die antibiotische Haltung, die sich hinter dieser Gesinnung verbirgt. Wer fähig ist, sich mit etwas Abstand selbst zu beobachten, wird schnell feststellen, dass wir im Laufe des Lebens zu einer Summe von Einseitigkeiten werden. Warum? Weil wir eine Summe von Gewohnheiten sind und Gewohnheiten deshalb zu Gewohnheiten werden, weil wir sie permanent wiederholen. Tagesabläufe, Bewegungsabläufe, Meinungen, Vorurteile, Denkmuster, ja sogar Lieblingsspeisen sind meist so alt wie ihre Besitzer.

Erfolgsstrategien der Natur

Abzuschalten ohne einzuschalten ist der Erkenntnisschritt, der uns bevorsteht, wenn wir aus dem Mangel im Überfluss ausbrechen wollen, dem Mangel an Kraft und Energie im Überfluss all der täglichen Aufgaben, Projekte und Pflichten.

Das Leben möchte, dass wir uns öffnen für neue Erfahrungen, Bewusstwerdung und Wandel. Durch mentales Festhalten, Klammern und Konservieren verkrusten wir, die Lebendigkeit geht uns verloren. Bei manchen Menschen ist es so krass, dass sie mit sechzig sterben, aber erst mit achtzig begraben werden – dazwischen ist Routine, ist Stillstand.

Auf der Suche nach den dem Menschen übergeordneten Gesetzmäßigkeiten und Prinzipien können wir uns an Erfolgsstrategien der Natur orientieren, da wir Teil von ihr sind. Somit kommen wir auch nicht in Versuchung, Ideologien, Dogmen oder verlockenden Versprechungen zu erliegen. Die Welt ist voll von ihnen, und jede dieser Einseitigkeiten ist bereits mit ihrer Erfindung dem Tod geweiht. Die Natur spiegelt hingegen in vielen Abläufen Zusammenhänge wider, die auch für den modernen Menschen keineswegs an Gültigkeit verloren haben. Wir sollten sie »lesen lernen«, können sie zeitgerecht und modern verpacken, kreativ präsentieren, aber an ihrer Substanz dürfen wir nicht zweifeln.

Absolutes Gleichgewicht

Beginnen wir Erfolgsstrategien der Natur zu analysieren, kommen wir auf einen einfachen, aber verblüffenden gemeinsamen Nenner: An jedem beliebigen Platz auf unserer Weltkugel herrscht ein perfektes Gleichgewicht zwischen Tag und Nacht. In der Natur stehen die Tagkräfte für Aktivität und Leistung, die Nachtkräfte hingegen für Entspannung und Ruhe. Auf unserer Erde halten sich Tag- und Nachtkräfte genau die Waage, und zwar sekundengenau über einen ganzen Jahreszyklus. Der Kosmos hat unserer Erde und der Natur ein absolutes Gleichgewicht der Kräfte verordnet, Tag und Nacht gehören zusammen und bilden eine Einheit. Fast könnte man annehmen, dass die Nacht die Vorbereitung oder die Ausholbewegung des neuen Tages wäre. Weder das eine noch das andere ist besser, beides hat seine Berechtigung, es bedingt sich sogar. Momente, in denen sich Gegenpole sehr nahe kommen, erscheinen uns als magisch.

Der Mensch hingegen hat die Tendenz zu bewerten, er »mag« das eine, und den Gegenpol »mag er nicht«. Dadurch kippen wir das Erfolgssystem der Natur, fallen in die Einseitigkeit und haben mit all den Konsequenzen der Einseitigkeit zu

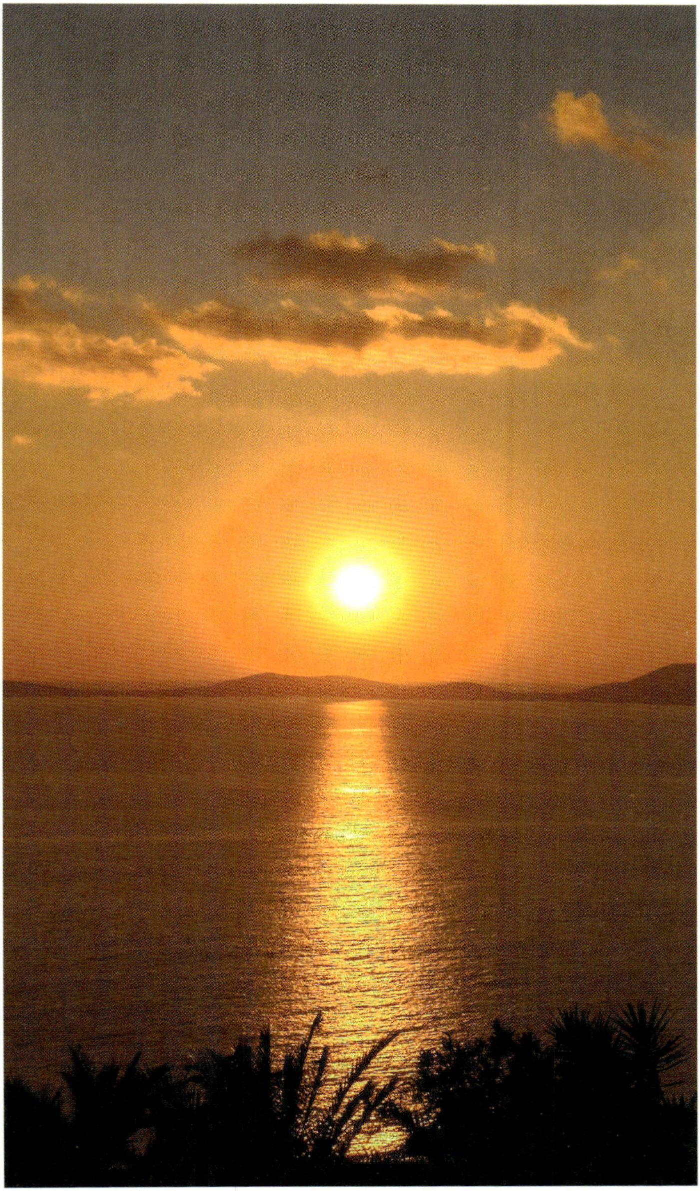

kämpfen. Selbst die Weltgesundheitsorganisation definiert Gesundheit als Zustand des Gleichgewichtes auf allen Ebenen unseres Seins. Im Gegenzug dazu ist Krankheit nur eine Frage der Zeit, bis wir unter den Symptomen des Ungleichgewichtes unseren Leidensweg beginnen.

Fehlendes hinzufügen ist Regeneration in Reinkultur

Ein weiteres Beispiel der kosmischen Erfolgsstrategie, direkt auf den Mensch zu übertragen und für jeden leicht nachvollziehbar, ist der Atem. Wir eröffnen unser Leben mit dem ersten Einatemzug und hauchen es mit dem letzten Atemzug aus. Atem ist Leben.

Möchten Sie einmal versuchen, Ihren Atem zu bewerten, haben Sie jetzt Gelegenheit dazu. Sind Sie ein Freund von Leistung, ein Freund des aktiven Prinzips, des männlichen Pols? Dann nehmen Sie den Einatem. Stellen Sie sich vor, wie sehr Sie dieses Prinzip schätzen und Ihr Leben danach ausgerichtet haben. Beginnen Sie nun nur noch einzuatmen. Nach spätestens einer Minute wird Ihr Vorhaben, Einseitigkeit zu leben, kläglich scheitern. Sie werden so viel Atemdruck aufbauen, dass der nächste Ausatemzug eine wahre Erlösung sein wird. Das Leben zwingt Sie praktisch in den Ausatem und somit in den Gegenpol. Vielleicht können Sie auch erahnen, dass der Ausatem Sie im wahrsten Sinne des Wortes rettet.

Dieses Beispiel fertig gedacht und auf andere Ebenen übertragen bedeutet: Es rettet uns jeweils der Gegenpol aus einer schier ausweglosen Situation. Das eine ist nicht besser als das andere, der Einatem nicht besser als der Ausatem. Beide zusammen halten Sie am Leben, bescheren Ihnen Vitalität und ermöglichen Ihnen glückliche Momente.

Regeneration stellt das Gleichgewicht in einem biologischen System wieder her, die sogenannte Homöostase, und hat damit zentrale Bedeutung im Leben eines Menschen. Regeneration ist weder Zeitvertreib noch Luxus. In diesem Zusammenhang übernimmt auch das Wandern eine großartige Aufgabe.

Mag. Franz Mühlbauer

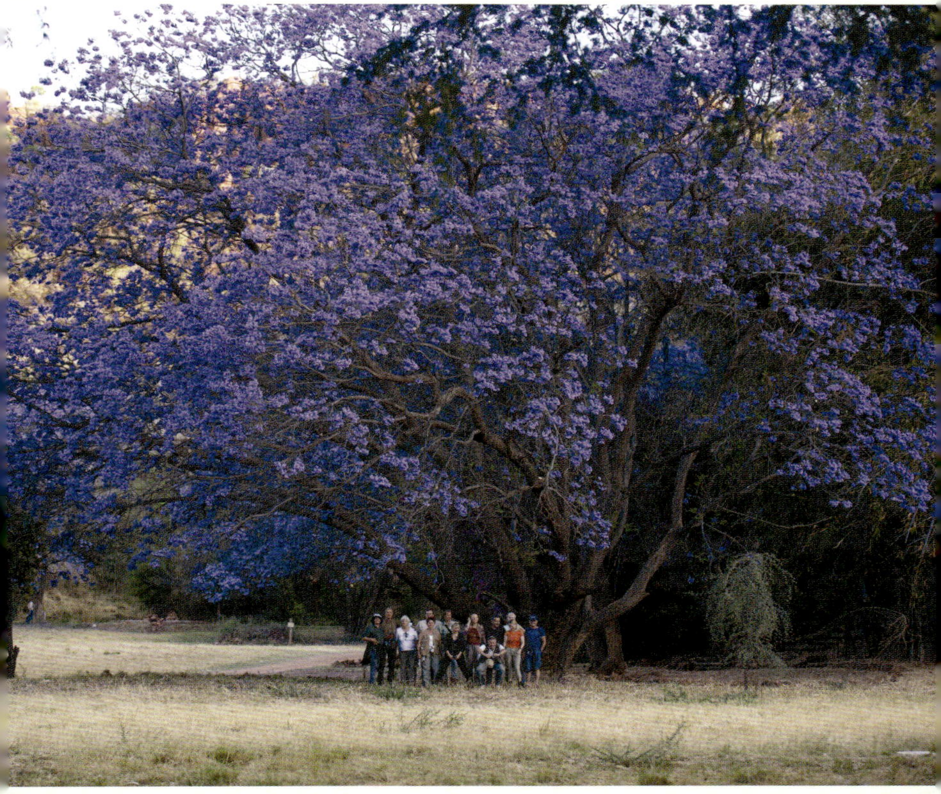

Befreite Atmung

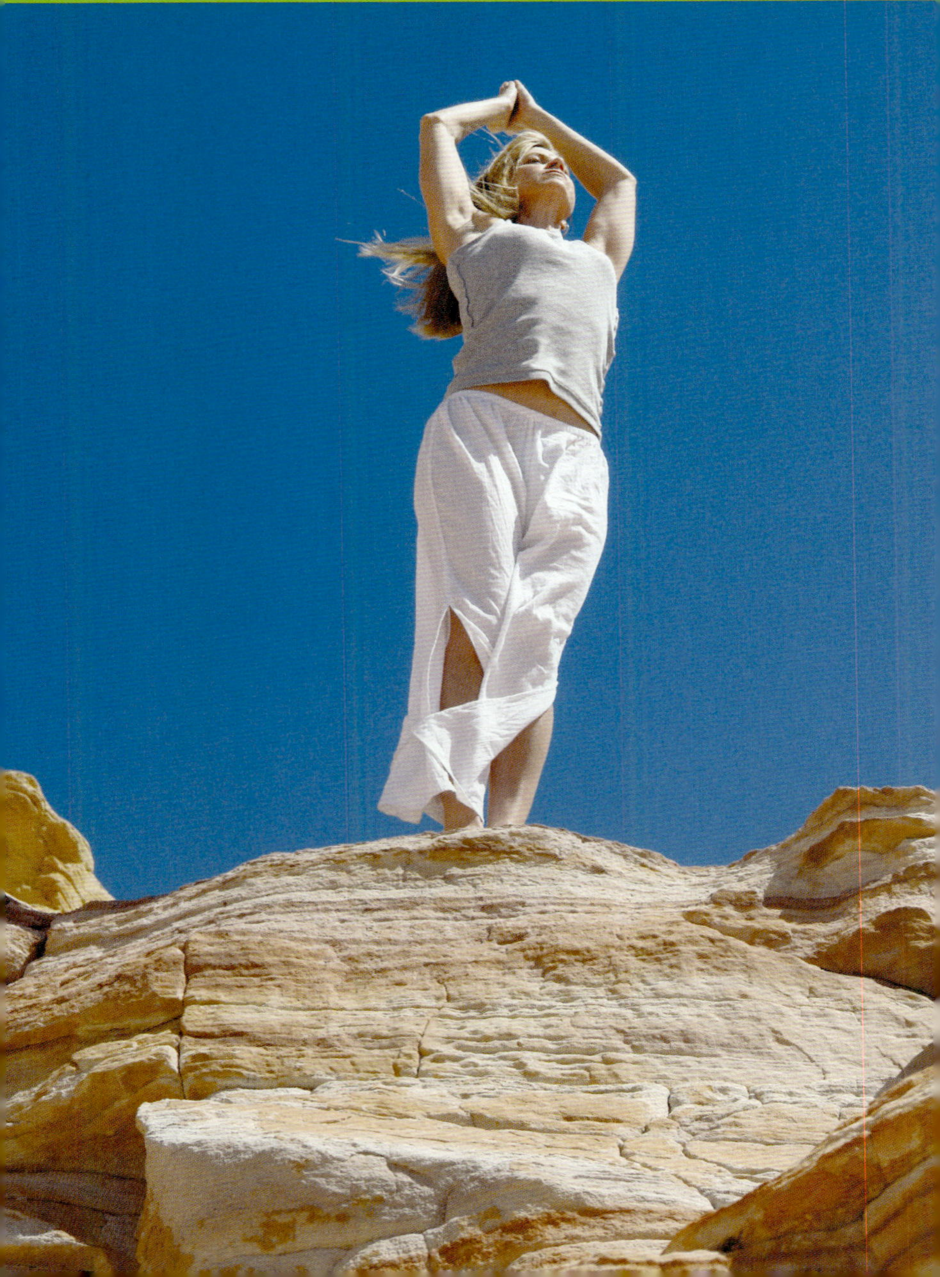

Richtiges Atmen ist ebenso wie eine gute Versorgung mit Sauerstoff für den Menschen in vielfacher Weise bedeutsam. Beides ist wichtig für die Arbeit der Zellen, für Stoffwechsel und Kreislauf, zur ständigen Pflege und Massage der inneren Organe, für die Stimmung und letztlich für das allgemeine Wohlbefinden. Eine Sauerstoffdusche am Morgen lässt den Tag viel besser beginnen. Auch eine Verschnaufpause zwischendurch macht uns wieder fit. Das hängt jedoch nicht nur davon ab, ob wir tatsächlich an die frische Luft gehen, sondern auch davon, ob wir gut atmen.

Entscheidend ist, wie wir atmen

Über 25 000 Atemzüge tun wir täglich, und das in Ruhestellung, bei körperlicher Betätigung sind es erheblich mehr. Dabei wird jedes Mal ein halber Liter Luft eingezogen, unter Belastung ein Mehrfaches. Die eingeatmete Luft strömt in der Lunge über eine Oberfläche, die ausgebreitet so groß ist wie ein Tennisplatz. Hier findet ein Austausch statt: Der Körper nimmt Sauerstoff auf und gibt Kohlendioxid ab. Viele Millionen Lungenbläschen besorgen diesen Austausch. Sie entziehen der eingeatmeten Luft ein Fünftel ihres Sauerstoffs, bei körperlich sehr leistungsfähigen Menschen auch mehr. Und sie vermischen die Luft, bevor sie wieder ausgeatmet wird, mit der gleichen Menge Kohlendioxid. Dadurch wird unser Körper, der oft übersäuert ist, basisch. Ohne diesen Austausch wären wir in wenigen Minuten tot. Er sorgt dafür, dass unsere Lebensflamme nicht erlischt.

Atmen und Geist

Viele östliche Philosophien stellen die Verbesserung der Atmung ins Zentrum ihrer Lehre, um damit den Menschen insgesamt zu unterstützen. Das griechische »Pneuma« bedeutet »Atem«, aber auch »Geist«. Diese Energie fließt im gesamten Universum und verbindet uns mit allem. In China atmet man die Lebensenergie Qi (Chi) ein. Der Fluss des Atmens und der Fluss des Qi sind untrennbar miteinander verflochten. In Indien bedeutet Pranayama die bewusste Regulierung und Vertiefung der Atmung. »Prana« ist der indische Begriff für jede Kraft und jede Energie, die im Universum tätig ist, »Ayama« bedeutet »erweitern, kontrollieren«.

Ohne zu atmen, können wir kaum fünf Minuten überleben, dennoch beschäftigen wir im Westen uns wenig damit. Atmen kann schließlich jeder. Aber der Atem ist ein Spiegel, und er sagt viel über den Menschen aus, über sein Wesen und über seine momentane Befindlichkeit. In jeder Situation atmen wir anders: wenn wir zögern, aufmerksam oder überrascht sind, uns fürchten, zweifeln, freuen oder was auch immer. Und natürlich wenn wir uns anstrengen.

Nasenatmung

Wir Menschen kommen als Nasenatmer auf die Welt. Babys besitzen anfänglich nicht einmal die Fähigkeit durch den Mund zu atmen, das wird nur als Notatmung erlernt. In Ruhe atmen die meisten Menschen durch die Nase, aber schon beim kleinsten Stress wird auf Mundatmung umgestellt. Und solche kleinen »Stresssituationen« gibt es viele, das beginnt schon beim Treppensteigen und endet bei vielen sportlichen Betätigungen.

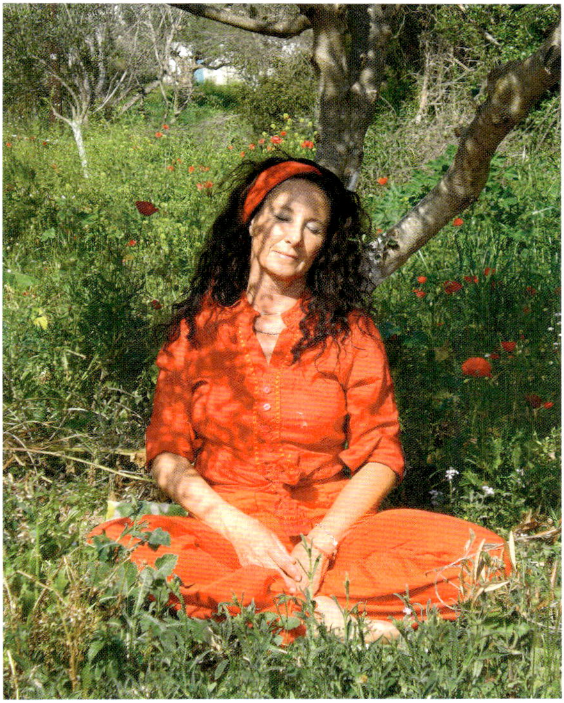

Was als Hilfe für den Notfall vorgesehen war, wird schon bei der geringsten Irritation in Anspruch genommen.

Es ist wichtig, die Nasenatmung so weit wie möglich in allen Situationen beizubehalten, denn unter anderem aktiviert sie den Parasympathikus, das ist eine der drei Komponenten des vegetativen Nervensystems, er wird auch als Ruhenerv bezeichnet. Der Parasympathikus ist der Gegenspieler des Sympathikus, der für Leistungssteigerung, Kampf und Fluchtverhalten zuständig ist und durch Mundatmung angeregt wird. Ein aktivierter Parasympathikus hält den Sympathikus in Schach.

Gehen bietet die perfekte Möglichkeit, die Nasenatmung zu trainieren. Sie können die Geschwindigkeit gut auf Ihren

Atemrhythmus abstimmen und das Tempo wählen, das Sie leicht schaffen, wenn Sie durch die Nase atmen. Nach einiger Zeit wird es Ihnen auch gelingen, bei größeren Belastungen, wie zum Beispiel beim Bergwandern, die Nasenatmung einzusetzen.

Gehen mit gleichmäßiger Nasenatmung wirkt wunderbar beruhigend, da der Parasympathikus, der Ruhenerv, aktiviert wird.

Die Luft, die wir einatmen, wird durch die Flimmerhärchen in der Nase gereinigt, durch die Schleimhäute befeuchtet, sie wird erwärmt und aktiviert unseren Geruchsnerv. Wenn Sie beim Gehen durch die Nase atmen, suchen Sie automatisch nach Nebenstraßen, Waldwegen oder Grasflächen. Nicht zuletzt hat die Nasenatmung medizinische Wirkung. Sie hilft gegen eine verstopfte Nase und allergischen Heuschnupfen, bei Problemen mit den Nebenhöhlen oder bei verkrümmten Atemkanälen.

Mundatmung ist Stressatmung

Die Mundatmung ist von Mutter Natur nur als Notatmung vorgesehen. Bei großer körperlicher Belastung, wie beim Rennen, bei extremem Stress oder auch bei einem Schnupfen, leistet sie gute Dienste und bewahrt uns vor dem Ersticken. Aus Sicht unseres Körpers und somit auch unserer Seele sind alle durch den Mund atmenden Sportler ständig in Lebensgefahr und auf der Flucht. Der Sympathikus wird aktiviert, und der Körper reagiert entsprechend. Darüber hinaus begünstigt die Mundatmung Infektionen im Bereich von Hals, Rachen und Kehlkopf sowie in den Bronchien und der Lunge, denn die eingeatmete Luft wird weder gereinigt, noch angefeuchtet oder angewärmt.

Den Atem befreien

In dieser Übung lernen Sie, den Atem bewusst in Ihrem Körper zu bewegen. Rippen, Zwerchfell und der Bauch werden beweglicher, die gesamte Atmung wird vollständiger, freier und leichter. Um tiefer und leichter atmen zu können, werden Sie unterschiedliche Körperhaltungen einnehmen. Die Atmung passt sich in jeder neuen Position anders an und wird dadurch befreit.

- Legen Sie sich mit ausgestreckten Beinen auf den Rücken, die Arme liegen neben dem Körper. Lenken Sie Ihre Aufmerksamkeit auf Ihren Atem. Beobachten Sie, wo und wie sich etwas im Körper bewegt, wenn Sie atmen. Spüren Sie die Bewegungen nur im Bauch oder in der Brust? Oder auch an anderen Stellen?
- Stellen Sie die Füße flach auf den Boden. Legen Sie die rechte Hand auf Ihre Brust und die linke auf Ihren Bauch. Atmen Sie so ein, dass nur der Bauch sich mit Luft füllt. Atmen Sie einige Minuten ausschließlich tief in den Bauch hinein und wieder aus.

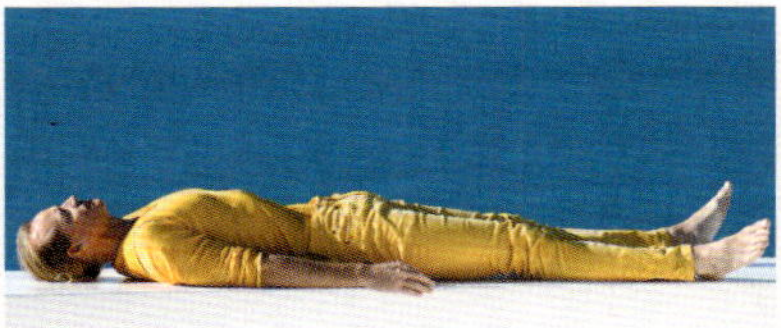

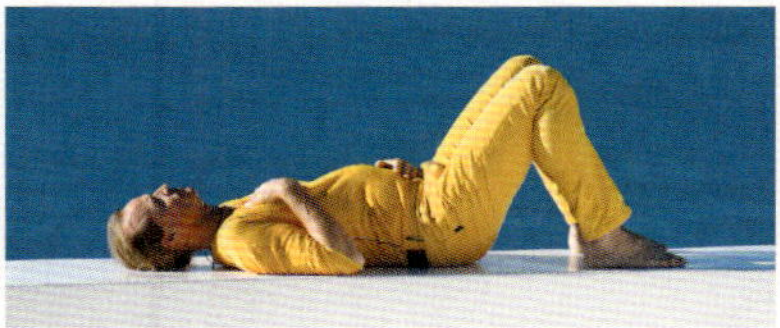

- Machen Sie es nun umgekehrt. Atmen Sie ausschließlich in den Brustkorb. Ziehen Sie den Bauch ein, um sicherzugehen, dass sich nur die Brust mit Luft füllt. Überlassen Sie die Ausatmung sich selbst. Jedes Mal atmen Sie tiefer ein, einige Minuten lang – ausschließlich in die Brust.

- Danach wechseln Sie ab: in den Bauch atmen, in die Brust atmen, in den Bauch atmen, in die Brust atmen … Dies machen Sie ein paar Atemzüge lang.
- Nun verschieben Sie die Atemluft: Dazu atmen Sie ausschließlich in die Brust ein und halten dann die Luft an. Schieben Sie die Luft nach unten, indem Sie Ihren Bauch herausdrücken, und ziehen Sie den Atem wieder zurück in den Brustraum. Wiederholen Sie das einige Male, bevor Sie die Luft ausströmen lassen. Es entsteht eine langsame Schaukelbewegung auf der Vorderseite Ihres Oberkörpers. Führen Sie diese Schaukelbewegung mit Bauch und Brustkorb nun fünf bis acht Mal schneller aus.
- Als Nächstes atmen Sie ganz aus und halten die Luft an. Mit angehaltenem Atem führen Sie wieder die Schaukelbewegung aus. Ziehen und drücken Sie Ihren Bauch und die Brust einige Male hin und her, bevor Sie wieder einatmen.
- Danach ruhen Sie sich aus und atmen eine Weile normal ein und aus. Spüren Sie nach: Hat sich etwas geändert in der Art, wie Sie jetzt atmen? Es kann sein, dass Sie beim Atmen nun mehrere Stellen Ihres Körpers deutlich spüren.

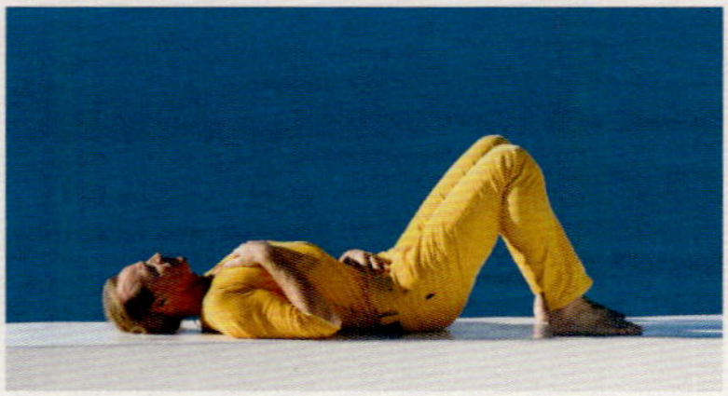

- Nachdem Ihnen die Schaukelbewegung nun etwas vertraut ist, können Sie sie in verschiedenen Positionen ausführen. Knien Sie sich auf allen vieren auf den Boden, die Hände schulterbreit und die Knie hüftbreit auseinander.

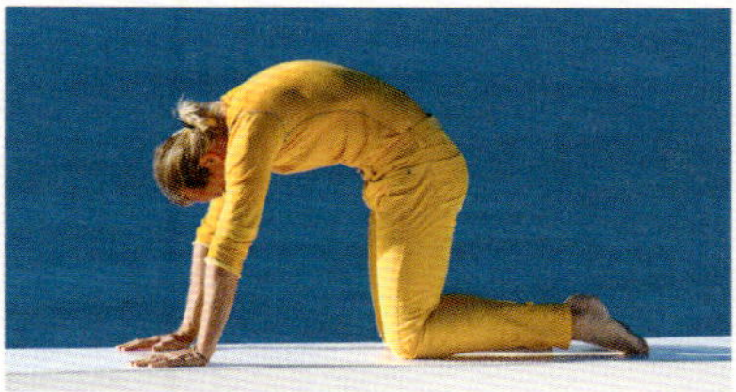

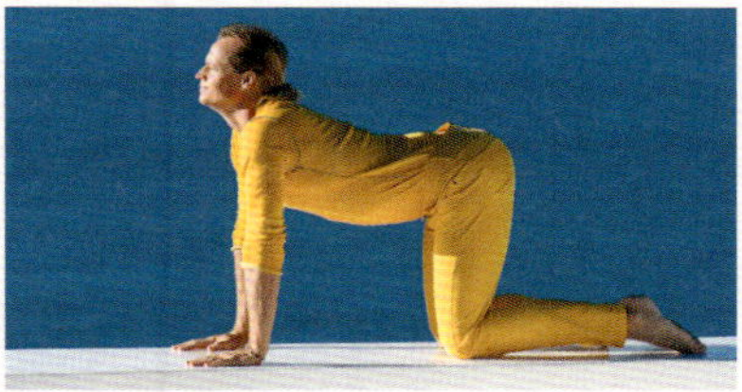

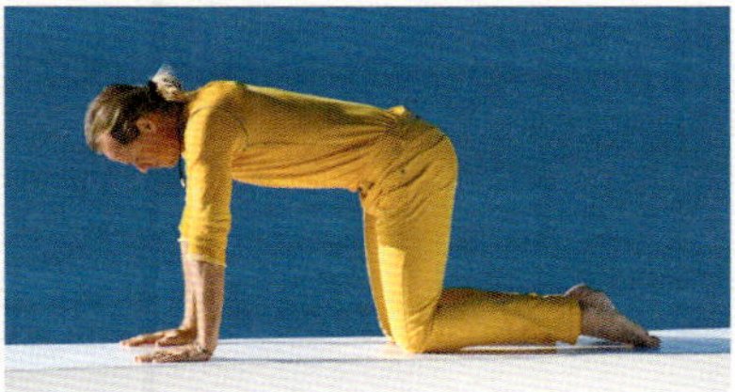

- Wölben Sie Ihren Rücken nach oben und unten, indem Sie einen Rundrücken bzw. einen Hohlrücken formen. Erweitern Sie den Umfang der Bewegung langsam bis an Ihre Grenzen und bewegen Sie sich dabei so sanft und gleichmäßig wie möglich. Dann reduzieren Sie den Umfang der Bewegung wieder, lassen sie immer kleiner werden, bis Sie das Gefühl haben, dass Ihr Rücken gerade ist.
- Führen Sie nun die folgenden zwei Schaukelschritte aus:
  1. Atmen Sie in den Brustkorb ein. Halten Sie die Luft an und verschieben Sie sie in den Bauch und wieder zurück, mehrmals hin und her, langsam wie auch schnell.
  2. Atmen Sie aus. Halten Sie die Luft an und führen Sie die Schaukelbewegung auch auf diese Weise aus.
- Sie werden feststellen, dass die Schaukelbewegung des Atems Ihren Rücken beugt und streckt. Geben Sie dieser Bewegung nach und genießen Sie sie.

- Als Nächstes legen Sie Ihre Stirn auf den Boden und stützen Ihr Gewicht mit den Unterarmen ab. Die Ober- und Unterschenkel sollten in einem 90-Grad-Winkel zueinander stehen.
- Atmen Sie in dieser Position langsam tief ein und aus. Aufgrund der Schwerkraft dauert die Einatmung jetzt länger als die Ausatmung, bei aufgerichtetem Oberkörper ist es umgekehrt.
- Führen Sie nun die oben beschriebenen zwei Schaukelschritte aus.

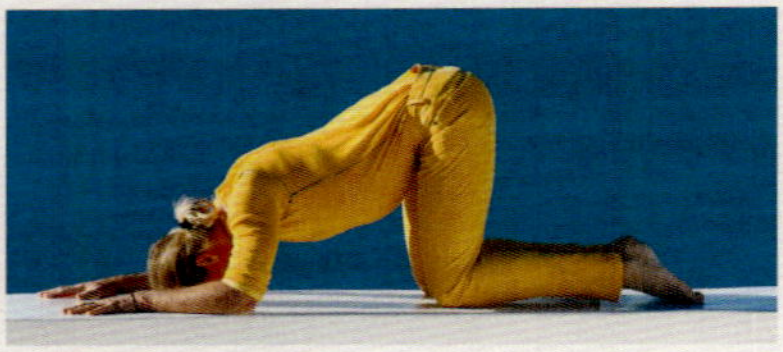

- Legen Sie sich auf die rechte Seite und stützen Sie sich auf den rechten Unterarm. Ziehen Sie beide Knie an und legen Sie sie aufeinander. Halten Sie die linke Hüfte mit der linken Hand.
- Atmen Sie ein und schieben Sie mit angehaltenem Atem die Luft nach unten in den Bauchraum. Drücken Sie gleichzeitig mit der linken Hand die Hüfte weg. Dann schieben Sie Luft hinauf zur Brust, gleichzeitig ziehen Sie die Hüfte heran. Spüren Sie, wie diese Schaukelbewegung Ihren ganzen Körper seitlich beugt.
- Nach ein paar Wiederholungen wechseln Sie die Seite und wiederholen die Bewegungen.
- Nun legen Sie sich wieder lang auf den Rücken, ruhen Sie sich aus und spüren die Nachwirkungen der Übungen auf

Ihre Atmung. Sie werden jetzt fühlen, wie Ihr Körper sich bewegt, während Sie normal ein- und ausatmen.

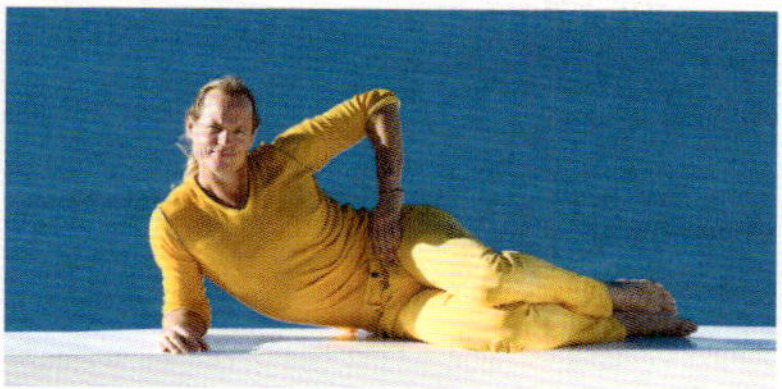

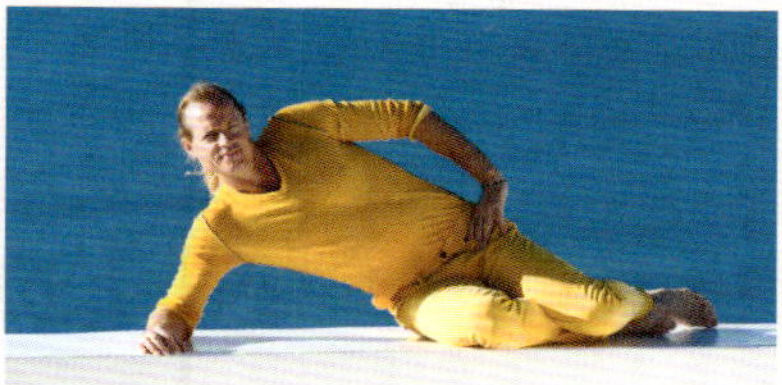

- Stehen Sie auf und stützen Sie sich mit den Händen auf den Knien ab. Wenn möglich, strecken Sie Ihre Arme dabei durch. Führen Sie die oben beschriebenen zwei Schritte der Schaukelbewegungen in dieser Position aus.
- Zum Schluss richten Sie sich wieder auf und wippen mehrmals auf den Fußballen auf und ab, um Ihr Gewicht nach vorne zu verlagern. Dann stellen Sie die Fersen wieder auf den Boden. Atmen Sie nun ein und beobachten Sie, wie Ihr ganzer Körper länger wird. Sie werden durch die Einatmung größer. Gehen Sie einige Schritte und beobachten Sie, wie Ihr Atmen Sie trägt.

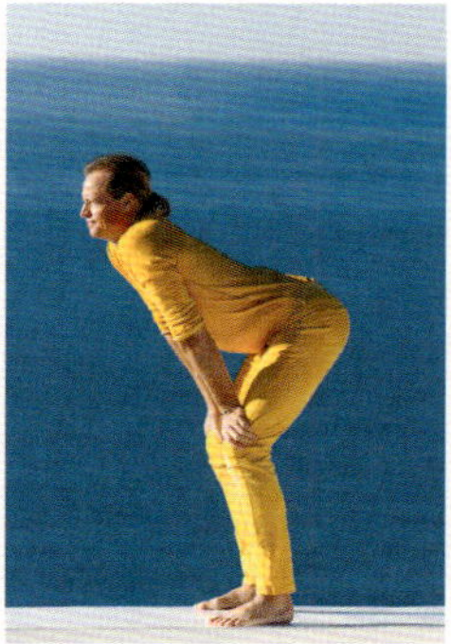

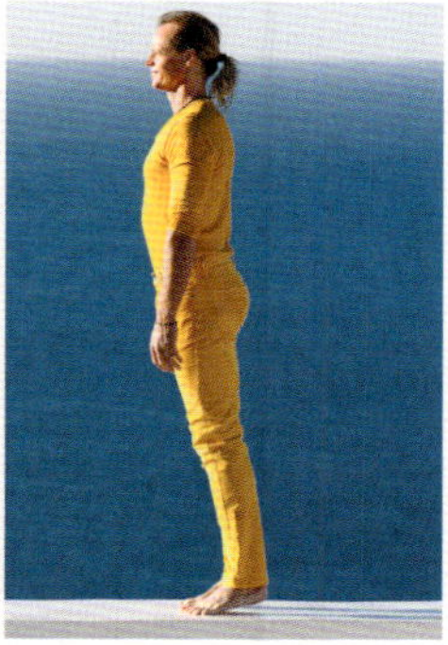

GASTAUTOR

Dr. med. univ. Martin Ehrlinger

Facharzt für Psychiatrie und
Psychotherapie, München

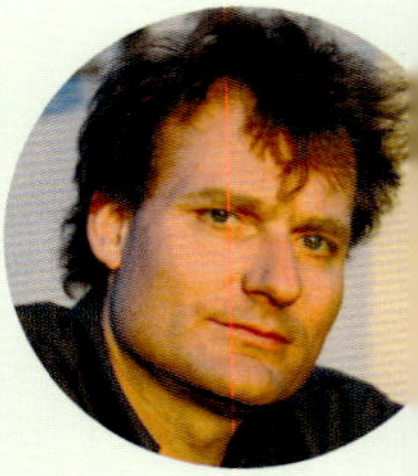

»Geh aus, mein Herz, und suche Freud«

Gehen in der Psychiatrie und Psychotherapie

Im Zentrum der modernen Psychiatrie steht nicht mehr wie früher das Klinikbett, sondern die Ambulanz. Der Begriff kommt aus dem Lateinischen, »ambulare« heißt »gehen«. Tatsächlich hat das Gehen im metaphorischen Sinn die Struktur der psychiatrischen Institution bis in die Architektur verändert.

Auch Psychotherapie im Gehen, ja sogar im Laufen ist möglich und hilfreich. Beim Laufen braucht es allerdings schon erhebliche Kondition, und die Therapie im Gehen gibt es zumindest im deutschen Krankenkassensystem noch nicht.

Klar ist: Körperliche Betätigung lindert Depressionen und Angst und ist bei Sucht- und Abhängigkeitsproblemen wirksam. Der Effekt beruht auf der Verbesserung der Balance des Sympathikus und Parasympathikus (siehe Seite 211). Auch die Entspannungshormone Dopamin und Serotonin sowie die Stresshormone Cortisol und Adrenalin spielen eine wichtige Rolle.

Der Angst davonlaufen

Die Forschung beschäftigt sich seit langem mit den Auswirkungen von Gehen bzw. Bewegung auf die Psyche und mit der Behandlung von Angstzuständen und Depressionen durch Bewegungstraining. Erschrecken wir uns oder werden wir bedroht, tritt unser Nervensystem sofort in Aktion und löst eine Kaskade von Reaktionen wie Schwitzen, Schwindel und Herzrasen aus. Menschen mit erhöhter Sensibilität in Bezug auf diese Empfindungen reagieren mit Angst. Sie sind auch eher gefährdet, Panikstörungen zu entwickeln, sagt Dr. Jasper Smits, Leiter des Programms für Forschung und Therapie von Angststörungen an der Southern Methodist University in Dallas.

Smits fand heraus, dass sich durch regelmäßiges Bewegungstraining bei Menschen, die unter Angstzuständen leiden, die Panikattacken vermindern. Patienten, die an einem zweiwöchigen Trainingsprogramm teilnahmen, zeigten signifikante Verbesserungen im Vergleich mit der Kontrollgruppe. In der Bewegung, beim Gehen oder Laufen, erleben sie das Gleiche wie unsere Vorfahren in der Steinzeit beim Anblick eines Säbelzahntigers: Der Körper schüttet die Stresshormone Adrenalin und Cortisol aus, die Folge sind körperliche Reaktionen wie Schwitzen, erhöhte Herzfrequenz und erhöhter Blutdruck. Somit ist »Bewegung in vielerlei Hinsicht wie Expositionsbehandlung«, sagt Smits. »Die Menschen lernen die Symptome von Panikattacken mit Sicherheit statt mit Gefahr zu assoziieren.«

Eine Metastudie durch die Cochrane Collaboration von Gillian Mead aus Edinburgh bestätigt diese Ergebnisse. In 35 von 39 Studien mit insgesamt 2326 Teilnehmern zeigten sich positive Effekte. Diese waren teilweise mit der Wirkung von Psychotherapie oder Medikamenteneinnahme vergleichbar.

Das deckt sich mit der klinischen Erfahrung, dass es Zeiten einer schweren Depression geben kann, in der Rückzug, Passivität, Schonung und Versorgung eine angemessene Reaktion auf den Zustand der Seele sein können. Doch der Patient sollte darin nicht verharren. Wer sich zu körperlicher Aktivität aufraffen kann, ist auf dem besten Weg, aus der Depression herauszufinden.

Gehen aktiviert die Hemisphären des Gehirns

Ein anderer Aspekt des Gehens ist die Stimulation der rechten sowie linken Hälfte des Gehirns durch die alternierenden Links-Rechts-Bewegungen. Dies hat Auswirkungen, die weit über die bloße Fortbewegung hinausgehen. Die linke Hemisphäre arbeitet überwiegend rational analytisch, bearbeitet Informationen nacheinander und ordnet sie in Kategorien, bildet Symbole, schreibt Geschichten, die Sinn und Zusammenhang haben, erfasst Details. Die rechte Hemisphäre arbeitet ganzheitlich, intuitiv, mit Bildern, Gefühlen und Szenen. Sie ist raumorientiert und erfasst das Ganze und Zusammenhänge. Wenn beide Gehirnhälften aktiv sind und harmonisch zusammenarbeiten, sind wir kreativ und meistern gleichzeitig die täglichen Routineaufgaben. Alternierende Stimulation – wie zum Beispiel durch das Gehen – aktiviert beide Gehirnhälften und fördert die Verbindung zwischen beiden Strukturen.

Besonders untersucht und genutzt wird die alternierende Stimulation beider Gehirnhälften in der Psychotherapiemethode des EMDR. Dies ist die Abkürzung für »Eye Movement Desensitization and Reprocessing«, auf Deutsch etwa »Desensibilisierung und Verarbeitung durch Augenbewegung«. Die

EMDR-Therapie beruht auf einer sehr persönlichen Erfahrung der Begründerin Frau Dr. Francine Shapiro im Jahr 1987. Frau Shapiro war zu diesem Zeitpunkt an Krebs erkrankt und ging niedergeschlagen in einem Park spazieren. Dabei bemerkte sie, dass die belastenden Gedanken und Gefühle leichter wurden, wenn sie die Augen beim Gehen hin und her bewegte, so wie es beim Träumen im Schlaf unwillkürlich geschieht.

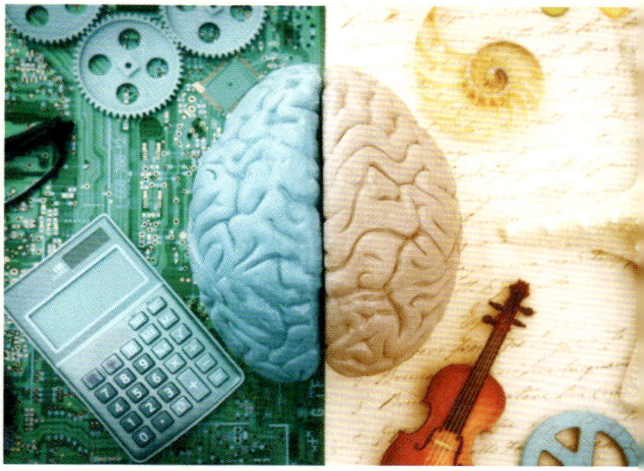

Daraus entwickelte sie eine Therapiemethode für Traumapatienten, die inzwischen allgemein etabliert ist und in Deutschland nach Prüfung der vorgelegten Studien kurz vor der Anerkennung durch die Krankenkassen steht.

Die Methode wird erfolgreich nicht nur in der Therapie von Traumapatienten, sondern auch bei Ängsten, Panikstörung, Phobien, Sucht oder bestimmten Formen des Phantomschmerzes erprobt. Die genauen Wirkfaktoren werden weiter untersucht.

Sicherlich ist Gehen allein noch keine Psychotherapie, und EMDR ist ein komplexes Therapieverfahren. Doch beides kann sich gegenseitig unterstützen. Jedem, der gerne geht, sind Aha-Erlebnisse und neue Einsichten vertraut. Auch Frau Shapiro hat ihre überraschenden Erkenntnisse beim Gehen gewonnen. Achten wir wie Frau Shapiro auf unsere innere und äußere Wahrnehmung und spüren wir, was vor sich geht.

Natürliches Schuhwerk

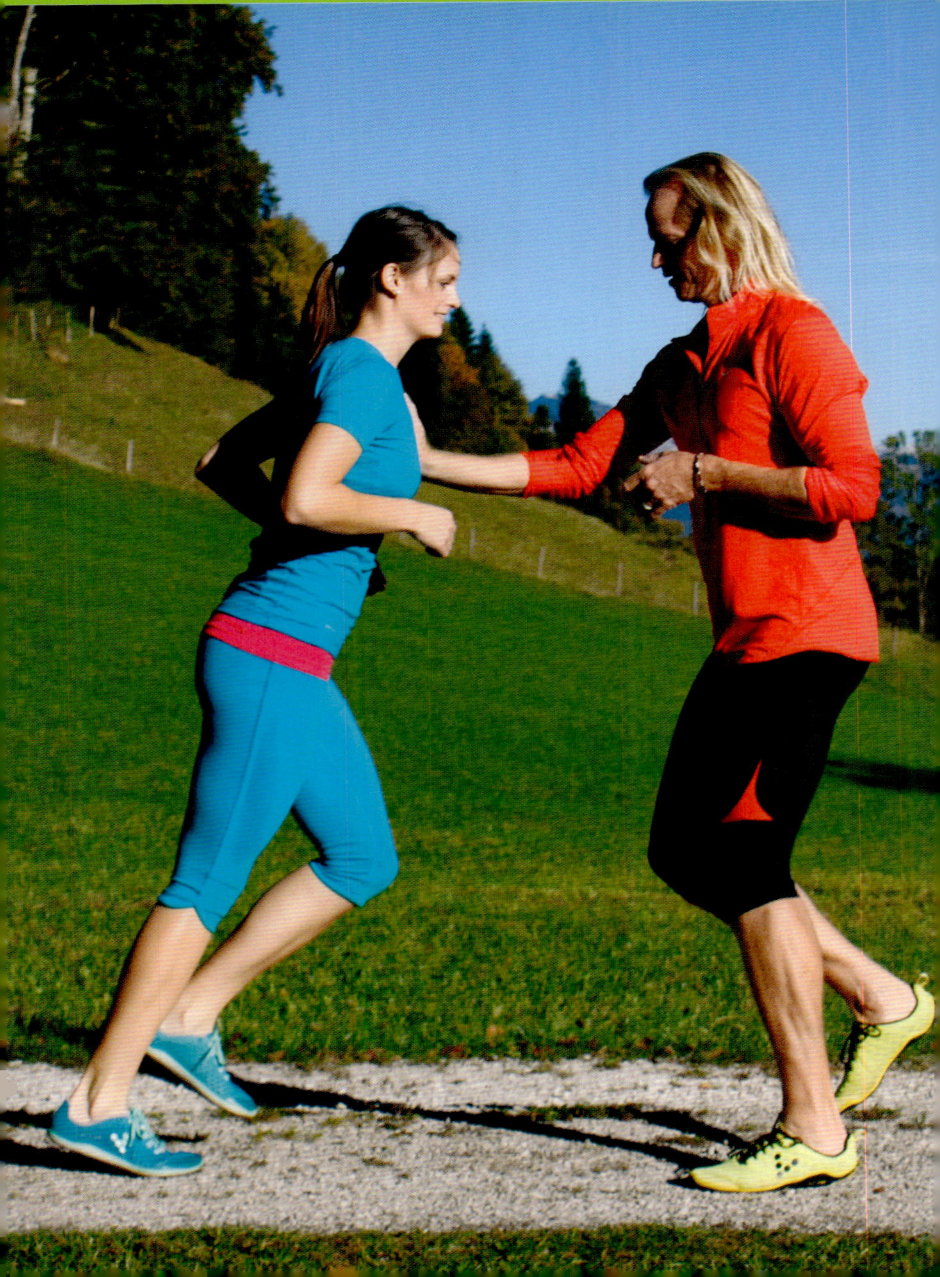

Die meisten modernen Schuhe lassen unseren Füßen fast keine Chance, natürlich und leicht zu gehen. Damit meine ich nicht nur normale Straßenschuhe, sondern auch Laufschuhe, Walkingschuhe und Wanderschuhe.

Probleme bei herkömmlichen Schuhen

Es gibt drei schwerwiegende Probleme bei herkömmlichen Schuhen:

1. Die Sprengung, also die Höhendifferenz zwischen der Ferse und den Zehen, ist meist viel zu groß.
2. Das Fersenteil ist zu breit.
3. Der Vorfußbereich ist zu schmal und engt die Zehen ein. Außerdem wölbt sich bei vielen Schuhen die Sohle vorne nach oben, was völlig unnötig ist.

Auch wenn jeder einzelne dieser gravierenden Mängel auf den ersten Blick nicht besonders schädlich wirkt, ist es doch die Kombination aller drei, die den Fuß auf Dauer verkrüppeln lassen. Besonders verheerend wirken sich feste Schuhe auf die zarten Füße von Kleinkindern aus, die sich noch in der Entwicklung befinden.

Sprengung

Bei fast allen Schuhen ist die Ferse höher als der Vorfuß. Der Unterschied beträgt bei »bequemen« Laufschuhen bis zu 16 Millimeter, damit sind sie eigentlich verkleidete Stöckelschuhe, allerdings mit Dämpfungselementen in der Ferse. Diese große Sprengung verleitet dazu, den Fuß mit der Ferse zuerst und zu weit vor dem Körperschwerpunkt aufzusetzen. Dadurch werden die Knie stärker belastet, und das sorgt auf Dauer für Gelenkschäden. Da haben echte High Heels einen Vorteil, denn weil die Trägerin die Ferse nur mit wenig Gewicht belasten kann, macht sie automatisch kleinere Schritte. Wissenschaftler fanden heraus, dass Frauen, die Stöckelschuhe tragen, nachweislich weniger von Knieproblemen geplagt werden als zum Beispiel Läufer, die gedämpfte Schuhe tragen. Sie hatten dafür allerdings andere Beschwerden, besonders im Zehenbereich, wie Hallux valgus oder Hammerzehe.

Eine große Sprengung verleitet dazu, den Fuß mit der Ferse zuerst aufzusetzen. Dadurch werden die Knie stärker belastet, und das sorgt für Gelenkschäden.

Darüber hinaus ruiniert zu viel Dämpfung die beste Körperhaltung und die Gelenke gleich mit. Der direkte Kontakt zum Boden ist nicht mehr spürbar, und die unnatürlich erhöhte Ferse verursacht eine chronisch verkürzte Achillessehne und Wadenmuskulatur. Das wiederum bewirkt eine übermäßige Pronation, das ist die natürliche Abrollbewegung des Fußes, um den Auftrittsschock zu absorbieren, sobald der Fuß den Boden berührt. Überpronation hat eine unnötige Belastung von Füßen, Knöchel, Knie, Hüfte, Rücken und den meisten Muskeln in diesen Bereichen zur Folge.

Fersenteil

Das zweitgrößte Problem bei festen Schuhen ist das Fersenteil. Warum auch immer, doch bei vielen Modellen ist das Fersenteil fast doppelt so breit wie der tatsächliche Hinterfuß. Betrachtet man eine Schuhsohle, sind Fersenteil und der Vorfußbereich fast gleich breit. Ein Blick auf Ihre eigene Fußsohle zeigt sofort, dass diese Proportion nicht gesund funktionieren kann. Jede Ferse ist viel schmäler als der Vorfuß. Diese natürliche Struktur hat eine Funktion, und wenn der moderne Schuh sie künstlich verändert, wirkt sich das negativ auf die Bewegung aus und verursacht eine übermäßige Pronation.

Vorfußbereich

Um die Attraktivität der Schuhe zu erhöhen, entwerfen Designer insbesondere Damenschuhe mit einem schmalen Vorfußbereich. Die Damen kennen das schon von den eleganten und schicken High Heels. Wie allerdings der Fuß mit verbogenen und verkrümmten Zehen darin steckt, ist nicht so elegant. Würden Sie mal ein Röntgenbild davon sehen, wären Sie mit Sicherheit entsetzt darüber, was Sie Ihren Füßen damit antun. Hallux valgus und Hammerzehen sind Auswirkungen der wundersamen Anpassungsfähigkeit des menschlichen Körpers. Nicht zuletzt führt die Rundung der Sohle im Vorfuß zu einer Überlastung des Ballens, wodurch das Quergewölbe ausleiert.

Gedämpfte Schuhe belasten die Füße

Wissenschaftliche Studien in den USA ergaben, dass Fußverletzungen zu einem Großteil durch Hightech-Sportschuhe verursacht werden, und immer mehr Sportmediziner und Orthopäden bestätigten diese Tests. Auch der Orthopäde Dr. Michlmayr steht der Dämpfung von Schuhen kritisch gegenüber, wie er im Folgenden schreibt:

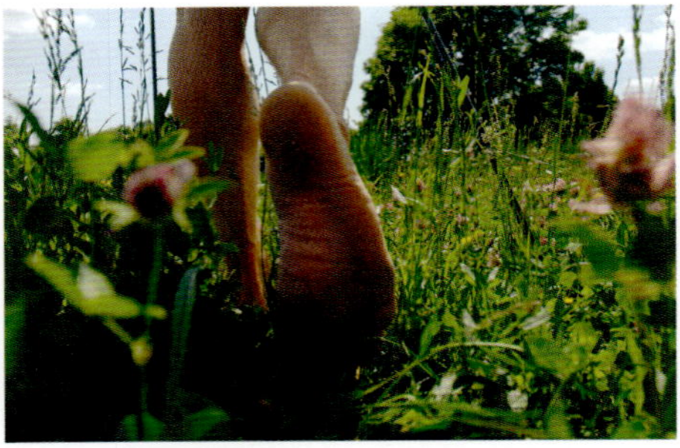

»Die körpereigene Wahrnehmung des Fußes muss, um das gesamte Körpergewicht auf wenigen Quadratzentimetern balancieren zu können, enorm hoch sein. Der Fuß ist eine der sensibelsten Zonen unseres Körpers. Sehr lange waren der Aufbau und die Funktionalität von Schuhen auf eine gute Stützung und Dämpfung des Fußes ausgerichtet. Wie man aus vielen Studien weiß, gelang es jedoch nicht, zum Beispiel bei Läufern durch eine entsprechende ›Aufrüstung‹ des Schuhwerks die Verletzungshäufigkeit zu vermindern. Erst neuere Studien haben ergeben, dass durch moderne, gut gedämpfte Sportschuhe die Belastungen der unteren Extremität bei sportlichen Aktivitäten höher sind als barfuß. Dieser Effekt war unabhängig vom Untergrund (Asphalt, Wiese etc.).

Weiche und bequeme gedämpfte Sportschuhe ruinieren auf Dauer Ihre Füße und Gelenke.

Die gedämpften Schuhe sind schön weich und bequem, das ist unbestritten, aber gleichzeitig wird durch diese Dämpfung die Wahrnehmung des Fußes eingeschränkt und dadurch auch die körpereigenen Stoßdämpfersysteme, die unter diesen Bedingungen eine eingeschränkte Leistung erbringen. Dieser Verlust übersteigt bei weitem den Gewinn, der durch die Schuhdämpfung erzielt wird. Unter diesem Blickwinkel sind moderne Entwicklungen auf dem Schuhsektor in Richtung von sogenannten Minimalschuhen als sehr positiv anzusehen.

Es muss jedoch darauf hingewiesen werden, dass diese Daten auf gesunden, trainierten Füßen beruhen. Der Wechsel auf Minimalschuhe stellt sich nicht immer sofort nur positiv

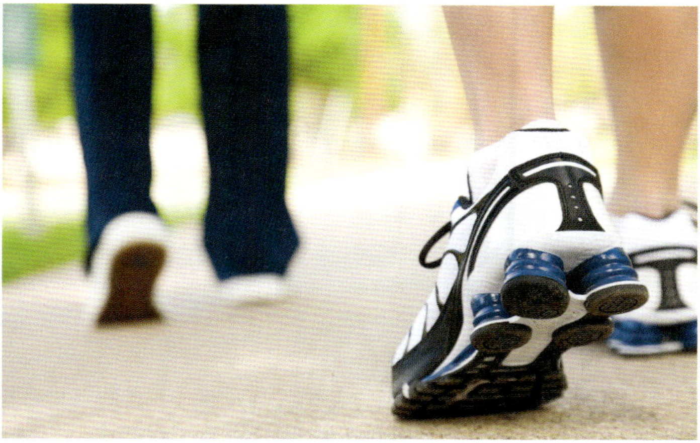

dar. Ein jahrelang untrainierter Fußmuskel kann nicht innerhalb weniger Stunden seine volle Funktionsfähigkeit erreichen. Der Wechsel auf entsprechendes Schuhwerk kann und sollte daher nur schrittweise und an die körperlichen Fähigkeiten angepasst erfolgen.«

Dr. Gerhard Hauptman, irischer Trainingswissenschaftler und Berater der neuen Sportschuh-Entwicklung, formuliert es so: »Nur zwei bis drei Prozent der Bevölkerung, hat wirklich biomechanische Probleme. Mit diesen Hightech-Schuhen schaffen wir eigentlich nur neue Beschwerden. Dadurch, dass wir etwas behandeln, was nicht wirklich existiert.«

High Heels – die hohe Versuchung

Geht man barfuß oder in guten, flachen Schuhen, neigt sich das Sprunggelenk am Ende eines Schrittes nach hinten, und zwar genau in dem Augenblick, bevor sich der Fuß in der Schlussphase des Abrollens hinter dem Körper vom Boden abhebt, um nach vorn zu pendeln. Diese Sprunggelenkneigung dauert nur den Bruchteil einer Sekunde, und sie ist nicht statisch, sondern Teil einer Bewegung.

Füße in High Heels haben diese Neigung hingegen ständig. Der Fuß steckt im Stöckelschuh mit genau jener Sprunggelenkhaltung, die er sonst nur ganz kurz am Ende eines Schrittes hat. Im Gegensatz zum ganz normalen Gehen wird das Sprunggelenk im hohen Schuh kaum bewegt, und wie jede Bewegung wird auch jede Nichtbewegung dem Gehirn mitgeteilt. Füße in High Heels melden also ständig dieselbe Botschaft nach oben, nämlich dass das Bein gerade am Ende eines Schrittes angekommen ist, was das arme Gehirn ziemlich verwirren muss. Diese Meldung kommt nicht von dem einen Sprunggelenk und dann vom anderen, sondern von beiden gleichzeitig – noch mehr Verwirrung. Schließlich wird die Meldung auch noch beim Stehen hinaufgeschickt, nicht nur beim Gehen – Chaos total, jedenfalls bis das Gehirn einigermaßen gelernt hat, damit umzugehen.

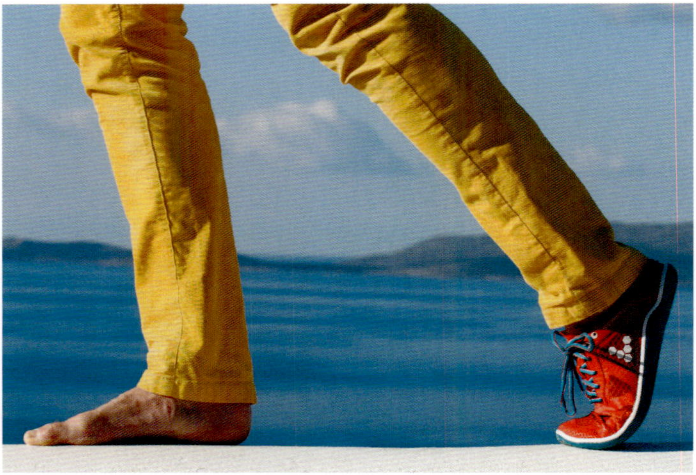

High Heels machen krank

Überzeugte Dauerträgerinnen von High Heels müssen mit ernsthaften Gesundheitsschäden rechnen:

- Es entsteht ein Hohlkreuz, das zu Rückenbeschwerden führen kann bis hin zum Bandscheibenvorfall. Beim Laufen in hochhackigen Schuhen kippt das Becken nach vorn, dadurch wölbt sich die Wirbelsäule im Bauchbereich nach vorne. Die Brust wird herausgestreckt, also *Rückenlage*, der Oberkörper neigt sich nach hinten. Damit sie nicht nach hinten fällt, muss die Frau zum Ausgleich den Kopf nach vorn strecken. Wer sich diese Haltung einmal angewöhnt hat, wird dann auch ohne Stöckelschuhe so gehen.
- Die Rückenlage kann viele Organe beeinträchtigen und auf Dauer ganz unterschiedliche Folgen haben: Probleme an Augen, Schilddrüse, Kehlkopf und durch angespannte Stimmbänder eine zu hohe Stimme; Kreuz- und Nackenschmerzen, weil der Kopf zu sehr nach vorn gedrückt wird; flache Brustatmung, dadurch vielleicht Magenprobleme, schlechtere Verdauung und Verstopfung; Menstruationsbeschwerden. Arthrose, also Gelenkabnutzung, Bandscheibenprobleme, Hüftgelenkschmerzen und natürlich Fußdeformationen oder eine Beschädigung des Mittelfußknochens.

Abwechslung tut den Füßen gut

Unsere Füße können gut damit umgehen, wenn Sie mal mit High Heels oder anderen modischen Schuhen ausgehen. Die Füße passen sich immer ihrer Umgebung an, und die Variation ist eher gut für den Fuß, weil er neue Reize bekommt. Schließlich ist es auch seine Aufgabe, mit unterschiedlichen Bedingungen zurechtzukommen. Fußprobleme entstehen über einen langen Zeitraum und nur dann, wenn Sie zu lange die gleichen, schlechten Schuhe tragen.

Barfuß gehen – Barfußschuhe

Alles, was Sie zum Gehen brauchen, haben Sie im Grunde immer dabei. Wenn Sie es vernünftig einsetzen, haben Sie schon gewonnen. Die Übungen der Geh-Schule in diesem Buch zeigen Ihnen die beste und effizienteste Methode, um natürlich und ökonomisch zu gehen. Das Zusammenspiel des ganzen Körpers, also Füße, Beine, Becken, Wirbelkette, Schultern, Arme und Kopf, ermöglicht es, Belastungen auf natürliche Weise zu dämpfen. Die einzelnen Körperteile reagieren auf jeden Kontakt, den die Füße mit dem Boden bekommen. Je besser sich die Belastung über den ganzen Körper verteilen kann, desto schonender und effektiver ist Ihr Gang.

Sie sollten bei der Umstellung auf einen natürlichen, anmutigen Gang so oft wie möglich barfuß gehen. Da das nicht immer möglich ist, sollten Sie geeignete Schuhe auswählen. Das sind solche, die keine der drei oben genannten Mängel aufweisen und die den Füßen ihre Freiheit lassen. Sie sollten leicht, biegsam nach allen Richtungen und flach sein, keine Sprengung haben und einen breiten Vorfußbereich aufweisen. Seit einiger Zeit gibt es von verschiedenen Firmen »Barfußschuhe« oder »Mimimalschuhe«, die zumindest theoretisch diese Anforderungen erfüllen. Meiner Meinung nach sind die besten Barfußschuhe auf dem derzeitigen Markt die Schuhe

Lassen Sie sich Zeit für die Umstellung aufs Barfußgehen oder auf Barfußschuhe. Der Körper braucht eine Weile, um sich an neue Gegebenheiten zu gewöhnen.

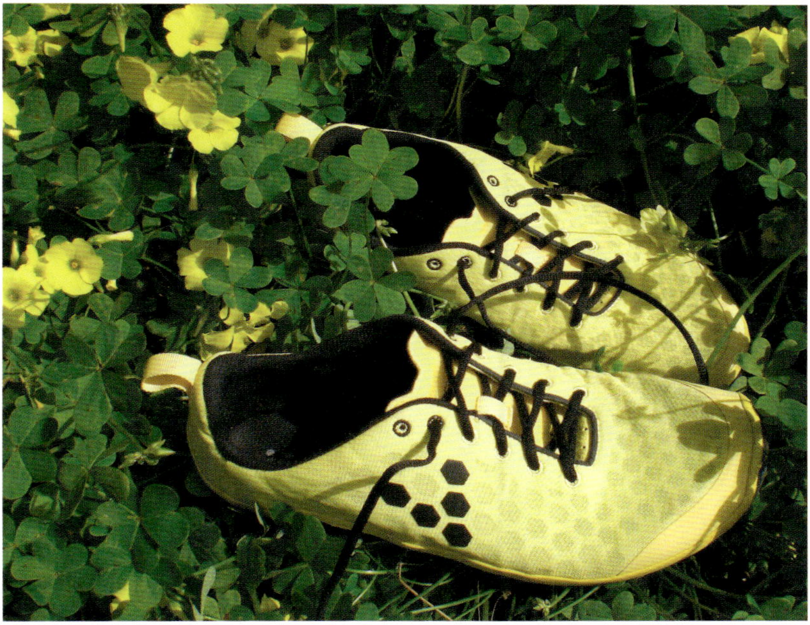

von Vivobarefoot (Infos dazu siehe Seite 246). Probieren Sie aus, was zu Ihnen und Ihren Füßen passt.

Denken Sie aber bitte immer an unsere Empfehlung: Umstellungen sollten immer langsam und schrittweise erfolgen, der Körper braucht seine Zeit, um sich an neue Gegebenheiten zu gewöhnen. Tragen Sie die Barfußschuhe erst einmal nur eine Stunde, nach zwei Tagen vielleicht mal zwei Stunden und machen Sie zwischendurch Pausen, wenn die Füße müde werden.

Laufen

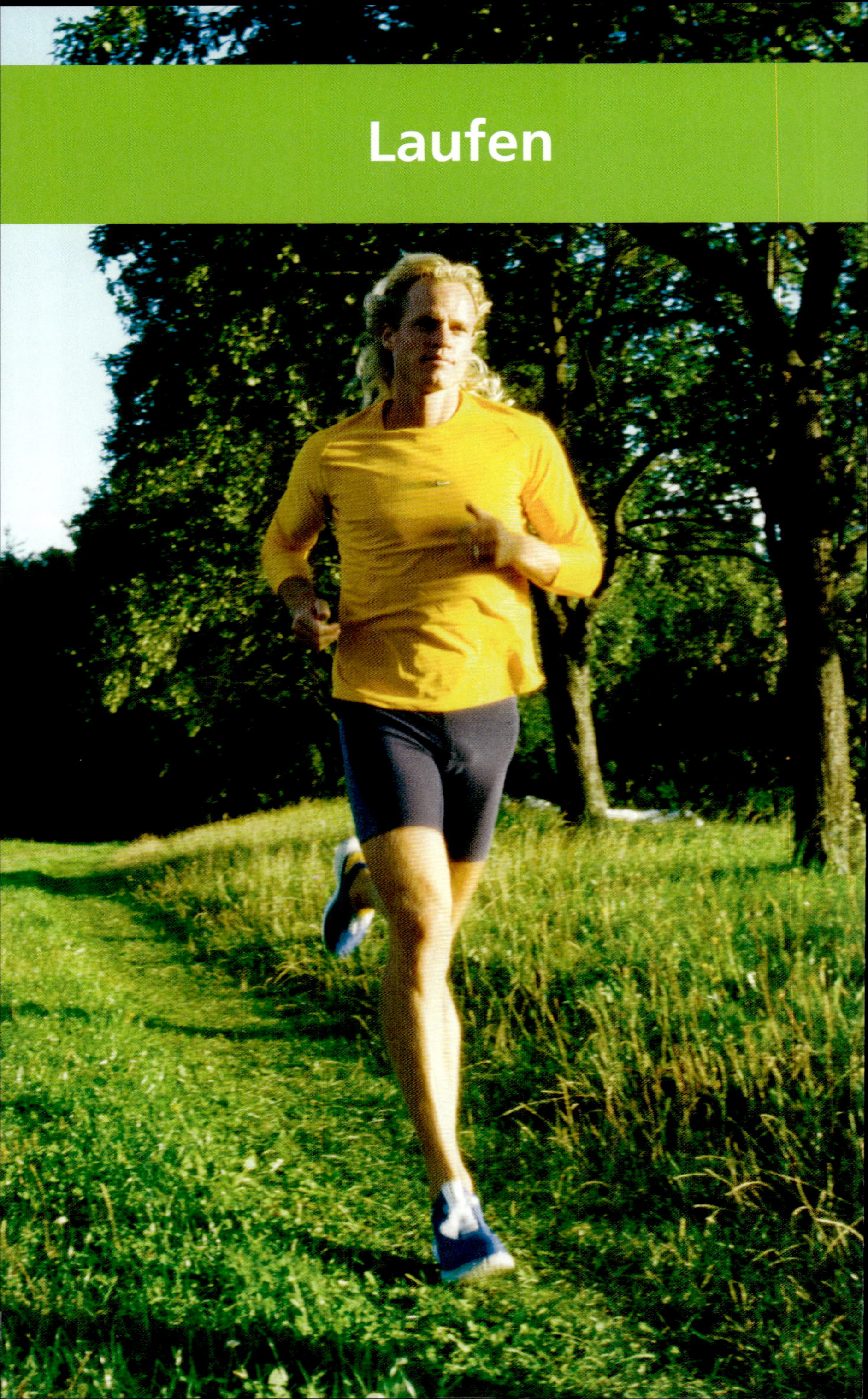

Wenn Sie liegen können, versuchen Sie zu sitzen.
Wenn Sie sitzen können, versuchen Sie zu stehen.
Wenn Sie stehen können, versuchen Sie zu gehen.
Wenn Sie gehen können, versuchen Sie zu laufen.

Bewegung soll Spaß machen

Wahrscheinlich ist der ständige Leistungsdruck ein Hauptgrund dafür, dass viele Menschen die Bewegung, die ihnen als Kind so viel Freude gemacht hat, irgendwann einstellen. Bewegung wird zur Last, spätestens in der Schule beim Sportunterricht. Es geht um Wettkampf, um Leistung, Bewegung macht keinen Spaß mehr, sie baut Stress auf. Doch Bewegung dient in erster Linie dazu, sich lustvoll auszudrücken, Stress abzubauen, Kraft zu tanken, den Kopf frei zu machen und seine Seele zu beflügeln.

Für ein Kind ist Fortbewegung Mittel zum Zweck. Wenn es geht, erreicht es sein Ziel wesentlich schneller, als wenn es krabbelt. Ein lustvoller Gewinn. Und das Laufen als nächster Entwicklungsschritt ist die größte Bereicherung in einem Kleinkinderleben. Das Laufen hat für ein Kind den gleichen Stellenwert wie für Tiere: Es ist ein Wechsel in eine andere Gangart, die schneller ist als Gehen.

Laufstil ist Lebensstil

Die meisten der Erwachsenen laufen steif und verspannt, alles bewegt sich in den gewohnten Gleisen – Laufstile verraten, wie man sonst lebt. Büroleute laufen genauso gekrümmt, wie sie den ganzen Tag sitzen, passionierte Radfahrer laufen nur

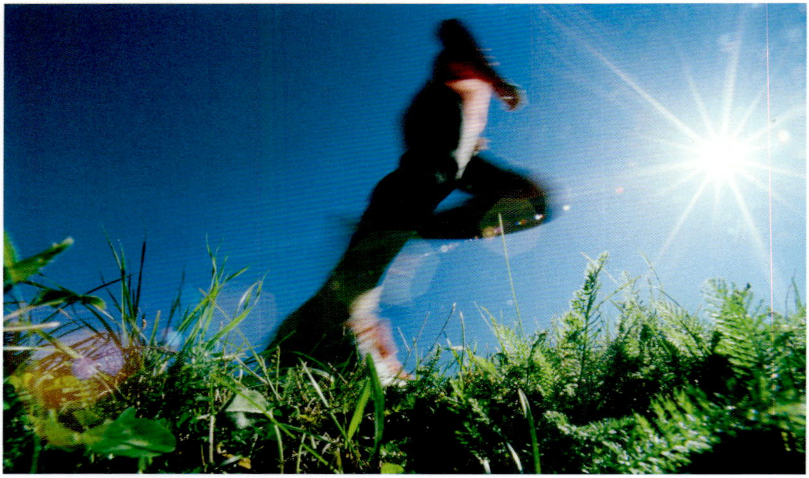

mit den Beinen und halten die Arme steif, als würden sie noch immer den Radlenker in der Hand haben. Trainierte Skifahrer rennen, indem sie tief in die Knie fallen, also mit vollem Oberschenkeleinsatz, so wie sie auf ihren Skiern die Piste runterfahren. Ganz anders die Skispringer, die lassen sich beim Laufen vorfallen, ein guter Laufstil fällt ihnen leicht. Jeder erwachsene Mensch trainiert beim Laufen im Grunde nur seine alltäglichen – meist schlechten – Bewegungsgewohnheiten. Dabei kann er jedoch nicht auf eine Verbesserung seiner körperlichen Konstitution hoffen.

Traben statt Laufen

Natürliches Laufen bedeutet nur eines: in den nächsten Gang zu schalten und die Geh-Geschwindigkeit ein wenig zu erhöhen. Vielleicht können wir einigen Menschen ihre Abneigung gegen das Laufen abgewöhnen, indem wir es entschärfen.

»Laufen« klingt vielleicht noch ein wenig zu sportlich. Es gibt keinen Grund, während eines Spaziergangs oder einer Wanderung nicht zwischendurch mal ein paar hundert Meter zu traben. Im Gegenteil, es ist ein gesunder Genuss. Traben ist aktive Erholung, auch vom Gehen und auch nach körperlicher Arbeit, denn Müdigkeit löst sich am besten durch leichte Bewegung auf.

Traben schont die Knochen und Bänder und bietet die einmalige Gelegenheit, besonders viel Sauerstoff aufzunehmen. Es weckt den Geist, hilft Probleme zu verarbeiten und schafft aus sich selbst heraus Lösungen. Und wenn Sie sich vom Leistungsdruck befreit haben, wird es Ihre Stimmung auf wundersame Weise heben.

Natürliches Laufen bedeutet: in den nächsten Gang zu schalten und die Geh-Geschwindigkeit ein wenig zu erhöhen.

Kinder wissen, wie es geht

Beobachten wir Kinder beim Laufen, sehen wir eine Leichtigkeit ähnlich wie bei trabenden Tieren. Sie wissen instinktiv, wie es funktioniert. Aber wie machen sie das?

Für kleine Kinder ist Laufen im Grunde leichter als Gehen. Beim Gehen müssen sie ihr Gewicht bei jedem Schritt abbremsen, das braucht Muskelkraft, die sie noch nicht haben. Sie lassen die Schwerkraft für sie arbeiten, indem sie sich einfach fallen lassen. Sie heben ihren Körperschwerpunkt, dadurch entsteht der Impuls, die Füße zu heben, und schon laufen sie. Erinnern Sie sich an die Übung, auf verschiedene Weise von einem Stuhl aufzustehen (siehe Seite 72)? Das ist der Trick, den Kinder benutzen: Sie bringen die Füße so nah wie möglich unter den Körperschwerpunkt.

Erwachsene haben das verlernt. Kaum ein Hobbyläufer besitzt diese natürliche Unbeschwertheit der Kinder. Warum?

Viele Menschen leben in der Überzeugung, ein ernstes und beschwertes Dasein führen zu müssen, das drückt sich auch in ihrem Laufstil und allen anderen Bewegungen aus. Die Glaubenssätze, man muss sich anstrengen, um etwas zu erreichen, und wenn man diese Anstrengung nicht spürt, dann bringt das auch nichts, sind tief in unserem Unterbewusstsein verankert. Daher versuchen wir mit jedem Schritt gegen die Schwerkraft anzukämpfen, statt sie zu nutzen.

Wir müssen wieder lernen, uns so zu bewegen, wie wir es zuletzt als Kinder getan haben. Leicht, locker und körpergerecht. So wie es von Mutter Natur gedacht ist.

Schalten Sie in den zweiten Gang

Um mühelos in den zweiten Gang zu kommen, ist ein fließender Wechsel erforderlich. Die Voraussetzung dafür ist allerdings, Sie beherrschen den richtigen, effizienten Gang, wie Sie ihn hier in diesem Buch gelernt haben. Liegt Ihr Körperschwerpunkt immer noch weit hinter den Füßen, weil Sie zu große Schritte machen, dann ist jeder Schritt, den Sie zu traben versuchen, eine noch größere Überwindung der Schwerkraft. Also üben Sie das Gehen bitte vorher mit den Übungen der Geh-Schule. Am besten üben Sie ohne Schuhe, das verhindert schon den größten Fehler, nämlich auf der Ferse zu landen.

Die vier Regeln des Gangwechsels

Für einen idealen Übergang vom Gehen ins Laufen gibt es vier Regeln. Üben Sie das, sooft Sie mögen. Mit der Zeit wird es zu einem festen Bewegungsablauf werden.

Regel 1: Nicht Ihre Kraft, sondern die Schwerkraft bewegt Sie vorwärts.
Regel 2: Erhalten Sie den Körperschwerpunkt durch Anwinkeln der Arme.
Regel 3: Setzen Sie die Füße kurz und flach auf.
Regel 4: Die Drehung des Beckens bewegt die Arme.

Regel 1: Nicht Ihre Kraft, sondern die Schwerkraft bewegt Sie vorwärts.

- Stehen Sie aufrecht, die Arme hängen locker neben Ihrem Körper. Verlagern Sie ganz langsam das Gewicht Zentimeter für Zentimeter nach vorne. Ihr Körper bleibt von Fuß bis Kopf kerzengerade.
- Sobald der Punkt erreicht ist, an dem Sie das Gleichgewicht verlieren, werden Sie bemerken, dass Sie instinktiv einen Ausfallschritt machen, um nicht zu fallen.

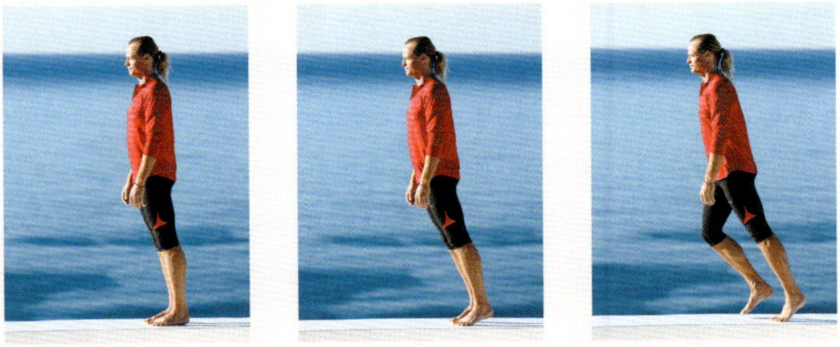

Regel 2: Erhalten Sie den Körperschwerpunkt durch Anwinkeln der Arme.

- Sobald Sie sich der Gleichgewichtsgrenze nähern, winkeln Sie Ihre Arme an. Dadurch verkürzen Sie den Armhebel, die Arme können sich schneller bewegen. Das ist notwendig, um die Schrittfrequenz erhöhen zu können.

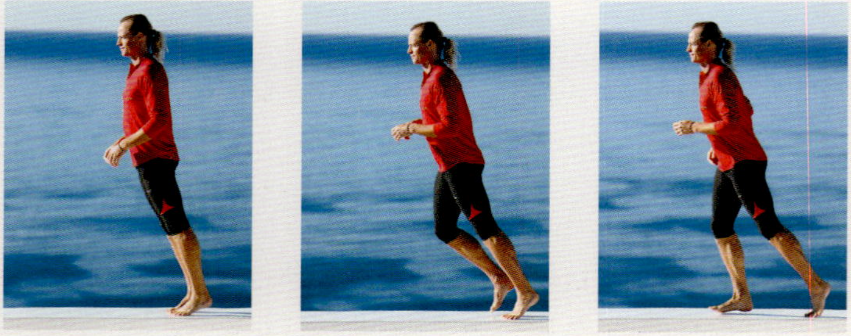

Regel 3: Setzen Sie die Füße kurz und flach auf.

- Die Steigerung der Schrittfrequenz ist das Hauptmerkmal beim Gangwechsel in das Laufen. Sie wird erhöht auf 170 bis 180 Schritte in der Minute statt 120 Schritten beim Gehen. Am einfachsten ist es, dieses leichte Traben im

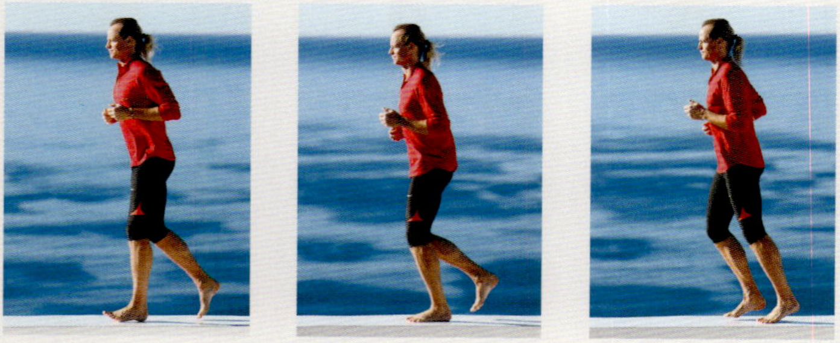

Rhythmus einer passenden Musik zu lernen. »Rock around the Clock« von Bill Haley and his Comets ist optimal. Der Fuß wird durch die schnelle Frequenz flach aufgesetzt, also Ballen und Ferse gleichzeitig. Es gibt kein Abrollen im herkömmlichen Sinn. Es gibt nur ein Aufkommen und ein Heben.

Regel 4: Die Drehung des Beckens bewegt die Arme.

- Wie beim Gehen bewegen sich die Arme nicht allein aus eigener Kraft, sondern sie werden durch das Drehen des Beckens unterstützt. Alle Übungen der Geh-Schule verdeutlichen das.
- Beim Laufen spüren Sie dies am klarsten, wenn Sie die Hand auf Ihre Brust legen. So entsteht das Drehmoment in den Hüftgelenken und setzt den ganzen Rumpf in eine Schwingung, bis hinunter zu den Füßen, die dadurch selbständig von außen nach innen abrollen. Traben Sie langsam und lassen Sie ein Weilchen die Hände auf Ihrer Brust, bis Sie diese leichte Schwingung spüren.
- Dann nehmen Sie die Hände leicht vom Körper weg und lassen sie locker mitschwingen.

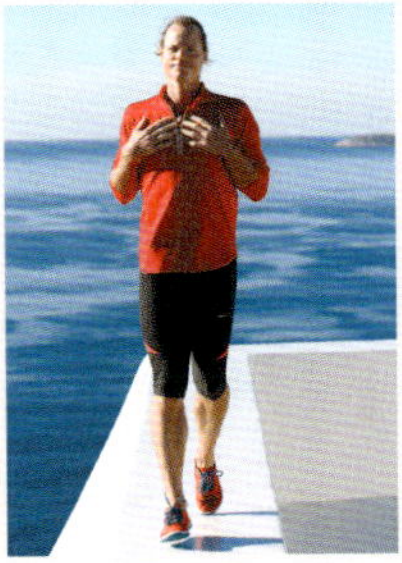

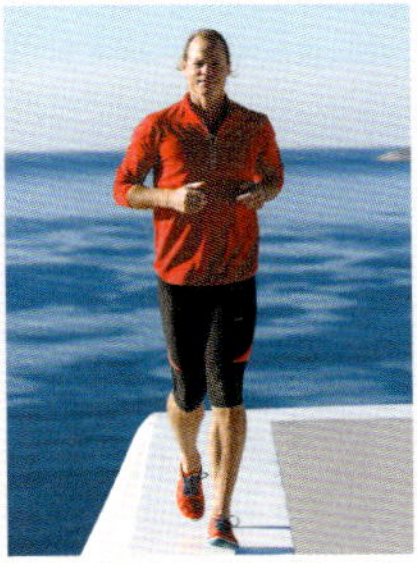

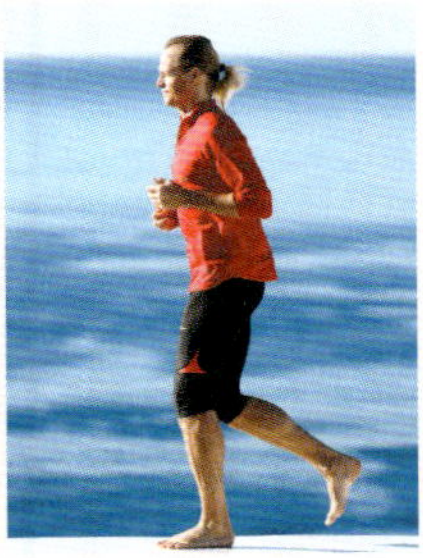

Barfuß oder mit Schuhen laufen

Ob Sie barfuß laufen wollen oder mit Schuhen, das bleibt Ihnen überlassen. Wichtig ist jedoch, dass Sie keine gedämpften Schuhe tragen. Laufen Sie mit flachen Schuhen, die Ihnen das Gefühl vermitteln, den Boden unter Ihren Füßen zu spüren. Es sollte keinen Unterschied in Ihrem Bewegungsablauf geben, egal ob Sie mit oder ohne Schuhe laufen.

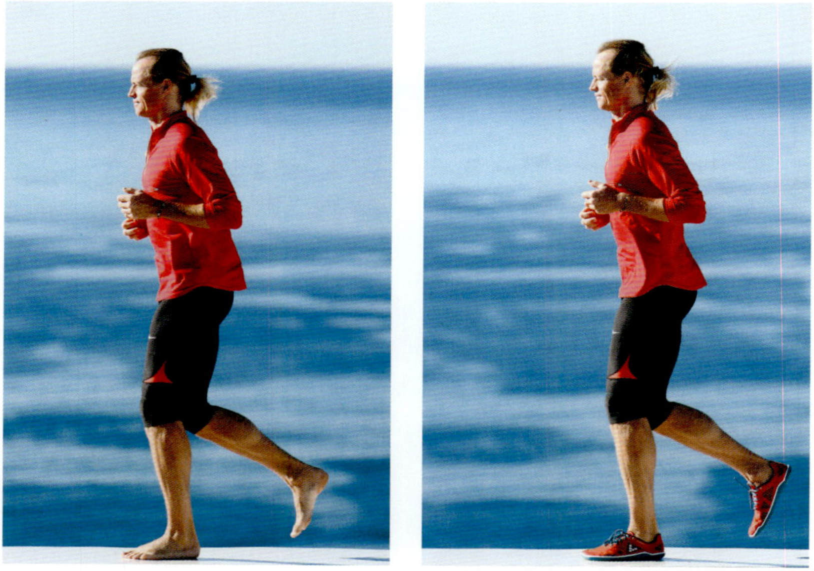

Laufen Sie mit Schuhen, aber so, als ob Sie barfuß wären.

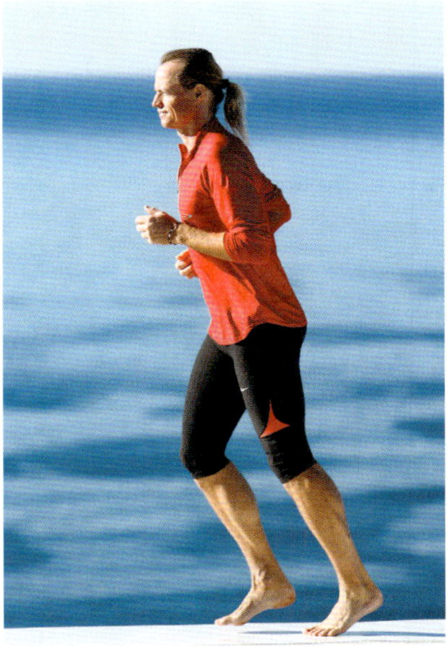

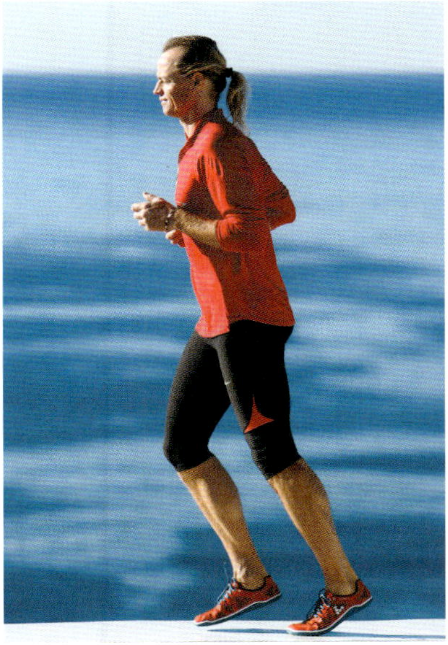

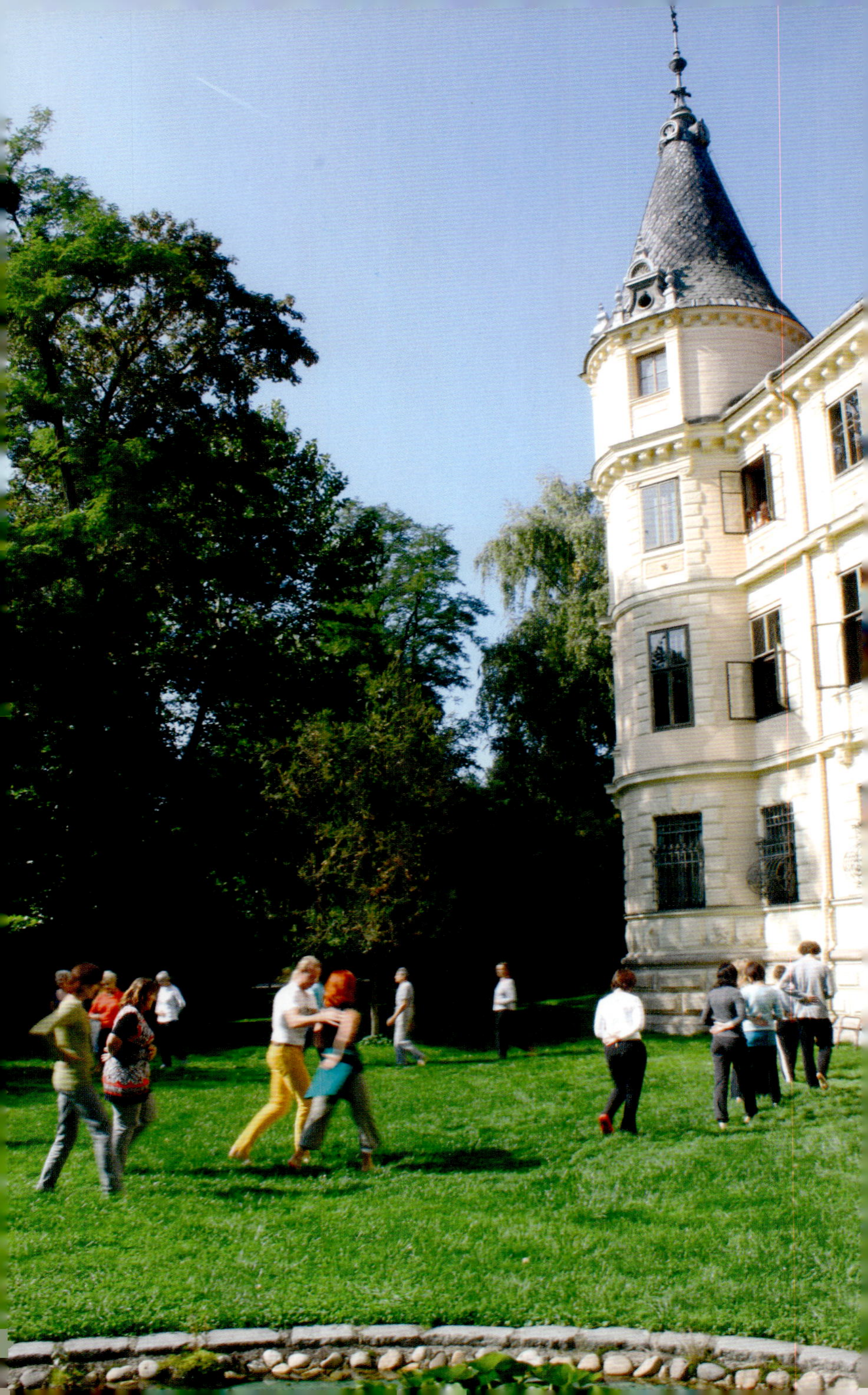

Wim Luijpers live

Zehntausende Menschen besuchten bereits die Seminare von Wim Luijpers und lernten effizientes Gehen, Laufen und verbesserten ihr Körperbewusstsein. Er gibt sein Wissen in Vorträgen, Workshops und Seminaren in ganz Europa weiter. Es können sowohl firmeninterne wie auch öffentliche Veranstaltungen gebucht werden.

Das Angebot

Themen:

- Die Heilkraft des Gehens
- Feldenkrais – Bewusstheit durch Bewegung
- Gentle Moving
- Gentle Running
- Gentle Golf

Seminare:

- BASIC SEMINARE: Ein- bis zweitägige Seminare in Deutschland, Österreich und der Schweiz
- INTENSIVSEMINARE: Einwöchiges umfassendes Geh- und/ oder Laufseminar am Meer auf Fuerteventura, in Andalusien, Italien und Griechenland
- GENTLE MOVING PROFESSIONAL TRAINING PROGRAM
- Aus- und Weiterbildung zum/zur Bewegungstrainer/in: Über vier Semester an 10 Wochenenden

Der Autor steht für Buchpräsentationen, Vorträge und Seminare zur Verfügung.

Kontakt:
GENTLE MOVING ACADEMY
Projektmanagement
Dipl. Soz. Moana Luijpers-Rochel
E-Mail: office@wiml.at
www.wiml.at
www.facebook.com/wimluijpers.gentlerunning
Mobil: +43 699 12621038

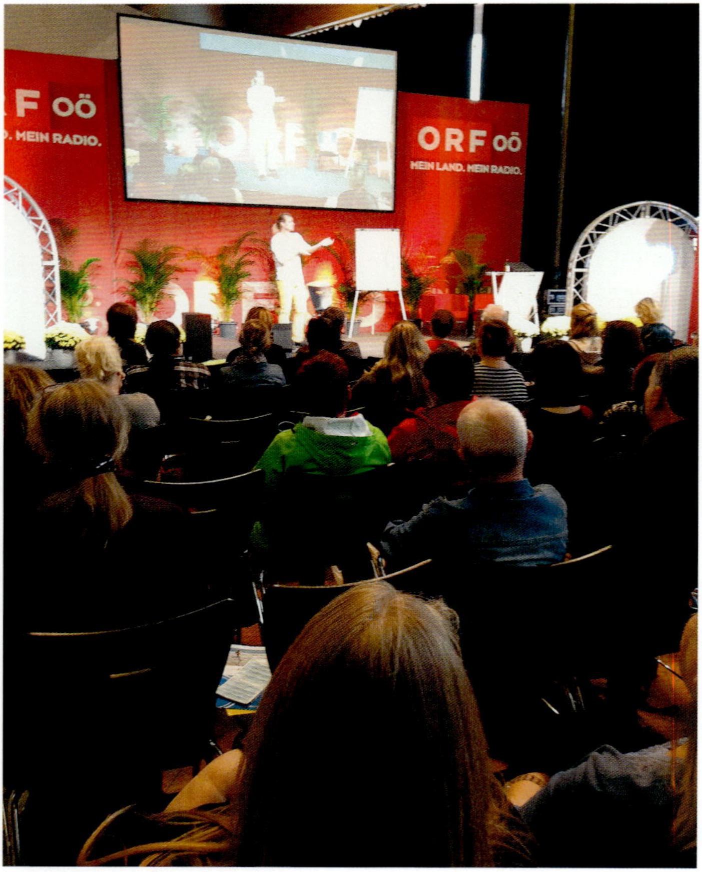

Bücher und DVDs, die weiterhelfen

Bürstmayr, Manfred: *Zu Fuß. Geschichten über das Gehen*, Promedia 2010.

Feldenkrais, Moshé: *Bewusstheit durch Bewegung. Der aufrechte Gang*, Suhrkamp Verlag 1996.

Feldenkrais Verband Deutschland: *Feldenkrais. Leichtigkeit und Kreativität durch Bewegung*, Gräfe & Unzer Verlag 2013.

Ingham, Eunice D.: *Geschichten, die die Füße erzählen*, Verlag Ernst Vögel 2010.

Kerkeling, Hape: *Ich bin dann mal weg. Meine Reise auf dem Jakobsweg*, Piper Verlag 2006.

Larsen, Christian Dr. med.: *Gut zu Fuß ein Leben lang. Erfolgsmethode Spiraldynamik® – mit 50 wirkungsvollen Übungen*, Goldmann Verlag 2010.

Luijpers, Wim & Moana: *Biorunning – Laufen für die Seele. Di Luijpers-Methode nach Feldenkrais,* Orac Verlag 2009.

DVD: *Body Intelligence* – Wim Luijpers, 2006.

DVD: *Dein Weg,* Spielfilm mit Martin Sheen, 2012.

DVD: *Fascial Fitness* – Dr. Robert Schleip, 2012.

Dank

Wir bedanken uns für die wissenschaftliche Unterstützung bei den Gastautoren: Dr. biol. hum. Robert Schleip, Christine Dittlbacher, Dr. med. univ. Martin Ehrlinger, Mag. phil. Franz Mühlbauer, Dr. med. Christoph Michlmayr.

Weiters danken wir: Dr. Rudolf Nagiller, Dipl. Physiotherapie Birgit Ehrlinger, Keenbrothers GmbH. / VIVOBAREFOOT (Ausstattung Schuhe, www.vivobarefoot.at).

Schließlich danken wir dem Model: Veronika Gröbner / Physiotherapie

Bildnachweis

Bigshot/Christian Jungwirth: Seite 232, 234, 244
Christine Dittlbacher: Seite 188, 190
Alex Hack: Seite 196
IFF Archive: 45
iStockphoto.com: Innenklappe (dmbaker), 16 (uchar), 17 (Anna Sumska), 19 (Hulton Archive), 28 (photoGartner), 40 (nicoolay), 44 (Casarsa), 47 (McIninch), 58 (DrDax), 60 (angelhell), 61 (comotion_design), 62 (Blend_Images), 64 (cosmin4000), 82 (freeheelski), 86 (LindaMarieB), 93 (Elenathewise), 94 (Dozornaya), 96 (DLCcreates), 120 (ArtisticCaptures), 178 (lbturek), 181 (abbesses), 208 (katsgraphics808), 221 (hidesy), 227 (asiseeit)
Mag. Franz Mühlbauer: Seite 10, 185, 192, 197, 199, 207
Dr. Robert Schleip: Seite 68
Shutterstock.com: 43, 78 (Sebastian Kaulitzki), 80 (BlueRingMedia), 103 (Olesia Bilkei)
Moana Luijpers-Rochel: alle weiteren Fotos

Den Rücken heilen – ohne langweiliges Übungsprogramm.

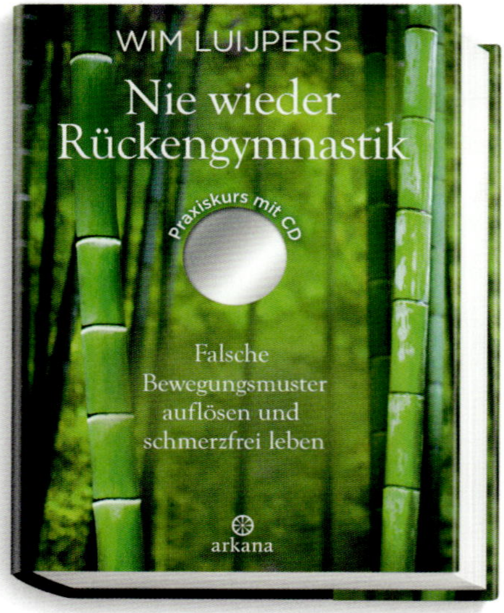

176 Seiten mit MP3-CD. ISBN 978-3-442-34179-5
Auch als E-Book erhältlich

Der Feldenkrais-Experte Wim Luijpers lehrt uns mit diesem einzigartigen Praxiskurs innerhalb kurzer Zeit, schädliche Bewegungsmuster durch körpergerechte zu ersetzen. Der Verspannungsschmerz in Hals, Nacken und Lendenwirbelsäule löst sich dabei auf, wir finden neues Vertrauen in unseren Rücken und eine fast vergessene Freude an der Bewegung.

Laufzeit MP3-CD ca. 3 Stunden, 10 Minuten

arkana